亚低温神经保护治疗学

主　编　吉训明

副主编　罗玉敏　吴川杰　李　明

编　者（以姓氏笔画为序）

卫慧敏　马　瑾　王彬成　王露苓　尹志臣　吉训明

师敬飞　关玉莹　安　红　李　明　吴　迪　吴川杰

吴隆飞　何小夺　陈　健　张　隽　罗玉敏　赵雅楠

赵璟妍　钟丽媛　段云霞　姜缪文　姚添奇　徐　逸

徐率立　高　原　韩子萍　鲍路姿　魏文静

人民卫生出版社

·北　京·

图书在版编目（CIP）数据

亚低温神经保护治疗学/吉训明主编. —北京：
人民卫生出版社，2022.1
　ISBN 978-7-117-32568-4

　Ⅰ.①亚…　Ⅱ.①吉…　Ⅲ.①中枢神经系统疾病-冷
冻疗法-研究　Ⅳ.①R741.05

中国版本图书馆 CIP 数据核字（2021）第 272175 号

人卫智网　**www.ipmph.com**	医学教育、学术、考试、健康，购书智慧智能综合服务平台	
人卫官网　**www.pmph.com**	人卫官方资讯发布平台	

亚低温神经保护治疗学

Yadiwen Shenjing Baohu Zhiliaoxue

主　　编：吉训明
出版发行：人民卫生出版社（中继线 010-59780011）
地　　址：北京市朝阳区潘家园南里 19 号
邮　　编：100021
E - mail：pmph @ pmph. com
购书热线：010-59787592　010-59787584　010-65264830
印　　刷：人卫印务（北京）有限公司
经　　销：新华书店
开　　本：889×1194　1/16　　印张：12
字　　数：346 千字
版　　次：2022 年 1 月第 1 版
印　　次：2022 年 2 月第 1 次印刷
标准书号：ISBN 978-7-117-32568-4
定　　价：129.00 元

打击盗版举报电话：**010-59787491**　E-mail：**WQ @ pmph. com**
质量问题联系电话：**010-59787234**　E-mail：**zhiliang @ pmph. com**

主编简介

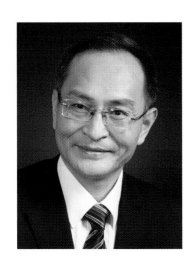

吉训明,神经病学教授、主任医师、博士生导师。首都医科大学副校长,北京脑重大疾病研究院院长,首都医科大学宣武医院卒中中心主任。国家杰出青年科学基金获得者、教育部长江学者特聘教授、北京学者;入选国家百千万人才工程人选、中组部万人计划领军人才、科技北京百名领军人才、中青年科技领军人才、北京市医管中心"使命"计划人才等。

担任国家卫生健康委高颅压与脑静脉病变诊治中心主任、互联网医疗诊治技术国家工程实验室主任、国家卒中抢救中心主任、国家远程卒中中心主任、北京高原适应研究康复中心主任、低氧适应转化医学北京市重点实验室主任、国家"卒中百万减残工程"规范指导临床办公室主任。担任国际老化与疾病学会副会长、国际适应医学会主席、中国老年医学会副会长、*Brain Circulation* 主编、*Conditioning Medicine* 和 *Aging and Diseases* 副主编。

以通讯作者在 Nature、Circulation 等发表 SCI 论文 216 篇,连续 3 年获得 Elsevier 中国高被引学者;发表中文核心期刊 512 篇。获国内外授权发明专利 46 项,转化 3 项并获得医疗器械注册证。以第一完成人获得国家科学技术进步奖二等奖、中华医学科技奖医学科学技术奖一等奖、教育部科学技术进步奖一等奖、北京市科学技术进步奖二等奖,同时荣获吴阶平医药创新奖、何梁何利基金科学与技术进步奖、转化医学创新奖。

副主编简介

罗玉敏，主任医师、研究员、教授、博士研究生导师。首都医科大学脑血管病研究所副所长，宣武医院脑血管病研究室主任。中国微循环学会痰瘀专业委员会副主任委员，北京神经内科学会中西医结合专业委员会副主任委员。*Journal of Cerebral Blood Flow and Metabolism publication committee* 成员、*CNS Neuroscience & Therapeutic* 副主编，*Neurobiological of Diseases*、*CNS & Neurological Disorders-Drug Targets* 等杂志编委。

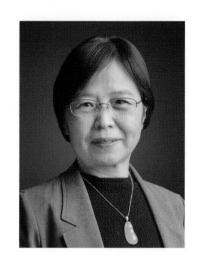

毕业于中国医科大学，于第二临床学院神经科完成住院医师、总住院医师、主治医师培训，在华山医院神经科晋升副主任医师后，于 2006 年来宣武医院组建脑血管病研究室，多次在美国匹兹堡大学神经科学习访问。主编《脑血管病实验方法学》《合理使用治疗神经系统疾病的中药注射液》、*Traditional Chinese Medicine in Aging and Disease Intervention* 等专著，主译了 Robert Zembroski 的 *Rebuild*。获得国家科学技术进步奖二等奖1 项。

吴川杰，医学博士、博士后、首都医科大学宣武医院神经内科副主任医师。首都医科大学中美神经科学联合实验室副主任，首都医科大学脑血管病研究所副所长。

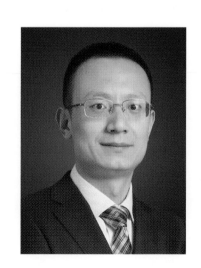

世界脑血管病联盟中国脑血管病分会常务委员、国际卒中协会会员、中华预防医学会老年病分会副主任委员、中国卒中学会青年委员会理事、国家自然科学基金项目评审专家，参与制定和主笔撰写多项国家级指南规范。《中国误诊学杂志》、*Brain Circulation* 编委，*Journal of Clinical Neuroscience*、*Brain Circulation* 等 SCI 期刊特约审稿人。

以第一作者、共同作者和通讯作者在 *Neurology*、*Stroke*、*Cephalalgia* 等杂志发表 SCI 论文 70 余篇。参与国家重点研发计划 1 项，主持国家自然科学基金 3 项、中国博士后基金面上项目 1 项。获批国家专利 6 项。获省部级科学技术进步奖 3 项、中华医学科技奖医学科学技术奖一等奖1 项。

副主编简介

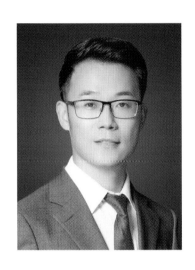

李明,生物力学与医学工程专业博士。首都医科大学宣武医院科研处实验室助理研究员、讲师。毕业于北京大学,美国哥伦比亚大学访问学者,曾就职于中国科学院电工研究所。北京神经科学学会副秘书长。入选北京市医管中心"青苗"人才计划、北京市科协"金桥种子工程"与"青年人才托举"工程。

主要从事脑卒中防治设备研发、血管内介入器械研制与生物医用材料表面功能化等研究。主持包括国家重点研发计划子课题、国家自然科学基金青年基金、北京市自然科学基金青年基金等国家及省部级课题6项;以第一作者/共同第一作者身份发表SCI论文14篇,累积影响因子92.682,引用率近1360次,H指数18。授权发明专利5项,实用新型专利10项。作为副主编、副主译参编著作2部。

序 一

　　低温疗法在神经外科临床已得到广泛应用。然而,亚低温疗法神经保护作用的机制尚不清晰,亚低温疗法的最佳方式以及相关参数也不明朗。国内尚缺乏一部从理论—临床—科研转化系统全面介绍低温神经保护专著。吉训明教授组织团队,利用首都医科大学宣武医院的科研平台,对啮齿类动物—非人灵长类动物—临床患者开展了亚低温治疗的全链条神经保护研究,针对亚低温脑保护治疗对心肺复苏后的脑保护治疗临床有效,而对缺血性卒中患者保护无效的难题展开研究,创建了基于脑血流再通的介入靶向低温脑保护新技术,既实现了局部脑组织的快速、靶向、有效低温,又避免了全身低温副作用,解决了亚低温的缺血脑保护技术难以临床转化的问题。经临床观察发现,脑卒中后及时降低体温有助于减少病死率。介入靶向低温脑保护技术经济有效,实施简便,易于推广,2011 年被美国卒中治疗专业学术圆桌会议确定为未来十年内卒中领域的重要研究方向。

　　吉训明教授团队组织国内 28 位长期从事缺血性卒中的溶栓取栓和神经保护研究的专家编著了《亚低温神经保护治疗学》,将更好地推动我国神经科学临床亚低温疗法神经保护的普及和推广。愿我国更多的青年医学科技工作者勇于创新,善于发现和提出科学问题,指导基础科研选题,在临床实践中实现高效的逆向转化,提升我国神经学科的学术水平。

赵继宗

中国科学院院士

国家神经系统疾病临床研究中心主任

首都医科大学神经外科学院院长

2021 年 10 月 12 日于北京

序　二

随着医学技术不断的进步,许多曾经威胁人类生命健康的疾病已得到较好的控制。然而,脑部重大疾病,尤其是脑卒中,包括缺血性和出血性脑卒中,目前已经成为国人致死、致残率最高的病因,且呈逐年上升的趋势。这类疾病大多起病迅速、病情危重、后遗症难以恢复,给家庭及社会带来巨大的经济负担。

发掘脑卒中急性期的有效治疗是本领域的一个研究热点,而经血管的靶向低温脑保护正上升成为最有希望的脑卒中临床治疗手段之一。低温治疗也可能对降低脑外伤及缺血缺氧性脑病的死亡率和后遗症的发生率有效。

早在 20 世纪 50 年代,人们就将深度低温(体温降至 27~28℃以下)疗法用于心血管直视手术,以保护脑和其他重要器官。但由于深度低温易引发室颤和凝血功能障碍,增加患者死亡率,现已不再使用。20世纪 80 年代后期,大量的研究发现,亚低温(32~35℃)可显著减轻脑卒中动物模型中脑缺血组织的病理损害程度,改善脑缺血后动物神经功能障碍的恢复,并明显降低死亡率。

近 20 年来,医疗工作者们在基础理论及临床应用领域又进行了大量深入细致的探索,发现亚低温状态既可保留深度低温的神经保护作用,又可明显减少深度低温所带来的严重不良反应;不仅可从细胞功能上保护中枢神经系统,也可从组织结构上充分发挥神经保护作用。

首都医科大学宣武医院的吉训明教授团队在亚低温神经保护领域开展了大量原创性工作,并在国际权威学术期刊上发表了一系列亚低温神经保护相关论文;建立了“啮齿类动物—非人灵长类动物—临床患者”亚低温治疗的全链条神经保护研究;研发了“靶向动脉内低温治疗”新技术及亚低温神经保护装置,以便更好地服务于患者。近几日,随着 2021 年度诺贝尔生理学或医学奖的颁发,药物低温与脑卒中神经保护相结合也成了热门话题。辣椒素可以通过激活 TRPV1 通路降低动物的核心体温,可产生治疗性低体温,吉训明教授团队在该领域已有所建树,并在此书简要介绍。

《亚低温神经保护治疗学》一书由吉训明教授所带领的团队来梳理、创作再合适不过。在此,我们仅将此书推荐给想要了解并学习亚低温神经保护的读者朋友,愿大家有所收获。

Yuchuan Ding 教授　　　Jun Chen 教授

美国韦恩州立大学　　　美国匹兹堡大学

2021 年 10 月 1 日

前　言

纵观人类历史，低温治疗作为一种简单的方法，很早就被人类用于疾病的治疗。根据《艾德温·史密斯纸草文稿》，低温治疗甚至可以追溯到公元前 3500 年。数千年以来，人类探索了深度低温、中度低温以及亚低温等的治疗作用，逐渐发现了亚低温疗法对于疾病治疗的重大意义。

脑组织对缺氧最为敏感，其重量约占人体总重量的 2%~3%，血液供应量占全身的 20%。如何对缺血缺氧脑组织进行有效保护，一直是医学界关注的热点。半个世纪以来，低温脑保护的作用机制得到了系统深入的研究，证明低温对缺血脑损伤所有通路和环节有效，被认为是最有临床转化希望的干预手段。随着研究的深入，发现轻度、中度和深度低温对脑组织的保护作用和副反应不同。20 世纪 80 年代末的一项研究表明，包含轻度和中度低温的亚低温疗法对缺血性脑损伤具有保护作用，且无深度低温所导致的各种严重并发症。随后，多项大型临床随机对照研究结果表明，亚低温治疗可降低缺血缺氧脑病患儿的死亡率，从而改善神经功能预后。并有多项心跳骤停复苏患者的亚低温保护治疗临床随机试验，进一步证实了亚低温脑保护治疗的临床效果。相关治疗措施已被写入国际指南。

然而，亚低温疗法用于卒中救治临床转化的最佳方式以及相关参数也不明朗。目前，国内缺乏一本从理论—临床—科研转化的系统全面的亚低温神经保护书籍。基于此，我们创作并编著本书，就亚低温神经保护做一系统全面的介绍。

过去 20 年间，团队依托首都医科大学宣武医院和哈佛大学麻省总医院共建的中美神经科学研究所，对啮齿类动物—非人灵长类动物—临床患者队列开展了亚低温治疗的全链条神经保护研究，成功建立世界首个全链条卒中神经保护研究开发平台。《亚低温神经保护治疗学》一书分为五章，其内容涵盖了亚低温神经保护的历史和现状、亚低温神经保护的基础研究、亚低温神经保护机制、亚低温神经保护的临床应用以及亚低温技术与转化应用等内容。我们从基础到临床再到成果转化，结合本单位的最新研究成果，深入浅出并系统全面地介绍了亚低温神经保护的相关知识，旨在为国内外希望了解亚低温神经保护的相关人员提供既具权威性又具可操作性的亚低温神经保护技术与理论实践参考，进一步推动我国亚低温神经保护事业的发展。

最后，衷心希望本书能够带给广大医学同仁一些启发与思考，也希望未来有机会能与各位同仁深入探讨亚低温神经保护的相关问题。研发不易，砥砺前行。在这里，对所有参与过本书编写以及对本书出版提供过帮助的科研工作者、临床医生以及编辑顾问等海内外朋友表示衷心感谢，特别是首都医科大学宣武医院的大力支持。鉴于水平有限，书中难免存在不足之处，还请读者海涵并不吝赐教。

首都医科大学副校长
北京脑重大疾病研究院院长

目　　录

第一章

总　论

第一节　历 史 回 顾

一、人类对低温的认识过程

变温动物向恒温动物的演化很好地反映了生物进化史。从 6500 万年前恐龙灭绝,逐渐遍布全球占据大多数食物链上层的哺乳动物以及鸟类均是恒温动物。虽然和变温动物比较,恒温动物需要摄入更多能量以维持新陈代谢,但恒定的体温使他们具有更强的环境适应能力,因而我们可以在极端寒冷地区寻见北极熊、海豹与企鹅,却鲜能见到爬行动物。微观地讲,在生物体内,催化一切生化反应的酶都有最适温度,一旦偏离最适温度,酶的活性将显著下降。保持体温恒定有助于机体生化反应维持稳定,这也确保了生物的生存与繁衍。由此可见,温度对于生物的重要意义。在某些变温动物(如鳄鱼)中,卵的孵化温度甚至决定了新生动物的性别。

我们的先民虽然不知道人的体温是如何调节的,但是朴素的生活经验也使他们意识到体温的变化是诊治疾病的重要环节。以张仲景所著《伤寒杂病论》中有"极寒伤经,极热伤络",更有"其人亡血,病当恶寒,后乃发热,无休止时,夏月盛热,欲着复衣,冬月盛寒,欲裸其身,所以然者,阳微则恶寒,阴弱则发热",这表明古人对于体温与疾病的关系有较为深刻的认识。发热时用毛巾湿敷降温,寒冷时穿衣盖被是最自然朴素的道理。

维持体温恒定有助于生命稳定,但有没有故意使温度偏离正常以适应环境或达到某些目的的方法呢?以自然界为例,变温动物冬眠过程中体温会急剧下降,使机体处于一个低消耗状态,即使作为恒温动物的熊在冬眠时也会出现体温的小幅下降,以应对无法摄入食物进而出现难以为继的境况。而在生活中,最为常见的例子就是用低温保鲜食材。古人很早就懂得窖藏冬天的冰块储存食物。这些常见的例子均表明适当低温有助于在某些情况下维持生物的活性,这也进而启发人们将低温作为一种疗法用于治疗某些疾病。一个最典型的例子就是在断肢患者的抢救中,将断肢干燥地置于低温环境中有助于延长断肢再植术的治疗时间窗,其原理也是通过低温实现降低组织细胞酶活性的目的,使细胞处于低新陈代谢状态从而延长细胞的生存时间。关于应用低温治疗的最早医学记载可以追溯至古埃及及古希腊,当时的人们已学会利用低温减少战斗造成的外伤,希波克拉底更是发现冬日暴露于荒野中的弃婴要比夏日里被遗弃的婴儿活得更久。1776 年的一场船难中,一名苏格兰医生发现在救生艇上的船员都死了,而泡在冰冷海水中的船员却活了下来。19 世纪,有医学家发现,经过主动降温,新生的小猫能够在窒息情况下活得更久。

大脑作为机体活动指挥中枢,控制人类的感觉运动功能以及认知和记忆等活动,一旦脑组织受损,很容易引起其他器官的功能紊乱。而能引起脑损伤的疾病种类繁多,且相当一部分会影响患者正常生活。对于脑组织进行保护自人类对脑的重要性有所认知以来就是一个重要的话题。随着低温在其他系统疾病中的应用,它自然受到了神经疾病领域学者的关注。随着人们对低温领域的深入研究,人们低温治疗不仅可通过降低代谢,也可通过减轻炎性反应以及抑制细胞凋亡等进而实现从损伤中保护组织器官的作用。

不同于一些专注于少数通路的神经保护方法,低温广泛的作用让它成为如今神经保护领域最具有潜力的疗法。在过去的几十年间,科研人员在低温脑保护领域进行了众多研究。

二、低温与亚低温脑保护

人们早在20世纪30年代便开始探讨低温用于疾病治疗的可行性。20世纪50~70年代,有研究结果表明,低温治疗对于心搏骤停患者具有神经保护作用。但彼时由于人们对低温治疗的种种细节所知甚少,研究人员将患者的核心温度尝试性地控制在25~28℃。20世纪80年代,随着实验研究的不断开展,人们发现,即使将体温控制在30~34℃,仍可对心搏骤停模型动物产生保护作用。同时,人们也发现,过低的体温或将使患者产生严重的不良反应,包括心律失常、感染、凝血功能障碍以及肾功能障碍等(图1-1)。为尽可能地避免这些不良反应,同时又能发挥低温的神经保护作用,治疗性亚低温逐渐成为新的研究热点。

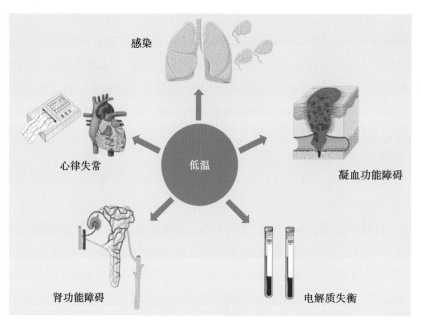

图 1-1 低温的副作用

治疗性亚低温通常指人为地将机体核心温度或局部组织温度降至略低于正常体温水平以起到治疗目的的低温疗法。目前国际上将低温划分为轻度低温(33~35℃)、中度低温(28~32℃)、深度低温(17~27℃)和超深低温(2~16℃),一般将前两者称亚低温。历经数十年的探索,治疗性亚低温的临床适应证已被不断拓展。美国心脏协会(American Heart Association,AHA)的心肺复苏指南中指出,对于心搏骤停经抢救后自主循环功能恢复但仍神志不清的患者,亚低温治疗使患者的核心体温降至32~36℃是有益的。对于患有缺血缺氧性脑病的新生儿,大量随机对照临床研究也表明了亚低温治疗的有效性。然而,对于脑卒中等其他神经系统疾病而言,亚低温治疗在基础研究领域普遍取得了成功,但是在临床转化过程中,仍缺乏强有力的证据支持亚低温治疗的疗效。根据最新的急性缺血性脑卒中早期管理指南,亚低温治疗对于急性缺血性卒中患者的有效性仍缺乏证据支持。

为何亚低温治疗在基础研究中的有效性难以实现临床转化?研究人员仍在进行尝试和探索。例如,考虑到小型啮齿动物和人类在脑组织结构上的差异,我们引入了非人灵长类动物进行研究,以期建立一条由小动物—大动物—人类组成的研究链条。总之,亚低温治疗领域的现有研究尚有许多不足,可提升空间很大。我们将站在客观的角度全方位地展示现有研究成果并提出我们的观点,以飨读者。

第二节 亚低温治疗的基础研究进展

基础研究常常是临床研究的理论基础,只有在基础研究上得到充分验证的疗法才能进行进一步的临床试验。低温的基础研究不仅能够验证其在各种疾病中的有效性、安全性以及可行性,更重要的是基础研究能够揭示低温的神经保护作用机制。探究低温的保护机制不仅是知其然而知其所以然,为进一步的临床试验提供依据,而且是为其他神经保护疗法提供治疗靶点。所以回顾并展望低温的基础研究是必要的。本节将以神经系统疾病模型为线索,回顾既往的低温基础研究。

一、亚低温对实验性脑缺血模型的保护作用

脑缺血模型根据其缺血范围,可以分为全脑缺血模型以及局灶性缺血模型。全脑缺血主要由外伤所致低血容量性休克、心脏骤停及新生儿缺血缺氧性脑病等疾病引起。故啮齿动物全脑缺血模型常用于模拟心搏骤停、新生儿缺血缺氧性脑病等疾病,早期也有部分研究人员通过结扎颈内动脉的方式构建全脑缺血模型模拟缺血性卒中。其操作方法包括且不限于环境缺血缺氧、断头、双侧颈总动脉及其他大血管结扎。然而,全脑缺血模型与人类发生缺血性卒中的病理机制有所不同。研究亚低温治疗对急性缺血性卒中神经保护作用的最佳模型是局部脑缺血模型。局部缺血模型主要是通过结扎颈总动脉以上大血管或利用线栓或自体血栓等闭塞大脑中动脉来起到模拟缺血性卒中发病过程的作用。

早在 20 世纪 80 年代,已有动物实验证明了低温治疗对于心室肥大引起心搏骤停大鼠模型神经预后的改善作用。90 年代亦出现专注于新生儿缺血缺氧性脑病的低温保护实验。通过对出生 10 天的豚鼠进行全身缺氧,再随机分为低温(32℃)及常温组,结果发现低温组豚鼠其神经功能预后更好。1989 年,有研究使用猫全脑缺血模型发现,低温可以改善全脑缺血及循环恢复后细胞代谢及稳定细胞内 pH。这提示低温不仅对啮齿类动物脑缺血有保护作用,对于其他更大型的动物也有一定的神经保护作用。

对于局灶性卒中,早在 1954 年,低温便被发现可以降低狗的脑代谢率,1957 年,研究者们更是在狗的局部脑缺血模型上观察到低温(24℃)的脑保护作用。但是重度低温引发的副作用使实验得不偿失,之后甚至有研究报道因为过低温度引起的血液黏稠会加重脑损伤。1992 年,有研究者使用自发性高血压大鼠,首次探讨了亚低温治疗对大脑中动脉闭塞性卒中的作用。研究人员分别构建永久闭塞模型和短暂闭塞模型,并通过自然降温的方式诱导亚低温(颅骨膜温度被降至33℃),其结果是亚低温治疗显著降低了大脑中动脉短暂闭塞模型大鼠的脑梗死体积,而对永久闭塞模型大鼠的梗死体积则无明显影响。这一结果不仅提示亚低温治疗对于缺血性卒中具有神经保护作用,更进一步表明亚低温治疗的具体疗效可能与血管是否再通有关。

2002 年,选择性脑动脉内低温的概念被提出,即直接向短暂缺血模型大鼠的闭塞血管内灌注低温液体诱导低温治疗。研究结果证实了这种局部动脉内低温治疗的神经保护作用。选择性脑动脉内低温概念的提出是开创性的,后续有多项研究在此基础上进行了进一步的探索。

一篇 2020 年发表的研究,研究者通过人造血栓短暂或永久闭塞恒河猴大脑中动脉来模拟人类卒中后血管再通与未再通两种状况,并通过微导管向大脑中动脉近端注入冷溶液将缺血区域降至 35℃ 以下。结果发现,在再通组,局部亚低温显著地减少了梗死体积以及神经功能损伤,改善了恒河猴上肢运动功能,而在未再通组,局部亚低温并不能有效改善梗死体积及神经功能预后,这一结果一方面提示了亚低温在非人灵长类动物卒中模型中仍能够起到神经保护作用,另一方面提示了再通疗法仍然是急性缺血性卒中最具有保障的疗法,亚低温可以对再通疗法起到辅助作用。

低温对脑缺血的神经保护作用覆盖脑缺血病理生理各个方面(表 1-1)。有文章指出,如果核心体温

降低1℃,机体的代谢可降低5%~8%。在脑细胞发生缺血时,降低细胞代谢一方面减少细胞对氧气和营养物质的消耗,另一方面也可以减少有害物质如乳酸的堆积。减少乳酸及二氧化碳等物质堆积可以延缓细胞酸中毒的发生。同时,低温降低细胞代谢也维持了细胞内ATP浓度,间接稳定细胞内离子浓度。当细胞内ATP耗尽时,会引起钙离子的内流,从而引起谷氨酸等兴奋性氨基酸的内流,引起神经兴奋性毒性损伤。而低温可以对这一通路起到一定程度的抑制作用。脑组织发生缺血缺氧后的数小时,神经细胞缺血死亡,释放"危险信号",促进细胞炎性因子、趋化因子、活性氧和一氧化氮等神经毒性物质的产生,介导血脑屏障破坏以及一系列炎症级联反应;与此同时,脑血管内皮细胞黏附分子表达增高,免疫炎症细胞如多形核中性粒细胞、淋巴细胞和单核巨噬细胞等穿过血管内皮细胞进入脑组织,通过识别脑内中枢神经系统所暴露的抗原,激活适应性免疫反应。大量基础研究表明,低温可以通过调节炎症反应减少缺氧带来的损伤。如果不经过血管再通或者循环恢复,在缺血性疾病的亚急性期,细胞还会因为缺氧环境对细胞凋亡途径的激活而发生凋亡。而低温可以抑制这些细胞凋亡途径从而增加脑细胞存活率。其中具有代表性的是低温可以抑制细胞色素C的释放进一步抑制半胱氨酸天冬氨酸蛋白水解酶(cysteinyl aspartate spe-cific proteinase,caspase)诱发的细胞凋亡。对于缺血性疾病,其损伤不仅是缺血带来的各种原发性损伤,还有再灌注后发生的继发性损伤。在缺血组织接受血流再灌注后,细胞在缺血时累积的琥珀酸可经由线粒体产生大量氧自由基引起细胞损伤。而啮齿类动物实验表明,低温可以通过减少氧化应激来减轻再灌注损伤。

表 1-1 亚低温对脑缺血神经保护作用

亚低温对脑缺血各时期保护机制	
急性期	调节脑血流
	降低新陈代谢
	减少神经兴奋性毒性物质释放
	调节早期基因表达
	调节细胞内应激反应
	减少乳酸堆积与酸中毒
亚急性期	抑制细胞凋亡
	减少促凋亡 BAX 表达以及抗凋亡 BCL-2 表达
	抑制 caspase 相关凋亡通路
	抑制促凋亡 PKCδ 活化以及抗凋亡 PKCε 降解
	维持抗凋亡 AKT 活性以及降低促凋亡 ATEN 活性
	减少炎症
	减少炎性细胞浸润以及趋化因子表达
	减少免疫转录因子表达
	减少氧自由基生成
	减少血脑屏障破坏
	增强神经营养因子及其受体表达
慢性期	促进神经及血管发生
	增强神经突起生成及突触可塑性

二、亚低温对实验性颅脑外伤模型的保护作用

颅脑外伤在低温治疗领域中是较早引起研究人员兴趣的疾病。根据文献报道,早在20世纪50年代就有科研人员将低温治疗用于重症颅脑外伤患者的救治。然而,受严重不良反应的影响,这一治疗方式后续逐渐被弃用。一些科研人员开始回归到基础研究中探索低温治疗对颅脑外伤模型动物的神经保护作用。1991年,一项利用大鼠液压冲击损伤模型的研究发现,在大鼠发生颅脑外伤前给予低温保护可降低模型动物的死亡率并改善神经功能预后。1994年,有研究者指出,颅脑外伤发生5分钟后对模型动物进行低温治疗也可有效减轻脑组织挫伤程度并改善神经功能预后。除了低温开始诱导时间,也有研究对低温治疗的时间窗进行了探索。根据研究结果,颅脑外伤发生60分钟内对模型动物诱导低温可产生明确的神经保护作用,而这种作用若在90分钟时诱导则不再显著。总而言之,相当一部分基础实验表明,低温对实验动物颅脑外伤是有效的。

三、亚低温对实验性脑出血模型的保护作用

脑出血发病率、致死率高,且其最佳治疗方式存在争议,大量基础实验对其发病机制、预后影响因素以及治疗方式进行了研究。血肿体积、部位、血肿周围水肿、占位效应、中线移位以及脑疝在内的诸多因素均决定了脑出血患者预后。脑出血血肿休积增大的机制复杂,可能涉及凝血酶形成、促炎介质释放、血脑屏障破坏以及促凋亡信号通路上调等。而低温对于这些机制的作用在其他疾病中已经得到部分证实,所以低温对于脑出血后的神经保护理论上是可行的。2017年一篇纳入18项基础研究的meta分析指出,低温可以减少脑出血后血肿周围水肿体积以及改善神经功能预后,但对血肿体积无明显影响。与此结果类似,Broessner等人的一篇综述系统回顾了低温对于脑出血神经保护的基础研究。在这6项关注于血肿体积的研究中,有5项研究未能发现血肿体积的变化。另一方面,共有11项研究评估了低温治疗对血肿周围水肿的影响。其中研究均报道了低温治疗对减轻血肿周围水肿具有一定疗效。有8项研究评估了低温治疗对血脑屏障的保护作用,这些结果均一致表明低温治疗可提升脑出血后血脑屏障的完整性。这些基础研究结果显示,低温对减少血肿周围水肿体积、保护血脑屏障等均有一定作用。用低温来减少脑出血后继发性损伤是可行的。

四、亚低温对实验性癫痫模型的保护作用

癫痫是一组病因各异且预后不同的神经功能障碍疾病,其发病机制可能是神经元的异常放电。临床上常使用苯二氮䓬类、苯妥英钠等治疗痫性发作,但是仍然有部分痫性发作不能通过药物缓解,所以有部分学者将目光投向非药物治疗,其中就包括低温疗法。

低温对癫痫的治疗主要是通过抑制痫性发作以及对继发性癫痫原发病的治疗,后者将放在其他疾病讲解,此处不做赘述。1969年便有学者用青霉素诱发猫皮质癫痫,并发现将局部皮质温度控制在27.5~36℃(平均32℃),可停止痫性发作。需要指出的是,在复温过程中,痫性发作再次出现。在其他癫痫诱导模型[如钨酸凝胶、士的宁(番木鳖碱)诱导痫性放电等]中,同样观察到低温对痫性放电的抑制作用,但也观察到复温过程的痫性放电现象。有研究表明,低温抑制痫性放电很可能是通过调节与电信号转导相关的离子通道进行,低温可以减少突触传递。同时也有研究表明,低温可以增加神经元输入电阻,进而起到抑制痫性放电的作用。简而言之,低温对癫痫疗效在基础研究中已有表现,但是同低温在其他神经疾病面对的困境相似,低温的种种关键指标仍然未明确。

五、小结

低温治疗领域的基础研究大致可分为两种思路。一种是深入探索低温治疗发挥神经保护作用的具体机制,进一步为其临床应用提供理论依据;另一种是服务于临床转化,对于同种疾病,尝试通过不同动物模型探索小动物—大动物—人类全链条临床转化理论的可行性(图1-2)。目前,低温治疗在小动物模型中展现神经保护作用的案例有很多,但能够在大型随机对照临床研究中同样展现出神经保护作用的案例却仅有心搏骤停以及新生儿缺血缺氧性脑病。其中的原因是复杂的,我们将在后文中结合我们的认知给出解释。

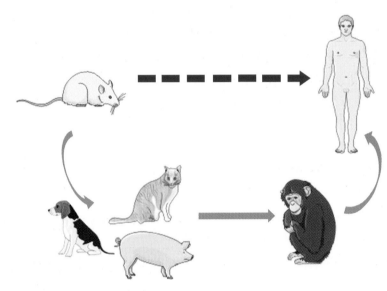

图1-2 亚低温临床转化证据链

第三节 亚低温治疗的临床研究进展

一、心搏骤停

20世纪90年代,一些小样本试验性临床研究逐渐发现亚低温治疗对于心搏骤停患者可能具有保护作用。具有里程碑意义的研究是于2002年发表于《新英格兰医学杂志》的两项多中心随机对照临床研究。这两项研究均表明低温可以改善心搏骤停患者神经功能预后,这些结果也为亚低温治疗在心搏骤停患者中的应用提供了强有力的证据支持。

随即,国际复苏联合委员会(International Liaison Committee on Resuscitation,ILCOR)于2003年提出建议:对于院外心搏骤停患者,如自主循环恢复后仍意识不清,应将患者的体温降至32~34℃并维持12~24小时。这一建议后来也被美国心脏协会(American Heart Association,AHA)认可。同时,相关推荐的逐步完善也标志着心搏骤停领域的亚低温治疗已成功实现了临床转化。

二、新生儿缺血缺氧性脑病

新生儿缺血缺氧性脑病是一种围产期常见并发症,其起病急骤、预后差,容易影响小儿正常生长发育。2005年的一项随机对照临床研究结果表明,将新生儿缺血缺氧性脑病患儿的核心体温降至33.5℃可显著降低死亡率。2009年的另一项随机对照临床研究则发现低温治疗可提升新生儿缺血缺氧性脑病患儿的神经功能预后。亦有研究表明,患儿越早接受亚低温治疗的效果越好。上述研究均表明亚低温治疗对新生儿缺血缺氧性脑病患儿是有效及安全的。目前,亚低温治疗已成为新生儿缺血缺氧性脑病相关指南所推荐的标准治疗方法,同时,仍有一些临床研究正着眼于拓展亚低温治疗的时间窗,这些研究的意义也是巨大的。

三、急性缺血性卒中

2019 年发表于 *Journal of Cerebral Blood Flow and Metabolism* 中名为"Hypothermic neuroprotection against acute ischemic stroke:The 2019 update"的综述列举了 19 项已经完成或者正在进行的急性缺血性卒中低温临床试验。可以看到这些临床试验从开始诱导低温时间点到低温深度和诱导方式,从患者的卒中严重程度到血管再通情况都不尽相同。除了部分验证亚低温安全性和有效性的试验,1998 年首次在急性脑卒中患者中进行了低温临床试验,其目的是看低温能否降低严重大脑中动脉闭塞患者的脑水肿和颅内压,研究者们通过体表降温将 25 名患者体温降至 33℃,结果提示低温较降温前有显著降低颅内压的作用,但是 25 名患者有 14 名存活(虽然仍远低于当时大面积梗死患者死亡率),其余 11 名均因复温时颅内压升高死亡,且 25 名患者中有 10 人患上了肺炎。这一结果提示,亚低温或许对于大面积脑水肿的卒中患者可以起到降颅内压作用,但它依然有明显副作用。2002 年,一项发表于 *Stroke* 的研究首次以神经保护为目的于急性脑卒中患者中进行了临床试验,其研究通过对体表降温将温度降至 35℃,维持 6 小时。其结果显示低温对远期卒中患者的死亡率和神经功能预后并没有改善作用,此后也有不同的团队进行亚低温临床试验,但是可以看到大多数临床试验都显示出阴性结果,甚至有研究结果表明低温会使患者预后恶化。虽然仍然有研究提示低温可以改善患者神经功能预后,但是这些阴性的甚至大相径庭的实验结果显然不能为治疗性低温的临床应用提供有力的证据。同时,也应指出,根据一些临床研究的结果,以适当的方式诱导低温在卒中患者中是安全可行的。急性缺血性卒中的治疗性低温应用价值需要的是大型的多中心的随机对照试验给出强有力的阳性结果。

可以看出,不同于心搏骤停及新生儿缺血缺氧性脑病,低温疗法在急性缺血性卒中的临床转化是不成功的,这与卒中患者的异质性和低温诱导方式有关。并且卒中患者从发病到确诊往往会经过几个小时,这与低温治疗越早进行效果越好这一原则相违背。关注低温疗法的临床转化也是急性缺血性卒中低温研究的重点。

四、出血性脑血管疾病

出血性脑血管疾病是一组因颅内动脉破裂引起的神经重症疾病,按照出血部位不同,可以分为蛛网膜下腔出血及脑出血。蛛网膜下腔出血主要由动脉瘤破裂引起。20 世纪 90 年代就有研究者关注于低温对颅内动脉瘤患者的神经保护作用。这一随机对照实验结果显示,低温组(33.5℃)动脉瘤伴蛛网膜下腔出血患者其预后要好于常温组。鉴于这一实验为预实验,其纳入患者较少,该团队又于之后几年进行了大型随机对照临床试验。该研究纳入 1 001 名伴蛛网膜下腔出血并接受动脉瘤夹闭术的患者,低温组通过冰毯体表降温至核心体温为 33℃,结果显示低温组与常温组良好预后并没有显著差异。该研究入组标准及过短的低温治疗时长虽然被认为可能是阴性结果的原因,但它仍是迄今最重要的关于动脉瘤术中低温的临床研究。之后虽然有小型的临床试验得出阳性结果,但是低温在蛛网膜下腔出血中的临床应用价值仍有待商榷。

2010 年,于 *Stroke* 发表的一项先导性试验显示,通过血管内低温将脑出血患者核心低温降至 35℃并维持 10 天,与常温组相比,虽然血肿体积无明显差异,但是血肿周围水肿体积明显减少,这与基础研究得出结果一致。低温对于脑出血的神经保护作用临床研究仍然处于起步阶段,就目前来讲,尚缺乏大型随机对照临床试验的数据支持,但是已经有不少团队正在开展相关大型临床研究,对于他们的结果我们拭目以待。

五、颅脑外伤

20世纪90年代,两项小型临床研究结果都显示32~33℃的低温可以改善重症颅脑外伤患者预后。2001年发表于 *New England Journal of Medicine* 的名为"National Acute Brain Injury Study:Hypothermia (NABIS:H)"的研究是第一项研究低温对颅脑外伤的疗效的大型多中心随机对照试验。但是不同于之前两项小型临床试验,该研究结果显示持续48小时的33℃低温并不能改善患者6个月的格拉斯哥预后评分,其结果是阴性的。之后的NABIS:HⅡ研究进行了针对性改进,对患者的年龄以及外伤到开始低温时间进行了严格限制后,其结果仍然为阴性。迄今为止,仍未有大型临床试验表明低温能够改善颅脑外伤患者预后。

六、癫痫

虽然已经有一部分基础研究提示低温对于痫性发作有一定的作用,但对于癫痫患者的临床研究相当少。除了一些仅纳入几例患者的小型试验,仅有一项大型多中心临床试验研究了低温对于癫痫持续状态的神经保护作用。该研究结果显示,24小时32~34℃低温并不能有效改善患者90天预后。就目前而言,低温对于癫痫的临床疗效仍然是未知数,鉴于癫痫不同于颅脑外伤、脑血管疾病等引起脑组织结构受损疾病的发病机制,我们需要在基础研究上更加明确低温的神经保护作用,再通过大型临床实验加以验证。

七、脑膜炎及脑炎

脑膜炎与脑炎造成的脑损伤主要是由炎症反应引起。根据低温神经保护机制的研究,低温可以减少脑炎炎症反应,所以其对于脑膜炎及脑炎引起的炎症反应理论上也应有抑制作用。研究表明,在对肺炎双球菌引起的脑膜炎大鼠进行系统性低温将其硬膜外温度降低2℃后,可有效降低脑脊液中白细胞数量及TNF-α含量。对于B族链球菌引起的兔脑膜炎,低温也可以有效降低脑组织中中性粒细胞标记物髓过氧化物酶的活性,提示低温减少脑组织中性粒细胞浸润。神经兴奋性毒性也是引起脑膜炎及脑炎损伤的机制。低温也可以通过减少神经性兴奋性毒性来减少脑组织损伤。

鉴于低温在动物模型上的神经保护作用,部分学者开始研究低温对脑膜炎及脑炎患者的疗效。一项发表于JAMA的大型随机对照试验指出,低温组的死亡率远高于常温组。该项研究也因为低温组过高的死亡率终止。需要指出的是,虽然低温理论上可以降低感染带来的炎症反应与高热,但是低温本身就会带来感染的风险,这可能是低温组死亡率高的原因。基于此,低温疗法在脑膜炎及脑炎等感染性疾病中的安全性是值得质疑的。如果不能解决安全性问题,相关的临床试验很难开展。

八、小结

经过对低温的临床试验回顾,我们可以看到除了心搏骤停及新生儿缺血缺氧性脑病外,低温对其他神经疾病的疗效均缺乏有力的临床证据支撑。这和疾病本身有关,也和低温的给予时间、深度、持续时间、复温速度等关键参数以及低温给予方式有关,很多临床试验难以给出一个统一的低温标准。但是随着技术发展以及更加严谨标准的试验展开,我们仍然期待基础研究阳性结果能得到临床验证。

第四节 低温治疗的具体方式

低温治疗方式对于低温疗效有着直接的影响,恰当的低温治疗方式不仅能够提高低温的神经保护作用还能减少低温带来的副作用。同时,低温治疗还要考虑实际操作,因地制宜是关键。目前临床常采用体表降温以及血管内降温。随着低温治疗领域研究开展的不断深入,近年来,一些新型低温治疗方式相继出现,这些低温治疗方式各具特色,本节做一概述。

一、体表低温

体表低温即通过降温毯、冰水浴或者皮肤表面涂抹酒精等方式加速外界与人体热交换,进而减低核心体温及脑温。体表降温常用于啮齿类动物研究中,因为啮齿类动物表面积小、体内外热交换较快,达到目标温度所需时间短,且操作简便易行。临床上主要用于心搏骤停患者、新生儿缺血缺氧性脑病患儿的临床治疗。全身体表降温简单易行,而且无创,但是降温时间慢。在心搏骤停领域具有一定说服力的 HACA 研究中,研究者通过体表冷空气吹拂诱导全身低温,从循环恢复到启动低温治疗平均为 105 分钟,而从循环恢复达到目标体温(32~34℃)平均时间为 8 小时。也有研究表明,联合应用冰袋及毛巾湿敷降温至 33℃所需时间中位数为 7.5 小时。对于神经疾病而言,降低脑部温度比降低核心温度更加重要,而且治疗性低温的不良反应主要和系统性低温相关,于是局部的体表降温法应运而生,这类方法在降低头部温度的同时,能够保持身体核心温度维持正常水平,一定程度降低低温副作用。其中比较具有代表性的为冰帽及鼻咽部降温。由于头颈部大血管较为密集,且皮下组织较薄,其体内外热交换效率高,通过在其表面覆盖冰帽可有效降低颅脑温度。但冰帽对大脑浅表皮质降温效果较好,但是对于大脑深部降温效果较差。而人体鼻腔内血流丰富,黏膜表面积大,且与脑循环距离近,理论上通过鼻腔进行对大脑降温速度更快。其主要操作方式包括两种:冷却水经鼻腔内导管循环以及通过向鼻腔内持续喷入低温冷却剂和氧气的混合物可以降低鼻腔内和脑组织温度。在心搏骤停的临床试验中,经鼻咽部降温的安全性和有效性均得到证明,且鼻咽部降温可以在平均 34 分钟后将鼓膜温度降低至 34.2℃。

二、血管内低温

血管内低温通常指通过向患者静脉内灌注大量低温液体的方式或者闭合低温环路与血管进行热交换诱导快速降温。其特点是降温速率快,效果确切,临床中相对易于实施。针对院外心脏停搏患者,有研究表明通过向外周静脉注射 2L 4℃生理盐水可以在 30 分钟内将核心温度减少 1.4℃。但是系统性地快速降温不可避免地会带来低温的副作用。对大面积脑梗死患者进行血管内亚低温治疗,可能提高肺炎、心动过缓、心律失常等并发症发病率。同时,大量溶液短时间内进入体循环,会加重患者体液负荷,对心脏造成不必要的负担,但溶液量过少,则低温效果难以持续,所以如何平衡这二者也是血管内低温需要面对的问题。

动脉内选择性低温灌注即通过动脉放置微导管,再经由微导管直接将低温溶液灌注到需要降温的脑组织。这一降温方式主要针对缺血性脑卒中引起局部脑损伤。这种靶向低温方式在降低缺血区域组织温度同时将副作用降到最低。最早应用此方法的研究者发现在血管再通前经由动脉内微导管向缺血区域注入低温盐水后能增加脑卒中模型大鼠的再通后脑血流量、减少梗死体积及神经功能预后。这一结果提示了再通前动脉内选择性冷灌注的神经保护作用。但是临床现实情况是在患者确诊之后应该立即考虑给予血管再通,而不是对其进行低温保护。所以如果在再通后动脉内选择性低温灌注保护作用不明显的话,它的应用价值会大打折扣。后来的研究者意识到这一问题,便开始关注于再通后动脉内选择性低温灌注。根据这些研究者的实验结果来看,在再通后立即进行低温灌注能起到的神经保护作用最佳,但是即使是在再通后两小时开始进行低温灌注,这种神经保护作用仍然存在。

三、药物降温

药物降温对比于物理降温,其优势在于简单便捷,通过直接作用于下丘脑体温调节中枢调节体温,不需要外部制冷物质,且可以减少低体温引起的寒战、血管收缩等机体产热机制的激活以减少低温副作用。现有的可以降低体温的药物包括大麻素、阿片受体激动剂、腺苷衍生物、多巴胺受体激动剂、甲状腺素衍生物、神经紧张素等。

一项基于小鼠卒中模型的研究表明,甲状腺素类似物 T(1)AM 或 T(0)AM 可以在 30 分钟内将直肠温度从 37℃降至 31℃,且可持续 6~10 小时。同时,甲状腺素类似物还减少了小鼠梗死体积。另一项使用神经紧张素类似物 JMV449 的研究显示 JMV449 能在注射后 30 分钟降低小鼠核心体温 6~7℃并维持 4~5 小时。该药物还能够减少动脉永久闭塞小鼠的梗死体积。

氯丙嗪和异丙嗪等吩噻嗪类药物可以联合物理降温,使物理降温效果更加迅速稳定。有动物实验表明吩噻嗪类药物联合物理降温比仅进行物理降温速度更快,且预后更好。除了降低体温,有研究显示吩噻嗪类药物可以维持缺血后血脑屏障稳定性。需要指出的是,这些药物在具有降温作用的同时还具有其他药理作用,这些药理作用会不会阻碍低温的神经保护作用,是否会产生其他副作用,这都是需要进行严格评估的。

第五节 亚低温治疗的发展现状与前景

人类对低温的探究与应用已有几千年的历史,低温治疗的相关科学研究也已经过数十年的沉淀。无论是人们朴素的生活经验还是严谨周密的科学研究结果均揭示出低温治疗潜在的应用价值。目前,低温治疗的有效性已被心搏骤停患者以及新生儿缺血缺氧性脑病患儿所证实,然而遗憾的是,我们尚不能认为低温治疗对于其他神经系统疾病同样具有明确的神经保护效果。可以预见,在更多的神经系统疾病中证明低温治疗对临床患者的神经保护作用将是未来很长一段时间的工作重点。

我们认为,低温治疗对其他神经系统疾病患者未能产生明确保护作用的关键在于两个方面。其一即低温治疗本身。目前,低温治疗的最佳深度、开始时间、持续时间、复温速率等关键参数均是未知。多数研究人员仅根据个人观点设计并开展相关临床研究旨在证实低温治疗对某种神经系统疾病的有效性。这种思想指导下的实验设计方案难以得出理想的结果,对人力、物力、财力也将造成极大浪费。因此,尽早明确低温治疗的最佳关键参数或许将对证明低温治疗的疗效产生积极的推动作用。此外,诱导低温治疗的具体方式仍待探索。虽然同属神经系统疾病,但不同疾病之间仍存在很大差异。例如:心搏骤停以及新生儿缺血缺氧性脑病的本质均为全脑缺血,缺血性卒中却为局部缺血,而癫痫又为神经细胞异常放电所致,因此,我们怎能奢求一种低温治疗方式能够对全部神经系统疾病产生同样的疗效?结合具体疾病的具体特点,设计更为符合该疾病特点的低温治疗方式或许才具有前景。另一方面,作为临床研究的主体,患者本身对一项研究的结果将起到决定性作用。即使同属一种疾病,低温治疗对不同亚型或分类的患者也将产生不同影响。例如,虽然某些大型临床研究未能证实低温治疗对某种神经系统疾病患者的有效性,但事后分析却发现,低温治疗对其中一种亚型的患者是有益的。此外,年轻患者对低温治疗的反响通常也较老年患者更好。这意味着未来的临床研究更应制定详尽的入排标准,细化入组人群,更为精确地评估低温治疗对某类特殊患者群里的神经保护作用。

希望本书能让广大科研读者充分了解低温治疗目前在神经系统疾病领域的研究进展,为今后的研究工作带来些许启示。

(陈健　徐率立　吴隆飞)

参 考 文 献

[1] GUNNA J,LAPTOOK A R,ROBERTSON N J,et al. Therapeutic hypothermia translates from ancient history in to practice[J].

Pediatr Res,2017,81(1-2):202-209.

[2] DUFF J P,TOPJIAN A,BERG M D,et al. 2018 American Heart Association Focused Update on Pediatric Advanced Life Support:An Update to the American Heart Association Guidelines for Cardiopulmonary Resuscitation and Emergency Cardiovascular Care[J]. Circulation,2018,138(23):e731-e739.

[3] AZZOPARDI D V,STROHM B,EDWARDS A D,et al. Moderate hypothermia to treat perinatal asphyxial encephalopathy[J]. The New England journal of medicine,2009,361(14):1349-1358.

[4] POWERS W J,RABINSTEIN A A,ACKERSON T,et al. 2018 Guidelines for the Early Management of Patients With Acute Ischemic Stroke:A Guideline for Healthcare Professionals From the American Heart Association/American Stroke Association[J]. Stroke,2018,49(3):e46-e110.

[5] YENARI M A,HAN H S. Neuroprotective mechanisms of hypothermia in brain ischaemia[J]. Nat Rev Neurosci,2012,13(4):267-278.

[6] LEE J M,ZIPFEL G J,CHOI D W. The changing landscape of ischaemic brain injury mechanisms[J]. Nature,1999,399(6738):A7-14.

[7] MELMED K R,LYDEN P D. Meta-Analysis of Pre-Clinical Trials of Therapeutic Hypothermia for Intracerebral Hemorrhage[J]. Ther Hypothermia Temp Manag,2017,7(3):141-146.

[8] FISCHERM,SCHIEFECKER A,Lackner P,et al. Targeted Temperature Management in Spontaneous Intracerebral Hemorrhage:A Systematic Review[J]. Curr Drug Targets,2017,18(12):1430-1440.

[9] HYPOTHERMIA AFTER CARDIAC ARREST STUDY GROUP. Mild therapeutic hypothermia to improve the neurologic outcome after cardiac arrest[J]. The New England journal of medicine,2002,346(8):549-556.

[10] NOLAN J P,MORLEY P T,HOEK T L V,et al. Therapeutic hypothermia after cardiac arrest:an advisory statement by the advanced life support task force of the International Liaison Committee on Resuscitation[J]. Circulation,2003,108(1):118-121.

[11] PEBERDY M A,CALLAWAY C W,NEUMAR R W,et al. Part 9:post-cardiac arrest care:2010 American Heart Association Guidelines for Cardiopulmonary Resuscitation and Emergency Cardiovascular Care[J]. Circulation,2010,122 (18 Suppl 3):S768-786.

[12] NIELSEN N,WETTERSLEV J,CRONBERG T,et al. Targeted temperature managementat 33℃ versus 36℃ after cardiac arrest[J]. The New England journal of medicine,2013,369(23):2197-2206.

[13] THORESENM,TOOLEY J,LIU X,et al. Time is brain:starting therapeutic hypothermia within three hours after birth improves motor outcome in asphyxiated newborns[J]. Neonatology,2013,104(3):228-233.

[14] KATTWINKEL J,PERLMAN J M,AZIZ K,et al. Part 15:neonatal resuscitation:2010 American Heart Association Guidelines for Cardiopulmonary Resuscitation and Emergency Cardiovascular Care[J]. Circulation,2010,122 (18 Suppl 3):S909-919.

[15] WU L,WU D,YANG T,et al. Hypothermic neuroprotection against acute ischemic stroke:The 2019 update[J]. J Cereb Blood Flow Metab,2020,40(3):461-481.

[16] KOLLMAR R,STAYKOV D,DORFLER A,et al. Hypothermia reduces perihemorrhagic edema after intracerebral hemorrhage[J]. Stroke,2010,41(8):1684-1689.

[17] CLIFTON G L,VALADKA A,ZYGUN D,et al. Very early hypothermia induction in patients with severe brain injury (the National Acute Brain Injury Study:Hypothermia II):a randomised trial[J]. Lancet Neurol,2011,10(2):131-139.

[18] LEGRIEL S,LEMIALE V,SCHENCK M,et al. Hypothermia for Neuroprotection in Convulsive Status Epilepticus[J]. The New England journal of medicine,2016,375(25):2457-2467.

[19] MOURVILLIERB,TUBACH F,VAN DE BEEK D,et al. Induced hypothermia in severe bacterial meningitis:a randomized clinical trial[J]. JAMA,2013,310(20):2174-2183.

[20] LI F,GENG X,YIP J,et al. Therapeutic Target and Cell-signal Communication of Chlorpromazine and Promethazine in Attenuating Blood-Brain Barrier Disruption after Ischemic Stroke[J]. Cell transplantation,2019,28(2):145-156.

第二章

亚低温神经保护的基础研究

第一节　亚低温神经保护实施方式

首先根据亚低温治疗的干预范围将亚低温治疗分为全身亚低温治疗和局部亚低温治疗两种方式;其次根据诱导方法不同将全身亚低温治疗分为药物诱导亚低温治疗、物理诱导亚低温治疗和联合诱导的亚低温治疗;第三,根据诱导部位不同将局部亚低温治疗分为头部亚低温治疗、颈部亚低温治疗和血管内亚低温治疗。

一、全身亚低温治疗

全身亚低温治疗是指通过给予一定的药物或者特定的物理干预降低机体整体温度,从而诱导局部组织的温度降低达到亚低温的治疗方式。如上所述,根据诱导方法的不同可以将全身低温分为药物诱导亚低温治疗、物理诱导亚低温治疗和联合诱导的亚低温治疗。

(一) 药物诱导全身亚低温治疗

药物诱导亚低温治疗根据药物作用靶点不同可以分为:痕量胺相关受体 1 激动剂、多巴胺受体激动剂、腺苷受体激动剂、大麻素受体激动剂、阿片类受体激动剂、TRPV 受体激动剂、其他诱导低温的化合物、诱导亚低温的气体等八类,下面将对药物诱导的亚低温治疗方式进行逐一介绍。

1. 痕量胺相关受体 1(trace amine associated receptor 1,TAAR1) 激动剂——甲状腺素衍生物(thyroxine derivatives)　甲状腺素是甲状腺分泌的激素之一,是痕量胺相关受体的激动剂。T(1)AM 和 T(0)AM 分别是甲状原氨酸不同程度脱羧和脱碘形成的化合物,多项研究发现甲状腺素衍生物具有神经保护作用。于 C57BL/6 小鼠缺血 40 分钟再灌注 1 小时后或者大脑中动脉阻塞(MCAO)术前 2 天腹腔注射 T(1)AM 或 T(0)AM(50mg/kg),发现 30 分钟内小鼠体温从 37℃降至 31℃,且该低温作用可持续 6~10 小时。与对照组相比,T(1)AM 组和 T(0)AM 组小鼠脑梗死体积分别降低 35% 和 32%;若给药后维持小鼠体温正常,其梗死体积与对照组相比差异无统计学意义。通过对小鼠原代神经元氧糖剥夺(OGD)损伤的研究发现,T(1)AM 或 T(0)AM 的神经保护作用与其诱导的低温相关。给药后小鼠行为学观察未见寒战和毛发竖立等不良反应,说明甲状腺素类衍生物所诱导的低温与体温调定点无关。基于化学结构相似性,T(1)AM 和 T(0)AM(甲状原氨酸不同程度脱羧和脱碘形成的化合物)等以痕量胺相关受体 1(trace amineassociated receptor 1,TAARl)激动剂的化学结构为基础合成的其类似物具有强效低温诱导作用。

最初认为 T(1)AM、T(0)AM 和 TAAR1 激动剂类似物均是结合 TAAR1 受体,激活 TAAR1 受体介导的信号通路,迅速诱导低温发生。但 Gregory M Miller 和同事等研究发现 T(1)AM 对 TAAR1 敲除型小鼠与野生型小鼠具有一致的低温诱导作用,所以 T(1)AM 和 T(0)AM 并不是通过激活 TAAR1 诱导低温的产生,有可能是作用于 TAAR 受体家族的其他亚型。T(1)AM 或 T(0)AM 与单胺类神经递质具有相似的结构特征,而 TAAR1 激动剂类似物则是以 TAAR1 激动剂的化学结构为基础,两者在结构上存在一定的差异,所以不能用同一信号通路解释其诱导低温的作用机制。

动物研究显示甲状腺素衍生物具有强效的低温诱导作用,且无明显副作用。但就临床而言,甲状腺素衍生物有可能导致代谢紊乱和心血管并发症,如心动过缓、高血糖和呼吸抑制等。因为其诱导低温的作用机制尚待探索,可以考虑将其作为低温诱导的辅助性药物。

2. 多巴胺受体(dopamine receptor,DR)激动剂 多巴胺受体至少有 5 种亚型,包括 D1、D2、D3、D4 及 D5,它们可以进一步分为两类,D1 类受体(D1 和 D5)和 D2 类受体(D2、D3 和 D4),动物研究显示多巴胺受体激动剂与低温诱导有关。刺激 D1 类受体可以引起体温升高,但刺激 D2 类受体则可以诱导亚低温。M Mahmoudi 等发现,给小鼠腹腔注射溴隐亭(D2 受体激动剂,2~16mg/kg)后,可导致小鼠核心体温降低,并且该作用呈剂量依赖性。在提前给予舒必利(特异性 D2 受体拮抗剂)和 α-酪氨酸甲酯(非特异性 D2 受体拮抗剂)药物时,其低温诱导作用减弱和消失,说明该低温诱导作用与 D2 激活有关。相似研究发现,给予 D2 类受体激动剂后,大鼠核心体温降低,并且呈剂量相关性;特异性 D2 受体拮抗剂(利血平)、非特异性的多巴胺受体拮抗剂(α-酪氨酸甲酯或氟哌噻吨)可以抵消低温现象,但是特异性 D1 受体拮抗剂,不能抵消该低温现象。卒中动物模型研究发现,D2 类受体激动剂诱导的低温可以改善大鼠卒中后神经功能评分,预适应或后适应的大脑中动脉闭塞(middle cerebral artery occlusion,MCAO)大鼠缺血再灌注后多次给予他可利索后体温降低 1.7℃,7 天后梗死体积减少 60%。说明 D2 受体激动剂可以诱导低温,并且在体内产生神经保护作用。

Kuric E 和 Ruscher K 对 D2 受体激动剂神经保护的作用机制进行了研究,给予左旋多巴(20mg/kg)/苄丝肼(15mg/kg)可以逆转大鼠 MCAO 后辅助 T 细胞的降低,同时并不影响其他细胞因子。另一项研究显示,给予 D2 受体激动剂可以降低 CD8T 细胞数量,并抑制 NF-κB 的核转移,减轻卒中后的炎症反应。显然,D2 受体激动剂主要通过调节卒中后的免疫功能和炎性反应达到神经保护作用。虽然 D2 受体激动剂具有良好的亚低温诱导作用,但是由于多巴胺受体激动剂广泛表达于身体多个器官,因此使用 D2 受体诱导亚低温的相关临床治疗研究较少。

3. 腺苷受体(A2)激动剂 三磷酸腺苷(ATP)被喻为细胞的主要"能量货币"。在体内 ATP 可以通过去磷酸化作用生成二磷酸腺苷(AMP)、一磷酸腺苷(ADP)和腺苷。AMP、腺苷本身和腺苷受体(A1)激动剂都可以激活腺苷受体,并诱导低温发生。C57/BL 小鼠结扎冠状动脉左前降支形成心肌阻塞模型,分别在缺血后和再灌注前 20 分钟腹腔注射 5mg/kg 的 5'-AMP,与对照组相比,小鼠核心体温迅速下降,显著抑制缺血区中性粒细胞浸润和 MMP-9 的表达,梗死体积显著减小至 19.4% 和 9.5%。大鼠脑缺血再灌注后,腹腔注射 4mmol/kg 的 5'-AMP 或 2g/kg 的 ATP,均诱导持续 2.5 小时的中度低温(34℃),但大鼠脑缺血损伤加重,癫痫发作、脑出血和死亡率增加,除心率降低和血压严重下降,同时伴有高血糖、代谢性酸中毒和低血钙等不良反应。

腺苷和腺苷类似物虽都是腺苷受体激动剂(AR),但并不是通过降低心率和代谢率来诱导低温作用。5'-AMP 诱导野生型小鼠和 A(1)R 敲除型小鼠发生低温,但后者没有出现心率降低现象。腺苷和腺嘌呤核苷酸可以诱导低温发生,且具有抗心肌缺血再灌注损伤的作用,但是加重脑缺血损伤。腺苷诱导的低温也许仍然具有保护作用,但是不足以抵抗药物低血压及高血糖等的副作用。在研究药物的神经保护机制时,药物对心率、血压和血糖等基础生理功能的影响也是必须考虑的重要因素。

4. 大麻素受体(cannabinoid receptor,CBR)激动剂 内源性大麻素有 CB1 和 CB2 两种受体,在内源性大麻素信号系统中,花生四烯酸衍生物及其受体与脑卒中密切相关。研究发现在大鼠和小鼠脑缺血模型中,内源性大麻素的表达是上调的。其中 CB1 受体广泛表达于中枢神经系统,大鼠和小鼠在短暂缺血后,在患侧 CB1 受体的表达显著增加。而 CB2 受体广泛表达于外周免疫细胞和原始小神经胶质细胞,在神经炎症发生后,脑组织中 CB2 受体表达上调。

外源性大麻素受体激动剂的神经保护作用在多项研究中均被证实,并且与其诱导的亚低温作用密切相关。有研究在缺血性大鼠中使用 CB1 受体激动剂 WIN55212-2,证实了外源性大麻素受体激动剂通过低温所产生的神经保护作用,WIN55212-2 诱导亚低温的作用靶点是视前区下丘脑前部的 CB1 受体。Martin W Adler 和同事等的研究表明,注射 WIN55212-2(2.5mg/kg)60 分钟后,可以降温 2℃ 左右并显著减轻脑梗死,而低剂量的 WIN5521-2(1mg/kg)并不能诱导显著的温度降低,但仍可以降低脑梗死体积。进一步研究发现,在注射 WIN55212-2(9mg/kg)后,同时将动物的温度保持在 37~38℃,仍然具有神经保护作用。所以,使用 WIN55212-2 所诱导的低温,也可能是其本身神经保护作用原因之一。

另一种 CB1 受体激动剂 HU-210,以 45μg/kg 的剂量注射 1 小时后,可以使体温降至 32.3℃±1.3℃。经过复温实验证实,HU-210 的神经保护作用依赖其诱导的亚低温效果。但是由于它同时导致了血压和心率的降低,因此,在临床实验中并没有得到良好的研究结果。当以 100μg/(kg·h) 的剂量和速度注射给予 MCAO 大鼠 TAK-937,在不影响动物其他生理参数的情况下,可以将体温降至 34.1℃±0.7℃。在使用 CB1 受体拮抗剂后,TAK-937 的神经保护作用消失,提示 TAK-937 作用于 CB1 受体诱导亚低温治疗,而 CB1 信号系统是一种重要的神经保护通路。大麻素系统的神经保护作用可能通过减少谷氨酸释放来减少神经毒性。Lovinger DM 团队和 Grimaldi M 团队等的研究发现,WIN55212-2 通过降低 ERK 1/2 的磷酸化作用使得少突胶质前体细胞增殖,从而促进髓鞘再生的增长。同时也可以抑制谷氨酸释放,减少炎症和小神经胶质细胞的活化,降低卒中后血脑屏障的破坏。

5. 阿片类受体激动剂　阿片类受体分为 μ-型阿片类受体、δ-型阿片类受体和 κ-型阿片类受体等亚型,并且参与体温阈值调节。阿片类药物通过抑制交感神经兴奋性,导致机体对于寒冷反应的阈值降低,诱导亚低温的发生。使用低剂量的吗啡(μ-型)和 U50 488H(κ 型)可以产生轻度高温,但给予高剂量的吗啡和 U50 488H 则诱导了亚低温。除了 μ 型受体激动剂,δ 和 κ 型受体激动剂都可以通过减少炎症反应提供神经保护作用。

注射给予大鼠 U50 488H(10mg/kg),可以诱导显著的亚低温并具有神经保护作用。Anish Bhardwaj 和同事等的研究表明,另一种 κ 型激动剂,在不影响动物体温的状况下,发现 BRL 52537 同样具有神经保护作用。κ-型阿片受体激动剂通过 GIRK 通道和钙离子通道诱导亚低温的作用。

脑啡肽(DADLE)作为 δ 型阿片受体激动剂多肽,注射给予小鼠 MCAO 模型后,诱导了显著的亚低温,具有良好的神经保护作用。然而,该 DADLE 是否通过亚低温发挥神经保护并没有通过升温实验来验证。Patrick M Kochanek 团队和 Paul A Iaizzo 团队等在研究中发现,当注射剂量达到 1mg/kg 时,导致动脉压下降和心律失常,这些副作用限制了阿片受体激动剂在脑卒中治疗中的应用转化。阿片受体激动剂诱导亚低温的作用机制,与受体激动剂的作用靶点及激活的不同下游因子有关。

6. TRPV 受体激动剂　TRPV 受体是一种高度表达于外周感觉神经元和中枢神经系统的非特异性阳离子通道。该受体介导许多重要刺激反应,例如疼痛、温度、触觉和味觉。TRPV 受体激动剂诱导的亚低温作用机制可能和它作用于外周神经和下丘脑视前区相关。辣椒素、二氢辣椒素(dihydrocapsaicin,DHC)和 rinvanil 等化合物可以激活 TRPV 受体。

在卒中易感型自发性高血压大鼠模型中,给予辣椒素可以通过增强 eNOS 的磷酸化作用而产生预防卒中的作用。然而,因为高剂量的辣椒素可以导致心动过速和高血压的发生,限制了辣椒素在抗脑卒中的临床应用转化。

给予大鼠 MCAO 模型注射 DHC 100 分钟后,动物体温可以达到 33.0℃±0.2℃,该项研究表明了 DHC 具有神经保护作用的特异性和有效性,其神经保护作用与其诱导的亚低温作用相关。当 DHC 的给药剂量为 1.25mg/kg 时,并没有产生心血管抑制反应,只表现出轻微的短暂低血压。Alberto Chiarugi 及其团队研究发现,注射给予 MCAO 大鼠模型 25mg/kg 的 rinvanil,可以诱导大鼠产生亚低温,并且通过亚低温治疗发挥神经保护作用。通过复温研究证实,rinvanil 的神经保护作用与亚低温治疗密切相关。但当给药剂量达到 50mg/kg 时,rinvanil 神经保护作用消失,可能是由于过度激活 TRPV1 受体,使 L 型钙离子通道开放,导致过度的钙离子汇聚,使 ERK 激活和 ROS 的产生,最终导致神经元凋亡。所以使用 rinvanil 诱导亚低温治疗脑卒中的适宜剂量仍需要进一步的临床前研究。

7. 其他诱导亚低温化合物　神经加压素是具有 13 个氨基酸的大分子多肽类物质,多项动物研究已证实其具有强效的亚低温诱导作用。但是,由于循环系统中的蛋白酶可以使其变性,而且神经加压素不能穿过血脑屏障,所以并不适合静脉注射。然而,多项研究发现了一些神经加压素的类似物,如 NT69L、JMV-449 和 HPI201 等在具有亚低温诱导作用的同时能够通过血脑屏障,可以实现静脉注射给药,因此成为最具良好临床转化应用前景的诱导亚低温药物。

Alberto Chiarugi 及其同事等研究显示,NT69L(0.5mg/kg)可以在使用后的 13 分钟内迅速、持续地诱导亚低温,并将脑温降至 35℃,保持 300 分钟,并且显著改善大鼠心搏骤停后的神经功能评分。深入研究发现,NT69L 的降温作用与脑缺血和给予麻醉药物无关,并且在脑梗死发生的情况下,NT69L 的降温作用仍然存在,说明其对体温调节与脑部中枢的作用相关。NT69L 具有快速、持久的降温作用,特别是降低脑部温度的作用,因此,在脑卒中神经保护研究中具有良好的临床应用前景,但是目前仍然缺乏该药物相关的临床试验。

Sager T 的团队研究发现,以 0.6nmol 的剂量给予脑缺血小鼠腹腔注射 JMV-449,30 分钟后小鼠核心体温降低 6~7℃,诱导的亚低温持续时间长达 240~300 分钟。与小鼠永久性脑缺血模型组相对比,JMV-449 治疗组的小鼠 24 小时后梗死体积减少 55%,14 天后梗死体积降低 61%。由于该药物通过血脑屏障的效率很低,所以该研究使用脑室内注射给药成功诱导亚低温治疗,其应用也因此受到限制。

HPI201 是神经加压素类似物,可以与神经加压素受体结合,具有神经加压素样的亚低温诱导作用。按照首剂量 2mg/kg 注射给药后,1 小时后再次注射 1mg/kg 的 HPI201,大鼠核心体温可降低 2~5℃,并且该亚低温持续时间长达 6 小时。给予 HPI201 显著减少大鼠脑损伤区域,降低周边区域的细胞凋亡,特别是神经元的凋亡,减少 MMP-9、caspase-3、TNF-α、IL-1β、IL-6 等水肿、凋亡和炎性因子的表达水平,减轻了血脑屏障的损伤。该研究不仅证实了 HPI201 通过诱导亚低温显示了良好的神经保护作用,而且发现 HPI201 并未引发寒战等副作用,说明使用神经加压素并没有引起低温不耐受。但是,HPI201 诱导亚低温的神经保护作用的确切机制仍需要进一步研究。

神经加压素类似物通过调节中枢可以快速诱导亚低温治疗,并且具有良好的神经保护作用,而且并未引起低温不耐受的副作用。但是,当以 3μg/kg 的剂量给药时可以引起高血糖、低胰岛素血症、高血糖素症以及低血压。因此,将神经加压素类似物与物理降温联合诱导亚低温治疗,既可以快速有效地诱导亚低温治疗,又可以避免单纯药物诱导亚低温的副作用,具有很大的临床转化潜能。

8. 诱导亚低温的气体　近年来,越来越多的研究关注于使用惰性气体对缺血性卒中和围产期缺血损伤进行治疗。氙气是一种常用的麻醉剂,对新生儿脑病患者的癫痫发作和脑电异常具有良好的抑制作用。非麻醉浓度用于抗兴奋性毒性、抗凋亡和神经保护作用时是安全且无副作用的。David S Warner 和同事等在研究氙气抗大鼠缺血性损伤的神经保护作用时发现,50% 的氙气会导致脑部温度平均降低 1.3℃;在室温 36℃ 与再灌注 90 分钟后给予 30% 的氙气治疗,可以显著减少大鼠脑梗死体积。尽管亚低温是氙气的副作用,但氙气的神经保护作用可能是因为氙气、低温或者两者的协同作用,两者之间的关系并不明确。类似的吸入性麻醉气体也可以降低体温,例如七氟烷和异氟烷,在持续麻醉状态下,可以诱导小鼠 2 小时后或者大鼠 5 小时后降到室温。但其低温诱导作用和神经保护作用,可能与其实验中体温维持较低有关。

硫化氢(H_2S)是具有臭鸡蛋气味的有颜色的气体,是另一种具有低温诱导作用的气体。H_2S 的低温诱导作用与其抑制线粒体细胞色素 C 氧化酶有关。Aurel Popa-Wagner 和其团队发现将卒中大鼠暴露于 H_2S 浓度为 50ppm 的空气中,8 小时后大鼠体温降至 31℃±0.5℃,梗死体积减少 50%。而延长暴露时间至

24 小时,体温和血压则同时上升。H_2S 可能是通过降低机体代谢率,诱导动物出现类冬眠状态,减少脑电活动,诱导低温并产生神经保护作用。H_2S 的刺激性气味,其有效剂量与中毒剂量(80ppm)相近,这些问题都限制 H_2S 的临床应用。

目前仍存在多种因素限制这些气体的临床使用。如氙气是组织型纤溶酶原激活剂的抑制剂,只有在溶栓再灌注后才能使用,并且氙气的生产和运输花费昂贵;氦气诱导低温和神经保护的机制尚不明确;硫化氢的刺激性气味使其应用受限。

(二)物理诱导全身亚低温治疗

物理诱导亚低温治疗是指采用物理性方法如冰毯,酒精喷洒等方法降低机体整体体温从而达到降低局部组织温度的治疗方法。与药物诱导亚低温治疗相比,物理诱导亚低温治疗的诱导方法和亚低温可持续时间更容易控制,在亚低温治疗的临床转化中具有一定的优势。

使用冰毯、冰袋、喷洒酒精和循环冷却装置进行亚低温诱导,是亚低温临床研究中较早使用的诱导方法。该方法通过降低整个机体的温度,诱导局部脑组织亚低温。尽管该方法具有无创伤和简便易行的特点,但存在程序烦琐、诱导速度慢和副作用多的缺点。多项临床亚低温治疗研究发现,通过该方法诱导的亚低温治疗,达到目标温度33℃的时间长达 4 小时,而且导致了肺炎、寒战、血小板减少、心律不齐和动脉血压过低等副作用。但在多项小动物模型使用该方法诱导亚低温治疗的研究中发现,这几种体外物理降温装置不仅可以快速诱导亚低温治疗,表现出显著的神经保护作用,而且肺炎、寒战和心律不齐等副作用的出现率非常低。通过对比该方法诱导的临床和小动物模型亚低温治疗,可以发现该方法在小动物模型中诱导的亚低温治疗具有一定的疗效。但对于该方法导致的副作用在小动物模型研究中不能体现,并且难以通过小动物模型研究解决该问题,导致了该诱导方法的基础研究结果难以向临床转化。

(三)联合诱导全身亚低温治疗

联合诱导亚低温治疗是指同时使用两种低温诱导方法进行的亚低温治疗方法。与单独的药物诱导亚低温治疗和单一的物理诱导亚低温治疗相比,联合诱导亚低温治疗具有降温快、给药剂量低和亚低温持续时间长的特点。

Ji Xunming 团队使用大鼠 MCAO 模型给予二氢辣椒素(dihydrocapsaicin,DHC)联合冰袋诱导亚低温治疗,与 DHC 治疗组和冰袋诱导低温组相比,联合亚低温治疗组可以在 38 分钟内将大鼠体温降至31℃。与单一治疗组相比,联合治疗组降温速率分别加快了200%和28%,并且可将该低温效果维持 60 分钟以上。大鼠的脑梗死体积显著减少,神经功能得到显著改善。

Ji Xunming 团队发现将大麻素和常压氧与酒精喷洒联合诱导亚低温,显著降低了 MCAO 大鼠的脑梗死体积,改善了缺血性卒中导致的大鼠神经功能损伤。James C Grotta 和同事等通过使用乙醇与咖啡因诱导亚低温治疗研究发现,0.2g/kg 乙醇和 6mg/kg 的咖啡因显著减轻了 MCA 或 CCA 阻塞导致的皮质损伤,并改善了大鼠的行为障碍。

Ji Xunming 团队等通过将氯丙嗪和异丙嗪与酒精喷洒联合诱导亚低温,与酒精低温组和药物低温组相比较,联合治疗组在 10 分钟内将 MCAO 大鼠的脑组织温度降至35℃以下,最低温度达到31℃,并且将该亚低温效果延长至 90 分钟。脑缺血损伤导致的脑梗死体积减少了15%,神经功能得到显著改善。

联合诱导亚低温治疗既改善了物理低温降温慢的缺点,又可以有效地避免药物诱导低温时,用药剂量过大导致的药物敏感性降低和副作用大的弊端。因此,联合诱导亚低温治疗,在亚低温抗缺血性脑卒中损伤的临床治疗中具有良好的转化前景。

二、局部亚低温治疗

在小动物缺血性卒中模型上,通过药物诱导、物理方式和药物联合物理方式诱导的全身亚低温治疗均表现出良好的神经保护作用,不仅显著地减轻了缺血性卒中导致的脑梗死损伤,而且有效地改善了神经功能。通过对比亚低温治疗缺血性卒中损伤的多项临床和小动物模型研究发现,尽管全身亚低温治疗具有无创伤和简便易行的特点,但在接受全身的亚低温治疗时,在达到预期温度的前提下,机体的其他脏器往往在治疗过程中被累及,从而导致寒战,肺炎和感染等多种并发症的发生。针对缺血性卒中的亚低温治疗,快速有效地诱导颅部或者损伤部位的亚低温,是该治疗方式的最主要目的和最有效的方式。因此,局部亚低温治疗缺血性卒中更具优势。

(一) 冰袋或者冰毯降温装置等诱导局部亚低温

在缺血性卒中的临床治疗中,使用冰袋或者冰毯和循环冷却等外置低温诱导装置诱导颅部的亚低温,既可以保证无创性和简便易行的特点,又能够达到诱导脑组织局部的亚低温治疗。Yenari,M. A 团队等通过对小动物缺血性卒中模型使用该方法诱导亚低温治疗发现,冰袋或者冰毯可以快速诱导脑组织局部的亚低温,不仅显著降低了小鼠的脑梗死损伤,而且改善了受损伤小鼠的神经功能损伤。

但是在临床试验中发现,使用冰袋或者冰毯对缺血性卒中患者进行低温诱导时,由于颅骨厚度不同,这种方法不能快速有效地诱导亚低温治疗。因此,通过降低脑部血管内血液的温度,或者通过脑部血管利用低温液体或者降温装置诱导脑部的亚低温,更具有临床亚低温治疗缺血性卒中的可行性。

(二) 颈部和经鼻黏膜的循环冷却装置诱导局部亚低温

在颈部或者经鼻黏膜放置循环冷却装置,通过降低入颅血管内血液的温度,可以诱导脑部的亚低温治疗。在大鼠颈部外面或者经颈部动脉放置循环冷却装置,降低入颅的血液温度,进而诱导损伤部位脑组织的亚低温治疗;Yeh 等通过封闭胸腔外体循环成功诱导了脑缺血兔子模型的脑部亚低温治疗,显著降低了海马区神经元的凋亡;Covaciu 等发现经鼻黏膜的循环冷却装置,在不影响人体体温的条件下,60 分钟后即可有效诱导脑组织的亚低温治疗;Yao 等使用大鼠缺血性卒中损伤模型,使用鼻黏膜循环冰盐水的方法,约 7 分钟成功诱导脑部海马区的亚低温治疗。不仅减轻了大鼠的海马区的神经元凋亡,而且改善了损伤大鼠的神经功能。

与颅部亚低温治疗相比,经颈部和经鼻黏膜的循环冷却装置快速诱导了脑组织局部亚低温治疗,虽然部分方法有一定的创伤,但都表现出了良好的神经保护作用,是非常具有临床转化前景的低温诱导方法。但这两种方法诱导的局部亚低温治疗仍然具有局限性。经颈部诱导的局部亚低温,在降低损伤部位的脑组织温度的同时,也降低了其他部位的脑组织温度。而经鼻黏膜的循环冷却成功诱导了海马区的亚低温治疗,相较于缺血性卒中损伤的范围(大脑皮质,纹状体和海马),经鼻黏膜的局部亚低温治疗区域较小。因此,通过脑部血管,将低温生理盐水或者低温装置,可以快速诱导脑组织损伤部位的亚低温治疗,将亚低温治疗的疗效更大化。

(三) 血管内诱导亚低温治疗

Ding Yuchuan 团队等使用微导管技术,通过给缺血性卒中大鼠模型灌注一定体积的常温生理盐水,发现大鼠脑部活性氧(reactive oxygen species,ROS)的生成降低,脑部的炎症反应减轻。在此基础上,通过微导管技术灌注低温生理盐水研究发现,可以在 10 分钟诱导损伤部位脑组织(包含皮质,纹状体和海马)的亚低温治疗。与模型组相比较,低温治疗组的大鼠皮质和纹状体温度均可在 10 分钟内降至 35℃ 以下,最低温度可达到 31℃,亚低温治疗的维持时间可达到 60 分钟左右。经动脉血管内低温治疗后,脑缺血损伤大鼠脑梗死体积显著减轻,不仅氧化应激和炎症反应减轻,脑水肿同样显著减轻。行为学结果显示,经颈动脉的血管内亚低温治疗,不仅显著改善了缺血性卒中损伤急性期的神经功能,而且有效改善长期的神经功能损伤。这项研究结果为缺血性卒中的局部亚低温治疗提供了更好的治疗策略。

在经颈动脉血管内低温的基础上,Ji Xunming 团队等使用同样的低温诱导方法研究了经颈静脉逆向灌注低温生理盐水诱导血管内低温治疗的效果。研究发现,经颈静脉的亚低温治疗可以在 10 分钟左右,迅速将大鼠皮质和纹状体脑温降至35℃以下,并且可以维持亚低温治疗效果长达60分钟以上。与模型组相比,静脉亚低温治疗组脑梗死体积减少,神经凋亡和脑水肿减轻,在缺血性卒中急性期和长期的神经功能都得到显著的改善。颈静脉的血管内低温治疗与经颈动脉亚低温治疗效果相似。经静脉的微导管介入技术是急诊治疗中常用的治疗方法,通过静脉血管诱导亚低温治疗可以在患者入院后快速完成,大大缩短了患者接受亚低温治疗的时间。而该研究的发现,不仅为血管内亚低温的诱导方法提供新的思路,而且为血管内亚低温治疗的临床应用提供了基础支持。

与其他的局部亚低温诱导方法相比,血管内亚低温治疗优势表现为低温诱导速度更快,作用区域更集中,在不影响小动物体温的状态下,确保了更好的亚低温治疗效果。与全身亚低温治疗相比较,这两种方法在临床应用时,不仅尽可能降低了亚低温治疗给患者带来的生理不适,而且可以避免其他脏器因为亚低温治疗出现的各种不良反应。尽管这两种血管内亚低温的诱导方法均属于有创性治疗,但在缺血性卒中的治疗中,这两种诱导方法可以合并在其他的临床治疗措施中,并不会给患者增加不必要的创伤。因为基础研究和临床应用存在一定的差异,这两种优势显著的低温诱导方法的临床效果需要更进一步的临床试验证实。

本节以缺血性卒中小动物模型的亚低温研究为重点,总结了亚低温神经保护的应用方式。分别从不同作用靶点的低温诱导药物和不同的物理低温诱导方法,总结了全身亚低温治疗的神经保护作用应用方式;从不同的作用部位诱导的亚低温治疗描述了局部亚低温治疗的神经保护作用应用方式。而且对比了不同亚低温的应用方式的优势和不足,以及临床应用时的优缺点,为缺血性卒中的亚低温治疗提供了不同的治疗策略。

(段云霞　韩子萍　罗玉敏)

参 考 文 献

[1] CLIFTON W. C. ,MICHAEL W. D. ,ERICKA L. F. ,et al. 2015 American Heart Association Guidelines Update for Cardiopulmonary Resuscitation and Emergency Cardiovascular Care—Part 8:Post-Cardiac Arrest Care [J]. Circulation. 2015,132 (18): S465-S482.

[2] DINGLEY J,TOOLEY J,LIU X,et al. Xenon ventilation during therapeutic hypothermia in neonatal encephalopathy:a feasibility study[J]. Pediatrics,2014,133(5):809-818.

[3] YENARI M A,HAN H S. Neuroprotective mechanisms of hypothermia in brain ischemia[J]. Nat. Rev. Neurosci. 2012,13(4): 267-278.

[4] PEI Y,ASIF-MALIK A,CANALES J. Trace Amines and the Trace Amine-Associated Receptor 1:Pharmacology,Neurochemistry,and Clinical Implications[J]. Front Neurosci,2016,10(38):148.

[5] ZHANG M,WANG H,ZHAO J,et al. Drug-induced hypothermia in stroke models:does it always protect?[J]. CNS Neurol Disord Drug Targets,2013,12(3):371-380.

[6] ZHANG Y,CHEN Y,WU J,et al. Activation of dopamine D2 receptor suppresses neuroinflammation through αB-crystalline by inhibition of NF-κB nuclear translocation in experimental ICH mice model[J]. Stroke,2015,46(9):2637-2646.

[7] ZHANG M,LI W,NIU G,et al. ATP induces mild hypothermia in rats but has a strikingly detrimental impact on focal cerebral ischemia[J]. Cereb Blood Flow Metab,2013,33(1):1-10.

[8] DEGN M,LAMBERTSEN KL ,PETERSEN G,et al. Changes in brain levels of N-acylethanolamines and 2-arachidonoylglycerol in focal cerebral ischemia in mice[J]. J Neurochem,2007,103(5):1907-1916.

[9] HAYAKAWA K,MISHIMA K,NOZAKO M,et al. Delta(9)- tetrahydrocannabinol (Delta(9)-THC) Prevents cerebral infarction via hypothalamic-independent hypothermia[J]. Life Sci,2007,80(16):1466-1471.

[10] ENGLAND TJ,HIND WH,RASID NA,et al. Cannabinoids in experimental stroke:a systematic review and meta-analysis[J]. J Cereb Blood Flow Metab,2015,35(3):348-358.

［11］ FERNANDEZ-LOPEZ D,FAUSTINO J,DERUGIN N,et al. Reduced infarct size and accumulation of microglia in rats treated with WIN 55,212-2 after neonatal stroke［J］. Neuroscience,2012,207(4):307-315.

［12］ Suzuki N,Suzuki M,Murakami K,et al. Cerebroprotective effects of TAK-937,a cannabinoid receptor agonist,on ischemic brain damage in middle cerebral artery occluded rats and non-human primates［J］. Brain Res,2012,1430:93-100.

［13］ Suzuki N,Suzuki M,Hamajo K,et al. Contribution of hypothermia and CB1 receptor activation to protective effects of TAK-937, a cannabinoid receptor agonist,in rat transient MCAO model［J］. PLoS One,2012,7:e40889.

［14］ Sun J,Fang YQ,Chen T,et al. WIN55,212-2 promotes differentiation of oligodendrocyte precursor cells and improve remyelination through regulation of the phosphorylation level of the ERK 1/2 via cannabinoid receptor 1 after stroke-induced demyelination［J］. Brain Res,2013,1491:225-235.

［15］ Diaz M,Becker DE. Thermoregulation:physiological and clinical considerations during sedation and general anesthesia［J］. Anesth Prog,2010,57:25-32. quiz 33-34.

［16］ Caterina MJ,Schumacher MA,Tominaga M,et al. The capsaicin receptor:a heat-activated ion channel in the pain pathway［J］. Nature,1997,389:816-824.

［17］ Muzzi M,Felici R,Cavone L,et al. Ischemic neuroprotection by TRPV1 receptor-induced hypothermia［J］. J Cereb Blood Flow Metab,2012,32:978-982.

［18］ Bissette G,Nemeroff CB,Loosen PT,et al. Hypothermia and intolerance to cold induced by intracisternal administration of the hypothalamic peptide neurotensin［J］. Nature,1976,262:607-609.

［19］ Gu X,Wei ZZ,Espinera A,et al. Pharmacologically induced hypothermia attenuates traumatic brain injury in neonatal rats［J］. Exp Neurol,2015,267:135-142.

［20］ Joseph C,Buga AM,Vintilescu R,et al. Prolonged gaseous hypothermia prevents the upregulation of phagocytosis-specific protein Annexin 1 and causes low-amplitude EEG activity in the aged rat brain after cerebral ischemia［J］. Cereb Blood Flow Metab,2012,32(8):1632-1642.

第二节 小型哺乳动物亚低温神经保护实施方式

脑缺血模型中最常用的小型哺乳动物包括啮齿类动物、家兔等,其中啮齿类动物,主要包括大鼠和小鼠,在脑缺血模型的制作方面具有明显的优势:①脑血管解剖特点与人类比较接近;②有关大鼠生理、生化、形态及药理等方面的实验资料比较丰富,有利于进行研究和比较;③价格低廉,可进行大量的重复实验;④纯种鼠属近亲交配,生物学性状相对一致,脑血管解剖和生理功能变异较小;⑤大脑体积小,有利于进行固定染色及病理组织学观察。因此,相对于其他动物,大鼠更多地被选用进行脑缺血模型的制作和相应的临床药物试验。啮齿类动物局灶性缺血模型是最常用的模型。

一、啮齿类动物脑缺血模型

(一) 局灶性脑缺血模型

1. 开颅电凝阻断模型　开颅电凝阻断法是由 Tamura 等于 1981 年建立的,也称 Tamura 模型。在麻醉大鼠耳眼连线的中点垂直切开皮肤、钻孔,于大脑上、下动脉间用缝合线结扎大脑中动脉,造成大脑中动脉支配区局灶性脑缺血模型。由于该方法可同时导致大鼠皮质和基底节缺血,被认为是最接近人类脑卒中的标准动物模型,适用于脑缺血后长期神经功能缺失的康复及介入治疗的研究。在之后的研究中,Bederson 等通过对大脑中动脉阻断的准确位置和程度与神经病学结果关系的细致观察,发现必须将豆纹动脉和小的皮质分支与近、远端血供侧支分开方可形成恒定的梗死灶。采用大脑中动脉近端结扎,血流中断后将其结扎点远心端切断,可造成较大缺血灶的局灶性缺血模型,模型的成功率很高。大脑中动脉的梗死部位影响着组织学损害以及神经功能缺损的严重性。电凝靠近嗅束侧的大脑中动脉,由于基底节区得到豆纹动脉的血供,只产生皮质梗死;而电凝大脑中动脉的起始处,则产生皮质和基底节区复合梗死。在大脑中动脉各个位置进行电凝能够产生许多处梗死,从单纯的皮质梗死到皮质和基底节区的复合梗死。因此,该方法通过电凝 MCA 不同部位,造成模拟不同皮质供血区的脑梗死模型。

2. 局部自体血栓注入模型　由于脑卒中的病因主要是血栓栓塞或局部血栓形成,治疗方法主要是溶栓治疗。因此,1982 年 Kudo 等将血凝块分段并注入颈内动脉,不仅导致了颅内栓塞,而且引起了颅外栓塞。这可能是由于血凝块弥散到颈内动脉主要分支的翼腭动脉所引起。为防止颅外栓塞,Overgaard 等对该模型进行了改良,结扎了翼腭动脉、甲状腺动脉、枕骨动脉,再将血凝块注入颈总动脉。但这些步骤并不能防止对侧半球栓塞,因为凝血块可通过 Willis 环游离到对侧半球。随后,Zhang 等人改良了这种自体血栓模型,他们将导管插入颈内动脉,将凝血酶注入微导管,在导管内制备血凝块,然后将血凝块注入颈总动脉,阻塞大脑中动脉,诱导产生不同体积的大脑缺血性损伤。该团队在 *Nature Protocols* 杂志详细介绍了该方法的制备过程。操作过程包括在距大脑中动脉 2~3cm 处插入 PE-10 管,管中含有 10U/μl 的凝血酶,用连在 PE-10 管上的注射器抽取 10μl 血液入管,插管停留在此处约 15 分钟,以便让管内血栓形成。阻塞一定时间后,可以通过注入重组组织型纤维蛋白酶原激活剂(rt-PA)溶栓,发生再灌注。目前应用较多的是先从大鼠股动脉抽血,在体外制作并处理血栓,最后通过导管将血栓打入大脑中动脉,制造脑缺血损伤。该方法制造的模型,可以模拟脑卒中的发病过程以及应用 rt-PA 溶栓的治疗过程。因此,该模型是最常见的转化研究中采用的脑缺血-再灌注模型。

3. 光化学诱导血栓模型　本模型是 Watson 等于 1985 年首先建立的。研究者将大鼠头部固定于立体定位仪上,切开皮肤,暴露颅骨,尾静脉或股静脉注射光敏材料玫瑰红 B(孟加拉红),用特定波长光源照射切口处颅骨,光线透过颅骨与血管内的光敏物质接触,激发光化学反应,引起内皮细胞过氧化,释放自由基,导致血管内皮损伤,诱发血小板聚集而形成血栓,形成大脑皮质梗死,但缺乏半暗带。在随后的研究中,通过改变光照的强度和时间,可诱发皮质缺血并伴随着类似半暗带的区域。该方法由于血管选择相对特异性,因此梗死部位也相对特异。小鼠光化学诱导血栓模型同大鼠光化学诱导血栓模型的制作方法类似,区别在于小鼠不用开颅暴露 MCA,减少了手术导致的损伤;另外光照的强度和次数都有所减小。

4. 内皮素(ET-1)诱导血管收缩模型　内皮素是 1988 年日本学者 Yanagisawa 等从培养的猪主动脉内皮细胞中分离纯化出的一种由 21 个氨基酸残基组成的活性多肽,是迄今所知最强的缩血管物质,作用时间持久。该物质可直接作用于大脑中动脉,通过减小脑血流造成局部缺血性损伤。Fuxe 在 1989 年研究发现 ET-1 在大鼠脑中可以引起损伤。利用 ET-1 制作脑缺血模型的大致步骤是,立体定位仪固定好大鼠,头皮正中切口后开颅,穿破硬脑膜,对脑皮质进行定点注射。进一步研究显示,对大鼠进行脑内微量注射 ET-1 构建缺血模型,发现脑组织损伤程度与开颅制作的永久性大脑中动脉闭塞相似。

Windle 等对大鼠脑部不同位置注射 ET-1 以寻找构建模型最为可靠的方法,通过研究发现局部注射的方式可以较为精确地控制梗死体积。常用的在大脑中动脉附近注射 ET-1 的方法建模成功率最低;在皮质及纹状体联合注射产生的效果与大脑中动脉闭塞相仿,成功率高,稳定。ET-1 法诱导血管收缩模型可以采用两种操作方法:第一,剪除颞骨,暴露大脑中动脉,将 ET-1 直接注入大脑中动脉附近;第二,脑内定位,用微量注射器注射 ET-1 于大脑中动脉附近。第二种方法对外科手术的技巧要求相对较低,术后没有并发症(进食困难),并且再灌注充分。

但是,目前很难通过 ET-1 构建小鼠脑缺血模型。采用大鼠相同剂量时,小鼠不会出现脑梗死,但是加大剂量后,产生毒性作用,导致小鼠模型死亡。

5. 血管内线栓阻断模型　线栓阻断法的短暂性大脑中动脉阻塞模型是目前最为常用的模型。由于它的可重复性、可操作性以及与人类脑血管疾病症状的相似性等特点,至今仍得到广泛的应用。1985 年日本学者 Koizumi 首次描述了线栓法阻塞大鼠大脑中动脉,将尼龙线自雄性 SD 大鼠的颈外动脉插入,然后引入颈内动脉,使其穿过大脑中动脉起始部,阻断大脑中动脉,造成大脑中动脉供应区血流中断,导致局灶性缺血。缺血一定时间后,将线栓慢慢抽出恢复血流进行再灌注。此法诱发的缺血再灌注和永久性缺血性损伤程度有所差别,永久性缺血后梗死体积较短暂性缺血后的大。

1989年Longa等发现模型的可重复性和面积似乎受到许多具体因素影响,如线栓直径、栓头涂层(硅酮或多聚赖氨酸)、线栓插入深度等。这些与梗死体积和神经功能评分直接相关,并对Koizumi的制备方法进行了改进。目前多数文献中均采用Longa的血管内线栓阻断法,或在此方法上进行一些改良的模型。寻找一种内在性质均一、具有一定硬度和弹性的线栓,是进一步提高线栓法大鼠大脑中动脉阻塞模型成功率的关键。

(二) 啮齿类动物全脑缺血模型

由于啮齿类动物存在较为广泛的侧支循环,因此为了诱导更广泛的脑缺血,常制备全脑缺血模型。啮齿类动物全脑缺血模型包括双动脉、三动脉、四动脉阻断缺血模型,心搏骤停诱导全脑缺血模型,以及通过提高脑脊液压力、颈部止血及断头法、缺血-缺氧制作的缺血模型,这里我们只对最常用的前几种模型进行介绍。

1. 双动脉阻断联合低压缺血模型　该模型是1972年Ekolof等建立的,即阻断双侧颈总动脉配合动脉放血造成低血压(40~50mmHg)而形成前脑缺血,因为单纯结扎双侧颈总动脉不足以使脑血流量降低至缺血和能量代谢紊乱的程度。该模型曾用于脑缺血后诱导形成高碳酸血症及缺氧的区域性血流动力学变化、脑缺血后磷脂和能量代谢、组织病理学以及亚低温脑保护的研究。但是,该模型现在已经很少应用。

2. 三动脉阻断全脑缺血模型　该模型最早在1985年由Kameyama等报道。经麻醉大鼠颈正中切口,分离双侧颈总动脉,结扎延髓腹侧面上的基底动脉,通过双侧颈总动脉的关闭和开放实现全脑缺血再灌注。该模型已广泛用于脑缺血的药物及方法的研究,也用于评价脑缺血易损伤区,特别是海马神经元的损伤和保护及其机制。

3. 四动脉阻断全脑缺血模型　该模型由Pulsinelli等于1979年首先报道,四动脉阻断即是指阻断双侧颈总动脉和双侧椎动脉。首先在麻醉状态下,分离双侧颈总动脉,在双颈总动脉放入套扣并外置备用,电凝或结扎双侧椎动脉。24小时后,清醒状态下经外置套扣关闭双侧颈总动脉而形成全脑缺血,并可在一定时间放开而实现再灌流。该方法是国际公认的血管性痴呆模型的制备方法,可以用于神经保护药物及评价海马神经元的研究。

(三) 小鼠脑缺血模型

小鼠脑缺血模型在研究缺血性脑损伤的分子机制中起着非常重要的作用,由于基因工程更加容易操控小鼠,因此转基因模型更多采用小鼠模型进行脑损伤病理过程、神经保护作用等相关研究。与大鼠相比较,小鼠脑缺血模型的操作基本相似,但是由于模型动物更小,因此操作稍显复杂和精细。本文将不再详细介绍小鼠模型制备过程。

(四) 家兔脑缺血模型

相对于狗、猴等大动物,家兔因其血管结构与人接近、脑体积较大,特别是便于实验操作,也是较理想的脑缺血动物模型。经眶入颅结扎或夹闭大脑中动脉起始部是制作兔大脑中动脉闭塞性脑缺血模型的主要方法;用线栓法制作家兔大脑中动脉脑缺血模型也是较为常用的模型制备方法;另一种常用的方法是采用导管法引入栓子,制备家兔脑缺血模型。

同大、小鼠开颅阻断缺血模型一样,经眶入颅结扎或夹闭方法需要开颅直接阻断家兔供血动脉。根据手术途径,开颅建立局灶性脑缺血模型有以下两种:经眶入颅阻断缺血模型;经眶后入颅阻断缺血模型(电凝大脑中动脉法)。前一种方法需要摘除眼球,顺着眼眶向下逐步剥离出大脑前动脉、大脑中动脉,对血管进行夹闭,造成脑缺血损伤。这种方法开窗暴露大脑中动脉较为迅速,成功率高,但是手术过程中需要摘除家兔眼球,对视觉器官、视神经影响较大。第二种方法不需要摘除眼球,也能较好地暴露大脑中动脉,但是由于手术入路因素,影响了颅腔的完整性,可能会出现一些并发症,如颅内压改变、蛛网膜下隙出血等。总之,经眶入颅结扎或夹闭大脑中动脉的方法缺血效果可靠,但是手术损伤较大,术中出血较多,而且会造成局部脑膜及脑组织损伤,尤其是进行磁共振研究时,手术造成的局部改变常引起较严重的伪影,影响实验结果的评估。

同啮齿类动物线栓法制备脑缺血模型相似,线栓法制备家兔大脑中动脉脑缺血模型也需要采用特定线栓、闭塞大脑中动脉,使局部脑血流下降达到局部脑缺血的阈值。Molnaur 等最早建立了不开颅法的兔脑缺血再灌注模型,即将直径约 0.40~0.45mm 的银球焊接到一细线上,然后经颈内动脉将小球注射至大脑中动脉以阻塞同侧的大脑中动脉。闫峰等制备了改良线栓,将 PE50 导管用酒精灯烘烤加热,前部被拉伸变细,使之头端比大脑中动脉起始部略细,直径约 0.4~0.5mm。同时选用合适的钓鱼线作为导丝插入导管内,在导管头部周围涂沾硅胶使其成光滑球形。从颈外动脉切口处将特制的导管经颈外动脉残端向颈内动脉缓缓插入并固定,观察局部无脑血流,将其作为动脉阻塞的开始时间。该方法简便、稳定可靠且重复性好,很好地模拟了局部脑缺血的发病过程。

与大鼠局部血栓注入缺血模型相类似,导管法引入栓子缺血模型同样是利用导管将栓子注射到家兔大脑中动脉。结扎颈外动脉发出第一分支处,然后用微动脉夹暂时夹闭颈总动脉和颈内动脉,在颈外动脉结扎处的远端将其剪短并反折,使颈外动脉残端与颈内动脉成一直线。从颈外动脉处用显微剪剪开一个小切口,将充满 33U/ml 的肝素化生理盐水接有 24G 注射器的导管(直径 2mm)从切口处插入并用缝合线结扎固定。在这一过程中应尽量避免气泡混入。用充满生理盐水的不带针头的注射器吸入自体血栓于口端,连接注射器和导管。首次注入 3ml 的生理盐水经导管将自体血栓推入颈内动脉内。该模型更贴合于临床上的脑栓塞,与人类常见的血栓栓塞性脑缺血发生发展过程相似,适合于作各种脑缺血的实验研究,尤其对溶栓治疗的研究。但是该方法所制备的家兔脑缺血模型存在几个方面的不足,需要特别关注,血栓注入后发生游离,会使对侧血管受损。血栓会发生不同程度的自溶,影响缺血效果。

二、低温方法

神经保护是目前缺血性卒中治疗的重要目标,但是截至目前,全球范围内神经保护治疗相关实验中,多项动物模型研究和近百个临床试验均未成功。但是,低温治疗对心搏骤停和新生儿缺血性脑病具有明确的神经保护作用,临床前研究提示低温是最具有临床转化前景的神经保护方法。如何创造更好的低温条件,发挥更大的神经保护作用,降低低温造成的不良反应,仍然是研究的热点和难点。

按照低温的作用效果,在临床环境中诱发低温的方法可分为:全身低温和局部低温。全身降温可通过药物、全身体表降温、血管内等方法而实现;局部降温可通过血管内冷盐水灌注或局灶性颅内植入降温装置实现。全身低温可以显著降低组织代谢,减少氧耗。提高器官对缺氧的耐受性,因而组织或器官耐受循环暂停的时间能有显著的延长。主要适用于一些复杂的心血管、颅脑等手术以及脑缺氧的患者。但是,全身低温对机体影响较大,血压、脉搏、呼吸等重要生理指标容易受到严重影响,例如易于出现心室纤颤等。相对于全身体温方法,局部低温冷疗能够降低全身低温不良反应的同时,针对性地降低局部低温,降低局部组织代谢,减少氧耗。提高器官对缺氧的耐受性。按照降温水平,国际上将低温划分为轻度低温(mild hypothermia)——33~35℃,中度低温(moderate hypothermia)——28~32℃,深度低温(profound hypothermia)——17~27℃和超深低温(ultraprofound hypothermia)——2~16℃。温度越低,降低组织代谢和减少氧耗的作用越强,但是不良反应越大,所需时间越长。根据近期基础和临床研究发现,28~35℃轻中度低温(也称为亚低温)对实验性缺血和实验性颅脑损伤具有显著的治疗保护作用。我们将根据最新研究进行,对不同低温方法(低温诱导时间、持续时间、低温深度)对缺血性脑卒中及其他颅脑损伤的保护作用进行总结分析。

（一）物理降温

物理降温包括最常用的局部酒精降温、冷却毯、冷却液、冷却头盔、冰水灌洗、强制空气等方法。物理降温通常方法或媒介本身不具有侵袭性，因此较为广泛地应用。物理降温是最早应用的低温神经保护方法，也用于心搏骤停和新生儿缺氧脑病的研究。表面冷却使用通过皮肤对流降温的方法。由于热量必须通过组织层进行交换，所以实现目标温度的速度较慢。随着患者与皮肤的生理血管收缩反应，热交换持续下降。温度调节和维持的控制变得具有挑战性，导致冷却无效和目标温度超调，如果再升温过快，会导致危险的颅内压反弹升高。

Kawai N 采用线栓模型制备大鼠局部脑缺血模型，观察物理降温对脑卒中的保护作用。通过在动物的上面和下面用冷水循环的毯子实现低温降低。在 MCA 再灌注前 30 分钟开始冷却，达到再灌注时的低温状态。45~60 分钟内，大脑温度逐渐下降到目标温度，随后通过水毯和加热系统的结合，保持在 33℃。低温后的模型大鼠梗死体积（105+39mm³）明显低于正常组（254+28mm³）。为进一步提高降温速度，Zhang 等通过线栓法建立大鼠缺血模型，急性期采用物理降温加药物治疗方法，物理方法是在缺血大鼠下放置冰垫，药物是低剂量二氢辣椒素（L-DHC）。全身体温（直肠温度）维持在 31℃后。实验证明联合（L-DHC/I）组在 38 分钟内达到目标温度，而单纯冰垫组则在 50 分钟内达到目标温度，L-DHC/I 诱导的降温速率[（0.18±0.03）℃/min]明显快于其他各组。再灌注 24 小时，缺血导致大脑半球 49.5%±12.4%的梗死体积，冰垫组模型的梗死体积为 47.9%±10.3%，L-DHC 联合冰垫将梗死体积进一步降低至 18.2%±5.8%。一项探索急性期低温与长期预后关系的研究，通过线栓法建立小鼠局部脑缺血模型后，通过颅骨外局部给予物理降温装置实现模型的局部 MCA 供血区的选择性低温，不仅发现急性期具有神经保护作用（死亡率从 31.8%降至 0%），还在脑缺血后慢性期发现明确的神经保护作用，脑白质完整性显著提高，电生理学也提示急性期局部低温可以显著改善动物模型亚急性期神经电活动。即在小鼠脑缺血期间或之后，短暂和选择性脑低温不会增加局部脑血流量，促进实验性脑卒中后早期和晚期的感觉运动和认知恢复，预防实验性脑卒中再灌注后早期血脑屏障通透性增高，防止免疫细胞浸润，并抑制实验性脑卒中后的促炎反应，刺激缺血/再灌注损伤后小胶质细胞和巨噬细胞向抗炎表型分化，促进脑缺血再灌注损伤后白质的完整性。另一项研究采用电凝大鼠大脑中动脉，双侧颈总动脉（CCA）闭塞 1 小时制作模型，亚低温通过向大鼠体内喷洒 100%酒精来诱导亚低温（30℃）；温度由大鼠下方的加热垫和大鼠上方的顶灯控制，体温调整到 30℃+0.5℃（缺血开始前 10 分钟），并在 CCA 闭塞期间维持 1 小时。CCA 释放后，缝合伤口，体温升高到 37℃+0.5℃。在卒中后 72 小时评估梗死体积，结果显示 37℃和 30℃时组间有差异。亚低温抑制大鼠脑组织炎症及减轻脑卒中所致免疫反应，低温可以抑制基因表达和脑缺血后白细胞的浸润以及炎症反应。上述研究充分证明了物理降温对于缺血再灌注脑损伤的神经保护作用，联合药物等方法，可以显著提高物理降温的效率（降温速度和神经保护效果）。

对于多个血管永久性闭塞脑损伤，物理降温是否有效仍然值得深入探索。Masatoshi 通过三血管夹闭建立缺血模型，通过模型身体上施加冰块来进行物理降温。使温度保持在目标温度（31.5、28.5 或 25.5℃）20 或 60 分钟，低温预处理后，使用加热灯将动物重新加热至 37.0℃。仅在 28.5℃或 25.5℃的低温预先处理作用后，模型缺血后的梗死体积显著低温对照组，在低温预处理（31.5℃）并未观察到保护作用。同时低温预处理（28.5℃，20 分钟）的保护效果可以持续到缺血后 7 天，低温预处理组梗死灶（73.6+6.0mm³）显著低于对照组（98.6+5.6mm³）。由于模型对于 31.5℃的预处理温度具有最大耐受性，研究者进一步分析预处理持续时间（20~60 分钟）的效果。增加低温预处理时间（60 分钟），并未显著降低低温预处理的梗死体积，但是均低于对照组梗死体积。在缺血前低温治疗可以显著减少脑梗死，保护程度随着低温程度的加深而增强，但不受低温刺激持续时间延长的影响。这些发现表明，低温诱导的快速耐受和延迟耐受的机制有着根本的不同。在可预测的缺血事件中，短暂的低温可以提供一种快速诱导短暂组织保护的方法。通过三血管夹闭建立脑缺血模型，在暴露的头盖骨上冷却盐水，必要时在身体上敷上冰袋，达到轻度和中度低温。达到低温的时间约30~45分钟。在血流再通30分钟后，使用加热垫和灯对体温过低的动物进行加热程序，20分钟后恢复正常体温。常温组缺血前、缺血中、缺血后TMT的平均值为35.8~36.2℃，轻度低温组为33.0~33.5℃，亚低温组为27.5~29.2℃。术中直肠温度的平均值在常温组36.3~37.0℃，亚低温组34.9~35.6℃，亚低温组33.9~34.1℃。低温显著降低了梗死的绝对体积和梗死体积的百分比。轻度低温组梗死体积减少了22.4%（从对照组的214.5mm^{3}减少到166.5mm^3），而在亚低温组，梗死体积减少了49.5%（从对照组的214.5mm^{3}减少到108.2mm^3）。

采用双动脉闭塞建立全脑缺血模型，将冰袋敷在大鼠两侧，将动物仰卧在覆盖着毛巾的冰袋上，达到目标温度（31.5~32.5℃），以线粒体酶活性降低作为整体组织损伤评估指标，结果显示未经治疗组线粒体酶活性下降39%。接受低温治疗后，模型动物其脑损伤明显减轻，线粒体酶活性下降22%。大鼠模型经6小时低温处理后，脑含水量较未经治疗的缺血大鼠模型显著降低。通过闭塞四动脉建立脑缺血模型，大脑温度的调节是通过操纵动物头部上方的一个小的高强度灯来完成的，或者根据需要用高速风扇向头部表面吹入冷空气。低温和常温动物的大脑温度分别保持在30℃±0.5℃和36.4~37℃。结果，常温缺血动物在整个海马CA1区表现出大量的CA1细胞丢失。剩余存活神经元的定量计数表明，每只动物的神经元数量少于假手术动物的50%，与常温缺血对照，低温缺血组可见大量存活的CAI神经元。

以上基础研究均显示，物理降温可以显著降低急性脑缺血后的脑损伤，但是这种保护作用与低温起始时间（delay）、持续时间（duration）、深度（depth）密切相关。但是，近期临床研究显示，由于急性脑缺血后治疗时间窗较短，在大部分低温转化临床研究中，通常采用物理降温方法，患者接受低温治疗时间通常较晚，达到目标低温的时间较长，因此存在低温诱导速度较慢等问题。如何提高低温效率、增加临床转化适用性，始终是转化研究的难点和重点。

（二）药物低温

利用药理学药物在中央体温调节靶点和缺血级联反应上的作用，可以实现治疗性低温的神经保护作用。药物低温具有低温时间、低温深度可控性，寒战等不良反应发生率低等优点。迄今为止，有8类低温诱导药物包括大麻素、阿片受体活化剂、瞬时受体电位vanilloid（TRPV1激动剂）配体、神经紧张素、甲状腺素衍生物、多巴胺受体活化剂、低温诱导气体和腺苷酸。其中阿片、TRPV1配体、神经紧张素、甲状腺素家族以及大麻素和阿片家族的体温调节作用已经显示出抗颤抖作用。

国外一个团队研制了一种新的多肽类化合物——选择性的神经降压素受体1（NTR1）激动剂，可在啮齿类动物和灵长类动物中有效地诱导出调节性低温。前期研究表明，缺血时和缺血后给予这些化合物可明显减弱缺血性和出血性脑损伤，对抗脑机械创伤，促进功能恢复。这种NTR1化合物诱导的低温，或者称为药理诱导性低温（PIH）或药物低温，提供了一种新的治疗急性脑卒中的策略。药物诱导低温的保护机制在于这些化合物可穿过血脑屏障（BBB），作用于温度控制区域的中央"设定点"和抑制多个通路，从而中枢性地迅速降低脑温和体温。由于它们的这种中枢机制，这些化合物在降温过程中不会引起寒战，同时间隔1.5小时给药可以维持低温状态达到6小时。因此NTR化合物的药物低温的应用不需麻醉或全身麻醉。我们团队及国外团队研究结果均显示，物理低温和药物低温联合可以显著增加低温效率，降低低温相关不良反应，具有更好的临床转化前景。

（三）类冬眠治疗

动物在冬眠过程中，平均脑血流量降低至活动状态的10%以下，且葡萄糖利用率降低近98%。而当人类发生急性脑缺血时，由于脑血流的快速中断，可以在数秒内出现脑损伤和永久性脑功能障碍。如果可以诱导一种类冬眠状态，将自然冬眠过程的生理代谢改变应用于缺血性卒中患者，或许可获得自然冬眠状态下强有力的神经保护作用。

吩噻嗪类药物于 1951 年首先合成,该类药物对脑缺血的神经保护作用也是诱导冬眠的最新研究方向。氯丙嗪和异丙嗪是最主要的两种吩噻嗪类药物。最初,氯丙嗪应用于手术麻醉,此后应用于控制患者的精神状况。至今,氯丙嗪仍然是世界卫生组织公认的基础抗精神病药物之一。早在研发该药物之初,研究人员发现,该药物因可降低体温及有镇静疗效而具有诱导人工冬眠的作用。研究发现,氯丙嗪具有低温诱导、促进血管舒张、抑制寒战发生的作用。与固有的体温调节机制不同,氯丙嗪可使体温降低得更平稳、迅速。氯丙嗪可作用于多巴胺受体从而抑制葡萄糖摄取。有报道显示,较高剂量的氯丙嗪(10mg/kg)可以单独用于大鼠模型的低温诱导。常规的治疗性低温若欲获得持久而肯定的保护作用,则需要在有限的时间内达靶温度、一定低温深度、足够持续时间及缓慢复温过程。然而,随着低温深度及持续时间的延长,其不良反应随之增加。因此,若氯丙嗪能够缩短诱导低温的时间,并增加机体对低温的耐受性,将使得治疗性低温在脑缺血的临床治疗中更为可行。联合氯丙嗪和低温治疗已经有效应用于肾脏及心肌缺血的治疗,然而,在神经保护领域仍是一个新的研究方向。近期研究发现,氯丙嗪对大鼠大脑中动脉闭塞模型具有神经保护作用。大脑中动脉闭塞模型建立后,立即分别以 0.5~20mg/kg 剂量对不同亚组大鼠腹腔内注射氯丙嗪,结果显示,大鼠脑梗死体积均显著减低,其中 10mg/kg 剂量组效果最明显。尽管氯丙嗪对缺血具有肯定的神经保护作用,但是仍需深入研究以确定理想的治疗剂量和治疗时间窗。

一项研究通过线栓建立小鼠脑缺血模型,通过两次药物治疗,第　次在缺血前 1 小时,第二次在缺血后 12 小时。每次异丙嗪剂量为 10mg/kg。异丙嗪溶液由异丙嗪溶于 0.9%的氯化钠溶液组成。在小鼠短暂性 MCA 闭塞模型中测试了异丙嗪,神经学检查从 1.69(对照组)提高到 1.08(异丙嗪),脑梗死体积从对照组的 73.7mm³ 降低到异丙嗪组的 34.6mm³,具有统计学意义。另一项研究利用线栓法建立脑缺血模型,实验使用加热灯和垫子将直肠温度维持在 36.5~37.5℃。氯丙嗪和异丙嗪(C+P)给药在 2、4 和 28 小时 MCAO±再灌注的所有缺血模型中,在缺血开始后 2 小时,以 4、8、12 或 24mg/kg 的剂量将氯丙嗪和异丙嗪(1:1)混合在 3ml 生理盐水中。在 1~2 小时后加入第二次注射,注射量为原剂量的三分之一,以增强药物的效果。给药后约 2 小时,体温达到最低水平,3 种不同剂量的体温分别为 35.7℃(8mg/kg)、32.3℃(12mg/kg)和 30.5℃(24mg/kg)。这些温度在长达 12 小时的时间内保持显著的下降,此后又恢复到正常水平。2 小时 MCAO,缺血大鼠体温维持在 37.0℃,低剂量(4mg/kg)(39.4%)和高剂量(8mg/kg)(35.7%)C+P 的梗死体积比非治疗组(50.3%)梗死体积减小,高剂量组梗死体积减小更大。当剂量增加到 12mg/kg(31.6%)和 24mg/kg(28.8%)时,脑梗死体积进一步增大。与未经治疗的脑卒中组相比,无论是 4mg/kg 还是 8mg/kg C+P,神经功能缺损均显著减少。C+P 治疗 4mg/kg 或 8mg/kg 可显著降低神经功能缺损。另一项研究发现,异丙嗪对常氧和缺氧大鼠脑能量代谢的影响,模型是通过夹闭大鼠颈动脉来完成的,当动物处于呼吸稳定状态时,腹腔注射异丙嗪(25~100mg/kg)。在常氧系列中,继续使用 30%氧气–70%氮气混合气体,而在低氧血症系列中,减少氧气流量并用氮气代替,以产生约 30mmHg 的动脉氧气分压。低氧血症少血型组动物在减少氧气血流的同时,增加右侧颈动脉闭塞。在动脉氧气分压和酸碱参数不变的情况下,正常氧动物服用异丙嗪与平均动脉血压逐渐降低(50~100mg/kg 组,$P<0.05$)。与正常氧组相比,所有低氧动物的动脉血氧分压(26~34mmHg)、二氧化碳分压(27~32mmHg)、pH(7.05~7.20)和平均血压(75~120mmHg)均显著降低。所有动物的体温被人为地维持在 36.5~37.2℃ 的范围内。正常氧动物服用异丙嗪导致代谢变化模式,其特征是丙酮酸、乳酸和苹果酸(25mg/kg 组)最初降低,随后葡萄糖和天冬氨酸增加(50~100mg/kg 组)。异丙嗪对大鼠脑组织 ATP、ADP、AMP、柠檬酸、a-酮戊二酸和谷氨酸含量无明显影响。

(四) 血管内低温

血管内低温是在缺血性脑卒中的早期试验中应用最广泛的研究方法。带有热交换元件和外部控制单元的血管内导管。冷冻后的溶液在一个封闭的回路中循环进入热交换元件，允许从血液中进行有效的热交换，而不需要将液体输送到患者体内。它允许同时加热表面以减少颤抖。该冷却单元可连续监测温度，并可根据预定的算法控制冷却和再加热的速率。

在 2002 年 Ding 等评估了预再灌注冲洗对大鼠脑卒中模型的冷却效果。短暂的大脑中动脉闭塞（tMCAO）实现了空心腔内纤维。在脑缺血 2 小时后，分别在 23℃ 和 37℃ 下，以 2ml/min 的速度通过灯丝灌注共 7ml 等渗生理盐水到缺血区域。23℃ 和 37℃ 盐水灌注均可显著减少再灌注后 48 小时的梗死体积并改善神经功能结果。2004 年 Ding 等采用线栓模型阻断大鼠大脑中动脉 3 小时，在再灌注前，在大脑中动脉供血区域局部注入 6ml 冷盐水（20℃）10 分钟，冷盐水输注可迅速而显著地降低大脑皮质的温度从 37.2℃+0.1℃ 到 33.4℃+0.4℃ 和纹状体从 37.5℃+0.2℃ 到 33.9℃+0.4℃，在再灌注后，显著的低体温持续了 60 分钟，显著减少梗死体积（大约 90%）。2009 年 Zhao 等在研究动脉内冷盐水灌注引起的局部亚低温延长了大鼠短暂性局灶性缺血再灌注损伤发生的时间窗中，采用线栓模型，在缺血 1.5、2、2.5 或 3 小时中，从血液再灌注前 10 分钟开始，以 0.6ml/min 的速度冲洗 6ml 20℃ 生理盐水溶液，在 1.5、2、2.5 和 3 小时缺血组中，冷盐水迅速降低了皮质中 MCA 供应的缺血区域的温度，从 37.0～37.1℃ 降低到 32.8～33.2℃，纹状体的温度从 37.3～37.5℃ 降低到 33.2～33.3℃，结果与未局部灌注盐水的缺血组相比，局部灌注盐水 1.5、2、2.5 小时的缺血区平均总梗死体积（16.79%+2.51%、23.09%+4.63%、25.19%+7.82%）显著降低（$P<0.001$），而局部盐水灌注 3 小时缺血组的平均梗死总体积（43.30%+2.62%）与未局部盐水灌注组无显著差异（$P=0.054$）由此可以考虑将治疗时间窗延长到 2.5 小时。在颈动脉灌注冷硫酸镁来验证是否对大鼠短暂性大脑中动脉有保护作用，实验通过线栓制作大鼠大脑中动脉闭塞模型，对比 15℃ 硫酸镁溶液和 15℃ 冷盐水溶液与 37℃ 的硫酸镁和 37℃ 的盐水灌注后对梗死体积的影响。硫酸镁以 120mg/kg 的剂量溶解在无菌生理盐水中，灌注前，8ml 的硫酸镁（15℃ 或 37℃）或生理盐水（15℃ 或 37℃）缓慢连续地通过导管注入，使用输液泵控制输液速度 0.4ml/min20 分钟，结果显示接受局部冷盐水灌注（降低 48%）或局部冷镁灌注（降低 65%）的小鼠的梗死体积明显小于脑卒中对照组的小鼠（$P<0.001$）。此外，冷镁处理的大鼠与冷盐水处理的大鼠相比，梗死体积显著减少（$P<0.01$）。与对照组相比，局部常温灌注并没有改变梗死体积，由此得出局部输注冷镁或冷生理盐水的动物明显（$P<0.001$）减少了神经功能缺损。此外，MCAO 后局部冷镁输注对神经功能预后的改善要大于单独输注冷生理盐水。

Wang 等在正常恒河猴模型上验证局部低温效果。经股动脉穿刺后，将微导管到达右侧大脑中动脉水平段，经导引导管及微导管内造影确认微导管位置正确。冷的林格氏液（4℃）100ml 经过微导管注入大脑中动脉。经大脑中动脉局部灌注冷的林格氏液能迅速降低大脑皮质和纹状体区的温度，在皮质，降幅从 37.7℃±0.1℃ 降低到 34.0℃±0.6℃，在纹状体从 37.6℃±0.1℃ 降至 33.9℃±0.3℃。局部大脑中动脉灌注乳酸林格氏液 20 分钟后大脑温度降到最低的治疗温度。因此，局部血管内低温具有降温速度快以及血管内介入方法可以协同应用的巨大优势。我们团队近期研究显示，通过微导管局部注射低温盐水，可能实现局部低温，对恒河猴局部脑缺血模型具有明确的神经保护作用，同时并未影响动物模型的重要生理指标。

血管内低温由于其降温高效、操作微创性特点，特别是可以与动脉取栓等治疗实现共同操作，因此在"动脉取栓"治疗缺血性脑卒中的时代具有良好的转化应用前景。

（吴迪　姚添奇　师敬飞　罗玉敏）

参 考 文 献

[1] TAMURA A, GRAHAM DI, MCCULLOCH J, et al. Focal cerebral ischaemia in the rat: 1. Description of technique and early neuropathological consequences following middle cerebral artery occlusion[J]. J Cereb Blood Flow Metab, 1981, 1(1): 53-60.

［2］ BEDERSON JB,PITTS LH,TSUJI M,et al. Rat middle cerebral artery occlusion:evaluation of the model and development of a neurologic examination［J］. Stroke,1986,17(3):472-476.

［3］ KUDO M,AOYAMA A,ICHIMORI S,et al. An animal model of cerebral infarction,Homologousblood clot emboli in rats［J］. Stroke,1982,13(4):505-508.

［4］ ZHANG L,ZHANG RL,JIANG Q,et al. Focal embolic cerebral ischemia in the rat［J］. Nat Protoc,2015,10(4):539-547.

［5］ CHEN Y,ZHU W,ZHANG W,et al. A novel mouse model of thromboembolic stroke［J］. J Neurosci Methods,2015,256:203-211.

［6］ WATSON BD,DIETRICH WD,BUSTO R,et al. Induction of reproducible brain infarction by photochemically initiated thrombosis［J］. Ann Neurol,1985,17:497-504.

［7］ MATSUNO H,UEMATSU T,UMEMURA K,et al. A simple and reproducible cerebral thrombosis model in rats induced by a photochemical reaction and the effect of a plasminogen-plasminogen activator chimera in this model［J］. J Pharmacol Toxicol Methods,1993,29:165-173.

［8］ YANAGISAWA M,KURIHARA H,KIMURA S,et al. A novel peptide vasoconstrictor,endothelin,is produced by vascular endothelium and modulates smooth muscle Ca2+ channels［J］. J Hypertension,1988,6:188-191.

［9］ WINDLE V,SZYMANSKA A,GRANTER-BUTON S,et al. An analysis of four different methods of producing focal cerebral ischemia with endothelin-1 in the rat［J］. Exp Neurol,2006,201:324-334.

［10］ FUXE K,BJELKE B,ANDBJERB,et al. Endothelin-1 induced lesions of the frontoparietal cortex of the rat. A possible model of focal cortical ischemia［J］. Neuroreport,1997,8:2623-2629.

［11］ KOIZUMI J,YOSHIDA Y,NAKAZAWA T,et al. Experimental studies of ischemic brain edema. 1. A new experimental model of cere-bral embolism in rats in which recirculation can be introduced in the ischemic area［J］. Jpn J Stroke,1986,8:1-8.

［12］ SASAKI M,HONMOU O,KOCSIS JD. A rat middle cerebral artery occlusion model and intravenous cellular delivery［J］. Methods Mol Biol,2009,549:187-195.

［13］ GINSBERG MD,BUSTO R. Rodent models of cerebral ischemia［J］. Stroke,1989,20:1627-1642.

［14］ KAMEYAMA M,SUZUKI J,SHIRANE R,et al. A new model of bilateralhemispheric ischemia in the rat-three vessel occlusion model［J］. Stroke,1985,16:489-493.

［15］ PULSINELLI WA,BRIERLEY JB,PLUM F. Temporal profile of neuronal damage in a model of transient forebrain ischemia［J］. Ann Neurol,1982,11:491-498.

［16］ 闫峰,吉训明,萱云,等. 新西兰家兔大脑中动脉闭塞脑缺血模型建立的经验［J］. 首都医科大学学报,2010,31:79-83.

［17］ BEDERSON JB,PITTS LH,TSUJI M,et al. Rat middle cerebral artery occlusion:Evaluation of the model and development of neurological evaluation［J］Stroke,1986,17:472-476.

［18］ MOLN R L,HEGED S K,FEKETE I. A new model for inducing transient cerebral ischemia and subsequent reperfusion in rabbits without craniectomy［J］. Stroke,1988,19:1262-1266.

［19］ YENARI,MA,HAN,HS. Neuroprotective mechanisms of hypothermia in brain ischaemia［J］. Nat Rev Neurosci,2012,13:267-278.

［20］ WU L,WU D,YANG T,et al. Hypothermic neuroprotection against acute ischemic stroke:the 2019 update［J］. J Cereb Blood Flow Metab,2020,40:461-481.

［21］ VAN DER WORP HB,SENA ES,DONNAN GA,et al. Hypothermia in animal models of acute ischaemic stroke:a systematic review and meta-analysis［J］. Brain,2007,130:3063-3074.

［22］ KAWAI N,OKAUCHI M,MORISAKI K,et al. Effects of delayed intraischemic and postischemic hypothermia on a focal model of transient cerebral ischemia in rats［J］. Stroke,2000,31:1982-1989.

［23］ ZHANG J,LIU K J,ELMADHOUN O,et al. Synergistically Induced Hypothermia and Enhanced Neuroprotection by Pharmaco-logical and Physical Approaches in Stroke［J］. Aging Dis,2018,9:578-589.

［24］ ZHAO J,MU H,LIU L,et al. Transient selective brain cooling confers neurovascular and functional protection from acute to chronic stages of ischemia/reperfusion brain injury［J］. J Cereb Blood Flow Metab,2019,39:1215-1231.

［25］YUNOKI M，NISHIO S，UKITA N，et al. Hypothermic preconditioning induces rapid tolerance to focal ischemic injury in the rat［J］. Exp neurol，2003，181：291-300.

［26］NEUGEBAUER H，SCHNEIDER H，BOSEL J，et al. Outcomes of hypothermia in addition to decompressive hemicraniectomy in treatment of malignant middle cerebral artery stroke：a randomized clinical trial［J］. JAMA Neurol，2019，76：571-579.

［27］ZHANG M，WANG HY，ZHAO JB，et al. Drug-induced hypothermia in stroke models：does it always protect［J］. CNS Neurol Disord Drug Targets，2013，12：371-380.

［28］段云霞，张隽，吴迪，等. 药物低温治疗缺血性卒中的研究进展［J］. 神经疾病与精神卫生，2016，16：659-662.

［29］JOSEPH C，BUGA A，VINTILESCU R，et al. Prolonged gaseous hypothermia prevents the upregulation of phagocytosis-specific protein Annexin 1 and causes low-amplitude EEG activity in the aged rat brain after cerebral ischemia［J］J Cereb Blood Flow Metab，2012，32：1632-1642.

［30］LI WL，YU SP，CHEN D，et al. The regulatory role of NF-κB in autophagy-like cell death after focal cerebral ischemia in mice［J］. Neurosci，2013，244：16-30.

［31］TONG Y，ELKIN KB，PENG C，et al. Reduced Apoptotic Injury by Phenothiazine in Ischemic Stroke through the NOX-Akt/PKC Pathway［J］Brain Sci，2019，9：378.

［32］AN H，DUANY，WU D，et al. Phenothiazines Enhance Mild Hypothermia-induced Neuroprotection via PI3K/Akt Regulation in Experimental Stroke［J］Sci Rep，2017；7：7469.

［33］NARAYANAN MV，ZHANG W，STAVROVSKAYA IG，et al. Promethazine：a novel application as a neuroprotectant that reduces ischemia-mediated injury by inhibiting mitochondrial dysfunction［J］Clin Neurosurg，2004，51：102-107.

［34］DING Y，LI J，RAFOLS JA，et al. Prereperfusion saline infusion into ischemic territory reduces inflammatory injury after transient middle cerebral artery occlusion in rats［J］Stroke，2002，33：2492-2498.

［35］WANG B，WU D，DAVID D，et al. Local cerebral hypothermia induced by selective infusion of cold lactated ringer's：a feasibility study in rhesus monkey［J］Neurol Res，2016，38：545-552.

［36］WU D，CHEN J，HUSSAINM，et al. Selective intra-arterial brain cooling improves long-termoutcomes in a non-human primate model of embolic stroke：Efficacy depending on reperfusion status［J］J Cereb Blood Flow Metab，2020，40：1415-1426.

［37］DUAN Y，WU D，HUBER M，et al. New endovascular approach for hypothermia with intrajugular cooling and neuroprotective effect in ischemic stroke［J］Stroke，2020，51：628-636.

第三节　非人灵长类动物亚低温神经保护方式

　　非人灵长类应用于医学研究已经有很长的历史，由于其在亲缘关系上与人类最接近，与人类的遗传物质有75%～85%的同源性，在生理结构以及免疫代谢方面与人类高度相似，是医学研究中具有极高价值的实验动物。非人灵长类动物脑卒中模型具有巨大的转化研究优势。相比于啮齿类动物，灵长类动物的止凝血成分，包括血小板、血浆凝固、纤溶和抑制蛋白，以及多形核白细胞在超微结构、抗原性、功能（动力学）和浓度方面与人类更接近。在脑组织解剖结构方法，灵长类动物的脑血管解剖学与人类相似，特别是灵长类动物有大量的脑皮质下白质。在制备脑缺血模型研究中，灵长类动物大脑中动脉（middle cerebral artery，MCA）卒中模型在MCA分支的单一血管区域提供了可重复的、明确的、可预测的非致命性脑梗死。MCA血流阻塞在动脉压迫模型中是非血栓性的。MCA流动障碍是可选择的，可以方便地研究临床相关结果，远离手术植入程序，从而避免了手术和麻醉对细胞功能的混淆变量。

　　灵长类动物MCA再灌注可使血流进入同侧MCA，模拟患者再灌注情况，同时也存在再灌注损伤的影响。采用介入手术方法制备模型，动物的颅脑是封闭的，从而保持颅内压和中枢神经系统的正常温度（37～38℃），采用开颅手术制备模型，需要打开颅骨、硬脑膜等揭破结构，破坏颅脑封闭情况。持续MCA闭塞后的病理变化为典型的完全脑梗死。局灶性脑缺血模型的一个高度相关的新方面是灵长类基底神经节的神经元损伤速度明显快于大鼠尾壳核和这些区域微血管解剖的相关差异。这种情况与脑卒中患者病理改变非常相近。但是,灵长类动物模型也存在一些缺点,例如模型的开发和维护需要专门配备人员和设备、设施来照顾灵长类动物;需要适当的高质量手术和成像设备来准备模型和量化结果;非人灵长类庞大的开支是该模型应用的主要劣势。

一、灵长类动物脑缺血模型的建立

(一)内皮素-1模型制作

内皮素-1(ET-1)是一种血管收缩剂,最近被用来诱导啮齿类动物和狨猴局部缺血。然而,与啮齿类动物和狨猴相比,猕猴有很多优势,这使得猕猴成为研究脑卒中的不可替代的动物模型。ET-1可诱导非人灵长类动物局灶性脑缺血是研究脑卒中机制及脑卒中后修复的潜在的模型。

该项研究中选择成年恒河猴,手术过程中使用加热垫使体温保持在正常水平。麻醉后将头固定在立体定位仪上,在中央前回上方2~3cm的头骨部分,包含了M1的手部表现与常用手相反的移动。利用电针治疗仪进行皮质内微刺激,构建了手运动皮层的表示区域地图。两个电极的穿透间隔为2mm。一个电极被放置在大脑表面,另一个电极被放置在深度为3mm的大脑皮质。传统的电刺激被用来唤起在每个电极穿透运动。在刺激过程中,M1皮质与2mm^{2}范围内的一根手指相对应的区域被仔细的定义。在覆盖主要手指区域的皮质5个位置注射ET-1,注射是在皮质表面以下3.5mm的深度进行的,每注射1/3体积后抬高注射针0.5mm。采用进样泵进行进样。手术后,小心地关闭颅骨开口,用密封线固定在颅骨上。麻醉苏醒。术后影像学研究显示,注射ET-1后7天存在局部脑缺血、水肿等表现,行为学评估发现,模型动物出现手部精细运动障碍等神经功能缺损症状。局部注射ET-1的方法易于操作,但是每只模型动物对于ET-1反应不完全相同,而且不能控制缺血和再通时间,出现的临床症状通常较轻。

(二)动脉夹闭模型制作

该方法是以往研究中报道最多的制备灵长类动物模型的方法。制作颅骨钻孔和脑内细线热电偶传感器被放置在额叶或顶叶的薄壁组织中。动物身体下部有温毯保暖保持体温。

动物采取俯卧位,头部支撑在立体定向头部固定器中。准备好左侧眼眶,左眼球用探针进行导出。分开视神经和眼动脉,左边眼球被切除。切除剩余眶周的脂肪和眼外肌。用高速气动钻取出后眼眶骨,暴露前颅窝硬脑膜。硬脑膜被切开烧灼,蛛网膜被从Willis环中清除。将显微动脉瘤夹放置在大脑前动脉两侧和左侧颈内动脉的前脉络膜动脉的水平,夹合后阻止了脉络膜动脉。放置夹子后缺血1小时。头皮上放置不锈钢电极,对后额区域和顶点进行刺激,并记录。在间脉冲间隔时,应用3个低脉冲。5~20次训练后记录复合肌肉动作电位,取平均值测量MEPs。在夹闭动脉期间,全身血压、体温和动脉血气维持在正常水平。1小时后取出动脉夹,实现血管再通,在硬脑膜缺损处覆盖一层凝胶泡沫。用一个紧密的甲基丙烯酸甲酯填塞眼窝,然后缝合眼睑。

该方法的最大优势在于可以明确夹闭大脑中动脉,控制缺血和再通时间。但是,研究者需要在显微镜下进行眼眶摘除和眼眶后侧内壁的摘除,打开硬脑膜,找出大脑中动脉,因此导致出现造模相关并发症,影响术后行为学评估。血管闭塞是通过在左侧大脑前动脉近端至前交通动脉处,右侧大脑前动脉近端、左侧锁骨内动脉闭塞处持续放置微型动脉夹来完成的。血管夹闭持续1小时,然后取出夹子以便再灌注。

(三)血管内介入方法制备脑缺血模型

1. 微导管方法 将微导管置于食蟹猴MCA的远端分支,阻断局部血流3小时,MRI检查显示模型动物出现梗死灶。此后其他研究也采用该方法制备NHPs局部脑缺血模型。但是有可能模型中出现较小的梗死灶,提示微导管并未完全闭塞目标血管。此后研究采用外径更大的微导管制备NHPs脑缺血模型,即使采用相同的闭塞部位和时间,该研究发现较大的梗死体积,明显超出闭塞血管的供血区域,提示微导管完全闭塞目标血管,造成局部血流显著变化。因此,选择合适的微导管、最佳的闭塞位置成为该方法制备

NHPs 模型的关键。

2. 微球囊方法 运用血管内神经介入技术将球囊导管置入 MCA 之后,加压后充盈球囊可以闭塞 MCA,释放压力后撤出球囊可以实现再灌注。GAO 等采用球囊导管置入的方式,短暂闭塞恒河猴 MCA 2 小时成功制备缺血再灌注模型,梗死灶主要位于基底节和内囊部位,模型动物出现对侧肢体瘫痪症状。另一项研究采用相似的球囊导管,短暂闭塞狒狒 MCA 3 小时也成功制备缺血再灌注模型。上述两项研究表明,球囊导管可以成功制备 NHPs 缺血再灌注模型。但是,由于上述研究所用的球囊导管直径与 NHPs MCA 近端直径接近,因此球囊导管只能闭塞 MCA 近端或颈内动脉远端血管,梗死灶通常较大,症状较重。

3. 血栓方法 大部脑卒中患者的病因都是局部血栓形成或栓子闭塞 MCA 造成。因此,血栓方法也是常用的模型制备方法。动物麻醉后,一种入路采用颈动脉穿刺方法,另一种常用入路是暴露双侧腹股沟区的股动脉入路。分离股动脉和股静脉用于血管内置管,对动物模型进行基础 MRI 扫描。随后切开股动脉,用血管鞘组在导丝牵引下,将造影导管推送到右侧颈内动脉。退出导丝进行正侧位右侧颈内动脉造影。退出造影导管,将导引导管推送到右侧颈内动脉。将微导管推送到右侧大脑中动脉 M1 段。退出微导丝,手推造影证实微导管位置。退出微导管,推送 10cm 血栓导管到大脑中动脉 M1 段。复查血管造影,证实大脑中动脉闭塞。局部脑缺血 2.5 小时开始给予 rt-PA 溶栓。直视下缝合右侧股动脉穿刺处,缝合右侧皮下组织和皮肤,加压包扎后恢复自主呼吸,然后进行 MRI 检查。视动物情况,回动物房后给予术后输液治疗。

二、灵长类动物常用低温方法

(一)全身低温方法

1. 冷水帽子低温 这种低温方法是由冷却系统控制诱导的,包括一个冷却帽、冷水毯和一个循环水泵,初始温度 8~12℃。所有恒河猴的体温由直肠温度传感器的反馈,专有的控制算法通过修改水温进行回应。使模型的目标温度达到精确,这使得以一种无创的、有效的和精确的方式管理体温,维持 72 小时(温度 34.5℃±0.5℃)。这种低温方法选择幼年恒河猴作为模型,发现轻度低温可以降低七氟烷麻醉造成的神经功能损伤。这种方法简便、易于调控,可以严格控制低温目标温度和时长。

2. 制冷垫低温 本研究选用成年雌性猕猴,冷热垫(ChillerPad)装置包括:①一个由铸型聚氨酯制成的 20mm×25mm 厚的冷垫;②泡沫绝缘输入输出油管;③电脑控制的泵;④热电冷却器。在控制性皮质撞击(controlled cortical impact,CCI)术后 2.5 小时左右颅骨被重新打开,冷却垫被放置在硬脑膜上,硬脑膜下有一个热电器。在 CCI 后 3 小时,通过激活水泵和热电冷却装置,开始降温。皮质表面冷却到 15℃并保持 24 小时,24 小时后大脑冷却装置再用于从 15℃到 37℃复温。复温方式 2.5℃/h,大约复温 10 小时。此低温方法可以用于外科手术开颅后或创伤性脑损伤后的高度局部低温,然而开颅前可以运用其他低温方法作为损伤时间和放置制冷垫之间的桥梁。Ren 等使用 5 只 5~7 岁、8~9kg 成年食蟹猴进行实验。用环形热电设备对皮质表面进行局部冷却(内径/外径/厚度:15mm/3mm/3.6mm)。环形电热芯片被黏在一个椭圆形的空心铜散热器的底部。散热器有一对进水口和出水口,通过硅胶管连接到蠕动泵上。将冷盐水(0~4℃、90ml/min)灌注到散热器中,以达到散热器的目的。降温目标温度分别为 20℃、18℃、16℃。我们用螺丝通过散热器两侧对称的小孔将整个冷却装置固定在头骨上,让仪器只接触到大脑皮质表面。整个冷过程由我们实验室设计的温度控制系统控制。通过连接两个直径为 0.13mm 的热电器来监测皮质表面温度。根据结果显示与对照组、20℃组、18℃组相比 16℃组比值有显著差异。癫痫发作时间比对照组下降 53.7%,16℃组癫痫间歇时间为 175.0 秒±16.7 秒,明显长于对照组、20℃组、18℃组。

3. 置入钛冷却板低温 该项研究中,研究者将面积为 352mm² 的钛冷却板长期埋入猕猴大脑的硬膜外表面,测量冷却板温度响应的时间特性,以研究冷却性能。冷却大脑皮质表面,7 分钟内皮质表面被降至 15℃,并保持冷却温度 30 分钟,流速 200ml/min,冷却板灌注液体:乳酸林格氏液。脑表面温度 15℃±

0.2℃,液体流入温度 12℃±0.4℃。冷却停止,停止循环冷却剂,复温时皮质温度同样在 7 分钟内升至 35℃,复温时间约 15 分钟。此方法发现重度低温(15℃)可持续抑制癫痫发作,并且在降温和复温过程中没有发现明显的运动异常。

4. 灌注低温　该项研究中使用成年雄性狒狒作为研究对象,体重 25~35kg,并且使用动脉夹夹闭脊髓缺血模型。研究者利用主动脉钳夹夹闭血管,用灌注液冷却至直肠温度 15℃。CPB 达到该温度所需的平均持续时间约为 35 分钟。冷却过程中流量逐渐减少至 60ml/(kg·min)(上套管为每分钟 20ml/kg,下套管为每分钟 40ml/kg)。直肠温度和总流量维持在上述水平,直至主动脉松开。研究发现低温的保护作用与解除主动脉阻断后脊髓下胸和腰段的脊髓血流充血反应的钝化有关。在胸腹主动脉动脉瘤修补术中,低温心肺转流所产生的深度低温可能是一种保护脊髓的有效方法,并可能降低脊髓缺血性损伤的发生率。

(二)自体血低温保护方式

自体血低温也是一种特殊全身低温方法,冷血灌注可迅速降低体温,并使体温降低到一定程度,从而产生有意义的神经保护作用。这种技术在减少手术干扰、设备简单、对血液的需求最小等方面具有全身灌注的优点。同时,由于其通过冷却动物模型的自身血液,对模型目标温度、持续时间的调控更加准确和精准。在狒狒上的研究证实低温具有明确的保护。暴露椎动脉、颈内动脉、颈外动脉、颈总动脉,通过颈部的正中切口进行。局部脑低温是通过一个小型热交换器从股动脉中泵出血液来实现放置在颈总动脉中的 T 型套管。放置后即刻开始灌注,两椎动脉、颈总动脉均立即恢复在灌注侧导管的上游,在未灌注侧的颈动脉分叉处和双侧颈外动脉均通过预先设置的圈套结扎术闭塞。因此,通过一个单独的颈内动脉为大脑提供低温血液,并在很大程度上防止了全身的暖血对脑血管的污染,灌注开始时的流速与动物的脑血流量相等。一旦获得了所需的大脑温度,灌注流速就降低到维持这一温度水平所需的量。大脑温度保持恒定缓慢持续的低温灌注 30 分钟。结果表明,灌注单侧颈总动脉与灌注单侧颈内动脉大脑物质冷却速度一样快,甚至一样均匀。同样在低温灌注 7~8 分钟后,记录大脑不同区域的最大温差为 2.7℃。大脑不同区域温度相差约 1℃。单一颈内动脉冷却 34 分钟至大脑深部温度 7℃。William 等导管被置入股静脉然后进入下腔静脉,冷却到目标温度 32℃持续 3 小时(185.3 分钟±17.5 分钟),在开始缺血后持续了 6 小时。核心温度作为反馈来控制冷却系统,并在整个卒中诱导、再灌注、冷却和再升温过程中记录核心和大脑温度。治疗后将导管从血管中取出并检查是否黏附血栓。用表面加热毯将动物加热(1.0℃/h±0.1℃/h)到正常核心温度(36.5℃±0.5℃)用时超过 6 小时。

研究发现,在灵长类动物模型上,通过单一的颈内动脉进行局部的低温灌注,同时闭塞颅内外大动脉的,适合于大脑半球的快速、平稳降温,而不会显著降低全身的温度。低温的大脑可以通过以低流速持续灌注冷血来维持所需的温度水平。不能依靠颅内外主要脑动脉的闭塞来完全阻断流入大脑的血液。低温的大脑在整个血管闭塞期都有再升温的现象。尽管体温保持的相对较好,但全身血压和心率的严重下降伴随的是局部热疗。15℃的脑温度持续 30 分钟后完全恢复,无神经后遗症。脑温持续在 11.5℃以下,灌注后呼吸功能紊乱。两三周后,在 2 只大脑温度保持在 11℃的动物身上观察到行为的改变。术后即刻,2 只脑温度维持在 8~9℃的动物死亡。死亡原因为呼吸衰竭。7℃的脑温度并不是致命的,也没有随后出现脑损伤的证据。

(三)血管内低温保护方式

啮齿类动物研究显示,通过中空导管局部给予低温盐水,可以实现血管内低温,可以显著降低梗死体积改善神经功能。Wang 等在正常恒河猴模型上验证局部低温效果。经股动脉穿刺后,将微导管到达右侧大脑中动脉水平段,经导引管及微导管内造影确认微导管位置正确。冷的林格氏液(4℃)100ml 经过微导管注入大脑中动脉。经大脑中动脉局部灌注冷的林格氏液能迅速降低大脑皮质和纹状体区的温度,在皮质,降幅从 37.7℃±0.1℃降低到 34.0℃±0.6℃,在纹状体从 37.6℃±0.1℃降至 33.9℃±0.3℃。局部大脑中动脉灌注乳酸林格氏液 20 分钟后大脑温度降到最低的治疗温度。因此,局部血管内低温具有降温速度快以及血管内介入方法可以协同应用的巨大优势。

局部灌注时全身温度(直肠最低温度)出现在灌注低温液体20分钟时。局部低温林格氏液灌注后直肠温度从37.5℃±0.2℃降为37.1℃±0.2℃($P<0.05$)。体重10kg的恒河猴的总血容量为400ml,在此基础上,选择100ml生理盐水,占总血容量的25%。所有模型动物均能耐受局部低温,未出现手术并发症导致的生命体征变化。所监测的主要生理体征指标(血压、动脉血氧含量、呼吸频率、心率等)均在正常范围波动。局部灌注冷林格氏液诱导大脑低温实验结束麻醉复苏后,所有动物均表现出精神不振、厌食、疲劳等现象,但术后第三天时所有动物行为活动均已正常,神经功能评分显示无神经功能损害。以上结果显示,血管内局部低温对于灵长类动物模型具有安全性。随着介入神经技术和材料的不断改进,特别是急诊取栓的广泛开展,在溶栓或取栓基础上的低温神经保护方法将显著改善急性脑卒中患者的预后。

三、亚低温的神经保护机制

虽然低温在细胞通路水平上恢复了基因表达到正常水平,选择性的调节与蛋白质有关的几个基因的表达合成和折叠,钙稳态、细胞和突触完整性、炎症、细胞死亡和凋亡。我们发现在MCAO和早期再灌注4小时时的低温是一种有效的神经保护剂,可以显著地减少梗死体积,改善神经预后。在基因表达水平上,前期研究发现了几个与这种保护相关的个体基因,这些基因之前并未涉及脑缺血史的低体温,包括HNRNPAB、HIG-1和JAK3。低温可以选择性地调控与蛋白质合成和折叠、钙稳态、细胞和突触完整性以及炎症相关的基因表达。虽然没有与神经保护相关的单一通路,低温整体抑制了通路水平上的缺血驱动基因调控,低温显著改变了基因网络。因此,低温可在短暂的局灶性脑缺血后的亚急性期诱导细胞凋亡的积极抑制。

低温已被证明会降低神经元的新陈代谢。它最大限度地减少葡萄糖利用和氧气消耗,减少厌氧代谢的酸性终产物。研究表明,温度每下降1℃,大脑代谢氧消耗就减少约6%。代谢能量消耗降低的细胞将在相对能量衰竭的条件下存活更长时间。立即开始低温治疗可能会减小坏死核的大小,并使半影区更大比例的缺血组织存活,直到获得再灌注或充分的侧支循环。

低温抑制谷氨酸介导的电压依赖性钙通道的激活以及谷氨酸的突触前释放。此外低温降低甘氨酸水平,甘氨酸是激活钙通道所需的NMDA受体的协同激动剂,从而降低了NMDA受体的激活。低温还上调谷氨酸转运体,促进其摄取。阻断突触前谷氨酸释放和突触后NMDA受体的活化,激活谷氨酸吸收可能中断正反馈循环缺血性兴奋性毒性。低温可以抑制免疫细胞暴露于受损和坏死组织引起的炎症反应。低温还可以调节神经炎症反应,抑制或延迟胶质激活,降低白细胞介素-1b的上调,降低肿瘤坏死因子受体的表达。此外,BBB和趋化因子还原的完整性降低了炎症细胞向缺血组织的迁移。低温可以抑制多种细胞凋亡途径,这是一种对细胞损伤的基因程序化反应。降低促凋亡蛋白,包括p53、Bcl-2蛋白的表达,调节肿瘤坏死因子通路。这些机制将保持线粒体的完整性,减少细胞色素C的释放。最需要的是,它直接拮抗半光天冬酶途径,这是程序性细胞死亡的最终途径。冷休克蛋白在脑冷却过程中保持活性。这些蛋白减少内质网应激,诱导细胞凋亡。

低温可以抑制氧化应激,抑制由能量衰竭产生的自由基的产生和活动,以及他们对细胞膜和线粒体的破坏作用。因此,它保留线粒体结构,稳定膜通透性,并限制凋亡蛋白的释放。此外,低温可使抗氧化酶尤其是超氧化物歧化酶的水平升高,从而对有害的活性氧自由基产生拮抗作用。低温可以抑制水肿的形成,部分原因是通过降低NMDA受体的激活,调节过多的钠内流和高渗水拉力。缺血性水肿——细胞毒性水肿和血管源性水肿的结合,通过进一步压缩营养血液供应而加剧组织损伤。在极端情况下,缺血性水肿会升级为自我恶化过程,导致脑疝。低温通过抑制基质金属蛋白酶的产生和维持血脑屏障的完整性来降低出血性转化的风险。出血性转化的恐惧是一个更大的因素,阻止了各种再通治疗再延长时间窗的使用。低温可防止中、重度脑卒中引起的ICP升高。半影组织侧支的供应依赖于脑灌注压力,而颅内压升高与灌注压力呈负相关。较高的颅内压可导致侧支循环衰竭,使缺血的核心扩大。实验研究发现低温对卒中 24 小时 ICP 升高的持续影响。这可能会导致更好的结果,减少临床上疝和死亡率。低温通过抑制与缺血性卒中后高发病率和高死亡率相关的癫痫活动,提供了另一种神经保护途径。

四、实验基本条件及行为学评估

按照动物实验的基本要求,我们应该采用 3R 原则,即减少(reduction)、优化(refinement)和替代(replacement)。采用最少数量的动物达到实验目标。首先,灵长类动物的饲养和管理需要达到伦理委员会的要求。模型动物需要单独饲养在环境可控的不锈钢笼具中,每天供应两次饲料和水果,饮水自由,居住地以 12 小时明暗循环(光照 6~8 小时)、笼具规格 115cm×115cm×200cm。由专人饲养,猴子可在笼中自由活动。同时必须保障动物每日的营养及维生素摄入。其次,对于神经保护研究,应该根据已知保护方法的效果,计算所需动物的最低数量。最后,还需要给实验动物提供多种保护方法,降低手术造成的损伤和痛苦。

1. 神经功能评估　灵长类动物神经功能评估常用的方法包括 NHPSS 评分法、Spetzler 评分法、pRS 评分方法。其中 NHPSS 评分方法相当于脑卒中患者急性期评估的 NIHSS 评分,可以从感觉、运动、认知、平衡等多个方面评估灵长类动物的神经功能缺损。pRS 评分相当于脑卒中患者的 mRS 评分,主要从慢性期神经功能恢复评估神经保护方法的疗效。

2. 障碍取食任务(object retrieval task with a barrrier-detour)　这项任务涉及猴子从开放的一侧(绕过障碍物)获取一个奖励(水果)系在托盘上的透明盒子。在测试期间改变开箱方向。行为测试进行了 8 天,所有的测试都是在动物最后一餐后的 23 小时进行的。在每个试验中,实验者分几个反应。对于动物的每一次尝试,实验员都会在记分单上记录 3 个项目:①动物达到盒子的前面、左边或右边的能力,在 reach act 上记分。②手的选择范围,左或者右在使用的手下得分。③达到与否,在结果部分评分。利用上述参数,我们得到了几个额外的变量进行分析。运动障碍:把手伸到盒子开口处,但是没有拿回奖励。这是对有问题的手的敏感性评分,左手肌肉运动和右手肌肉运动的问题。起始时间:从闸门开启到触摸盒子或延时拿回奖励。执行:在第一次测试中从盒子里取出奖励(表明完成任务的能力)。正确:最终在试验中从盒子中获取奖励(伸出手次数>1,完成取回奖励的实验,因为实验没有限制)。达到的数量:这只动物试图触摸盒子的次数。优先手:受试者在试验中第一次伸出的手。偏好手:每次试验左手和右手的总次数。伸手失误:伸手却离盒子开口很远(左或右)。连续的伸手反应,不管盒子打开或关闭,重复在同一侧伸手。伸手障碍:伸手触摸关闭一侧的盒子。

采用障碍-绕道模型进行目标检索任务,评价运动功能和认知功能。在这个任务中,获取奖励的行为测量了运动功能,而学习的能力,当盒子方向改变时绕过透明屏障的能力,测量了认知功能。在短暂的左侧 MCA 闭塞后三周,猴子在使用左侧(同侧)健康手进行对象检索任务时没有明显的缺陷。然而,右侧(对侧)精细运动技能的缺陷是很容易检测到的。这种缺陷的特征是:当开口在各自的一侧时,猴子无法用右手抓住和取回奖励。手指明显僵硬,抓取果实时失去灵活性。提示皮质区有病变,处理控制手指运动的感觉运动输入。值得注意的是,在执行任务的过程中,患有脑卒中的动物总是用他们健康的左手去碰箱子的封闭一侧,以取回水果。这种补偿行为与脑卒中患者用于执行运动任务的复杂补偿对策相似。

(吴迪　何小夺　师敬飞　罗玉敏)

参 考 文 献

[1] WU D,CHANDRA A,CHEN J,et al. Endovascular ischemic stroke models in nonhuman primates[J]. Neurotherapeutics,2018, 15(1):146-155.

[2] COOK DJ,TEVES L,TYMIANSKI M. A translational paradigm for the preclinical evaluation of the stroke neuroprotectant Tat-

NR2B9c in gyrencephalic nonhuman primates[J]. Sci Transl Med,2012,4:1-9.

［3］DAI PM,HUANG H,ZHANG L,et al. A pilot study on transient ischemic stroke induced with endothelin-1 in the rhesus monkeys[J]. Sci Rep,2017,7:45097.

［4］COOK DJ,TEVES L,TYMIANSKI M. Treatment of stroke with a PSD-95 inhibitor in the gyrencephalic primate brain[J]. Nature,2012,483:213-217.

［5］SCHWARTZ AE,FINCK AD,STONE JG,et al. Delayed Selective cerebral hypothermia decreases infarct volume after reperfused stroke in baboons[J]. Neurosurg Anesthesiol,2011,2(23):124-130.

［6］吴迪,何小夺,陈健,等. 血管内介入方法制备非人灵长类动物局部脑缺血模型的研究进展[J]. 中国比较医学杂志,2018,28(5):16-20.

［7］GAO H,LIU Y,LU S,et al. A reversiblemiddle cerebral artery occlusion model using intraluminal balloon technique in monkeys[J]. J Stroke Cerebrovasc Dis,2006,15:202-208.

［8］WU D,CHEN J,WANG B,et al. Endovascular ischemic stroke models of adult rhesus monkeys:a comparison of two endovascular methods[J]. Sci Rep,2016,6:31608.

［9］张默,吴迪,何小夺,等. 多参数高场强磁共振成像评估恒河猴急性脑梗死血栓-溶栓模型[J]. 中国比较医学杂志,2018,28(5):1-11.

［10］WYATT J,GLUCKMAN P,LIU P,et al. Determinants of Outcomes After Head Cooling for Neonatal Encephalopathy. Pediatrics,2007,119:912-21.

［11］REN G,YAN J,TAO G,et al. Rapid focal cooling attenuates cortical seizures in a primate epilepsy model[J]. Exp Neurol,2017,295:202-210.

［12］INOUE T,FUJII M,KIDA H,et al. Epidural focal brain cooling abolishes neocortcal seizures in cats and non-human primates[J]. Neurosci Res,2017,122:35-44.

［13］ROKKAS C,SUNDARESAN S,SHUMAN T,et al. Profound systemic hypothermia protects the spinal cord in a primate model of spinal cord ischemia[J]. J Thorac Cardiovasc Surg,1992,106(6):1024-1035.

［14］WILLIAM J,JUDY H,CHRISTOPHER W,et al. Ultrarapid,convection-enhanced intravascular hypothermia[J]. Stroke,2003,34:1994-1999.

［15］WANG B,WU D,DORNBOS III D,et al. Local cerebral hypothermia induced by selective infusion of cold lactated ringer's:a feasibility study in rhesus monkey[J]. Neurol Res,2016,38(6):545-552.

［16］WU D,CHEN J,HUSSAINM,et al. Selective intra-arterial brain cooling improves long-termoutcomes in a non-human primate model of embolic stroke:Efficacy depending on reperfusion status[J]. J Cereb Blood Flow Metab,2020,40:1415-1426.

［17］YENARI,MA,HAN,HS. Neuroprotective mechanisms of hypothermia in brain ischaemia[J]. Nat Rev Neurosci,2012,13:267-278.

［18］LYDEN PD,LAMB J,KOTHARI S,et al. Differential effects of hypothermia on neurovascular unit determine protective or toxic results:toward optimized therapeutic hypothermia[J]. J Cereb Blood Flow Metab,2019,39:1693-1709.

［19］KURISU K,YENARI MA. Therapeutic hypothermia for ischemic stroke:pathophysiology and future promise[J]. Neuropharmacology,2018,134:302-309.

［20］NATIONAL RESEARCH COUNCIL COMMITTEE. Guide for the care and use of laboratory animals. Washington,DC:National Academies Press,2011.

［21］WU D,WU L,CHEN J,et al. Primate version of modified Rankin scale for classifying dysfunction in rhesus monkeys[J]. Stroke,2020,51:1620-1623.

［22］CALEB RS,MCENTIRE MS,GOURAV R,et al. Impaired Arm Function And Finger Dexterity In a Nonhuman Primate Model of Stroke[J]. Stoke,2016,47:1109-1116.

［23］TAYLOR JR,ELSWORTH JD,ROTH RH,et al. Cognitive and motor deficits in the acquisition of an object retrieval/detour task in MPTP-treated monkeys[J]. Brain,1990,113(pt 3):617-637.

第三章

亚低温神经保护机制

第一节 亚低温神经保护血脑屏障机制

低温治疗是目前研究最深入、最有效的脑保护方法之一,多项基础和临床研究都已经证实了轻中度低温对缺血脑组织的神经保护作用,其明确的保护作用和广泛的作用靶点激励着研究人员和临床医生进行孜孜不倦的探索。血脑屏障是位于中枢神经系统与循环系统间的动态结构,后两者可以通过血脑屏障进行物质交换以维持中枢神经系统内环境的动态平衡。脑卒中或其他脑损伤后血脑屏障的破坏包括内皮细胞、紧密连接蛋白、运输蛋白、基膜、星形胶质细胞和周细胞等组成元件结构和功能的受损。而脑缺血、脑创伤及颅内出血等动物模型均已证实轻中度低温可以通过从不同角度保护血脑屏障实现其神经保护作用。以下内容将从血脑屏障的基本生理结构和功能、治疗性低温对血脑屏障各组成成分的保护作用及其具体机制进行详细阐述。

一、血脑屏障结构和功能简介

(一)血脑屏障结构

血脑屏障(blood-brain barrier,BBB)主要指在脑微血管系统里,由微血管内皮细胞(brain microvascular endothelial cell,BMEC)和内皮细胞间的紧密连接(tight junction,TJ)、基膜(basal lamina)、星形胶质细胞足突(astrocyte endfoot)和周细胞(pericyte,PC)共同构成的特殊结构,它能选择性地阻止血液内大部分物质进入脑组织。脑微血管在结构上与其他组织器官的毛细血管相比具有显著的不同:①缺少一般毛细血管所具有的孔,或者孔少且小。内皮细胞彼此重叠覆盖,而且连接紧密,能有效阻止大分子物质从内皮细胞连接处通过。②内皮细胞被一层连续不断的基膜包绕。③基膜之外有大量星形胶质细胞的血管周足(终足)把脑毛细血管约85%的表面包被,形成了脑毛细血管的多层膜性结构,即脑组织的防护性屏障。

脑微血管内皮细胞(BMEC),包括内皮细胞(endothelial cells)、内皮细胞间由紧密连接蛋白组成的紧密连接(tight junction)以及细胞底部的由黏附蛋白形成的黏附连接(adherens junction),与其他血管床的内皮细胞不同,BMEC具有独特的特点:内皮细胞薄,缺乏细胞孔并缺少跨膜转运的质膜小泡(plasma vesicle);细胞间存在紧密连接,很大程度上限制了蛋白及离子的通过;内皮细胞带负电,导致带负电的物质不易进入脑组织;BMEC线粒体的含量为其他组织内皮细胞含量的3倍,因此它们代谢活跃,能够为脑组织提供主动转运物质的能量。脑微血管内皮的胞膜上含有一些特殊蛋白,包括碱性磷酸酶、γ-谷氨酸转肽酶、糖转蛋白、转铁蛋白受体等;BBB以外的血管内皮含有大量的小凹陷和小泡,参与细胞内吞作用,但BBB内皮细胞缺乏该结构,它存在特殊的吞饮机制。一般说来,BBB内皮细胞内吞机制分为三大类:第一类是受体介导的内吞,是细胞在网格蛋白参与下内吞结合在质膜受体上的大分子物质;第二类是吸附内吞,是细胞内吞在质膜上的分子物质的过程;第三类是液相内吞,是一些与质膜没有亲和力的分子溶于细胞间质而被包裹"饮"入的过程。

紧密连接(TJ)是人体内广泛存在的内皮细胞或上皮细胞间隙中的封闭连接结构,是由多种跨膜蛋白包括双股的闭合蛋白（claudins）、咬合蛋白（occludin）和连接黏附分子（junctional adhension molecular family，JAM）以及与他们连接并与胞质附着的紧密连接蛋白（zonula occludens protein，ZO）-1、-2、-3、Cingulin和7H6等共同组成的复合体，由骨架蛋白固定在细胞内。闭合蛋白由Furuse等人在1998年发现，至今已经有至少24种被发现。该蛋白分子量为22KD，有4个跨膜区域，是紧密连接的主要组成部分。细胞膜外的闭合蛋白与相邻内皮细胞的闭合蛋白以二聚体的形式相结合，形成类似"绑鞋带"的结构，其羧端在细胞质内与ZO-1、ZO-2和ZO-3等胞质附着蛋白相连接。咬合蛋白于1993年被Furuse等人发现。该蛋白质分子量为65KD，也包括4个跨膜区域，其两端均位于胞质内，直接与ZO蛋白相连。在细胞裂隙间，两个相邻细胞的闭合蛋白和咬合蛋白的胞外区域形成的环形结构相连，形成紧密连接的细胞旁屏障。因此咬合蛋白对细胞旁的渗透调节起着重要作用。连接黏附分子于1998年被发现，分子量为40KD，也是一种跨膜蛋白，迄今只有JAM-1、JAM-2和JAM-3三种蛋白被发现，且只有前两者在脑血管中有表达。胞质附着蛋白，包括闭锁小带蛋白-1、-2、-3（zonula accluden ZO-1/-2/-3）cingulin、7H6和AF-6等蛋白。它们的氨基酸序列相似，均属于膜结合鸟苷酸环化酶激活蛋白家族。有3个PDZ区域、1个SH3结构域和1个鸟苷酸激酶（GUK）区域。其中PDZ结构域主要参与细胞内信号转导、细胞黏附、离子运输并形成细胞间屏障；SH3结构域和Ras蛋白、Src激酶等通过细胞骨架共同调节细胞内信号转导；GUK结构域有ATP酶活性。闭锁蛋白富含脯氨酸的羧端与细胞骨架蛋白相连。Cingulin是重要的支架蛋白，可以通过传导肌动-肌球蛋白细胞骨架产生的收缩力调节血脑屏障的通透性。细胞骨架蛋白中肌动蛋白（actin）多聚体可以形成肌动蛋白丝（称为纤维状肌动蛋白，F-actin），对于血脑屏障紧密连接的稳定性发挥着重要作用。肉眼可见，它们在正常脑组织毛细血管内皮细胞间紧密连接处呈叠瓦状，互相重叠，形成一条完整的带，围绕整个毛细血管壁，其宽度<2nm，控制着细胞间通道对水和大分子物质的通透性。这些跨膜蛋白阻止物质从血液流入脑内，其中最重要的蛋白是闭锁蛋白和闭合蛋白，对于维持BBB的结构和功能起着关键作用。另一类关键蛋白是膜下的ZO-1、ZO-2和ZO-3，它们连接跨膜蛋白和细胞骨架，参与信号转导。由于BBB紧密连接的结构特点减弱了物质经细胞间跨膜转运的能力，从而进一步限制了化合物从血液到脑细胞环境的过程。紧密连接具有精细的结构，它们通过延长与BMEC间隙间的顶端区域发挥两方面的作用：一方面作为一种"拉链式"结构有效地分开细胞膜的顶部和底部，从而造成细胞膜上成分的不均匀分布；另一方面作为一种"栅栏式"的结构限制细胞间的通透性，严格限制BMEC与外周血间物质的流动性，以维持中枢神经系统内环境的稳定性。不仅如此，紧密连接对细胞间的信号转导反应十分迅速并且具备高度动态的结构，可以通过迅速改变蛋白表达方式、亚细胞定位、翻译后修饰从而影响蛋白与蛋白间的相互作用。

黏附连接（adherens junction）组成连续的条带将相邻的内皮细胞紧密连接在一起，对维持血脑屏障的完整性发挥着重要作用。它由跨膜糖蛋白钙黏素超级家族构成，钙黏素通过胞浆锚蛋白Armadillo蛋白家族成员α-、β-、γ-链蛋白和p120组成钙黏素/链蛋白黏附复合体与细胞骨架相连。其中钙黏素为黏附连接的主要组成部分，通过胞浆内和胞浆外区域与其他连接复合体成分相连。目前为止已经发现的钙黏素家族成员超过40个。它们可以通过调节内皮细胞中Ca^{2+}依赖的细胞与细胞黏附，去除细胞外Ca^{2+}可以使钙黏素的黏附功能下调，破坏BBB完整性。钙黏素-5又被称为血管内皮细胞黏附分子-1（VE-cadherin）和血小板内皮细胞黏附分子-1（PECAM-1），体外研究显示，VE-钙黏素在人类微血管内皮细胞中高度表达，而在外周非血脑屏障性内皮细胞中无表达或表达微弱，提示它可能是BBB黏附连接的特异性组成成分。链蛋白位于胞浆内，与钙黏素组成钙黏素/链蛋白黏附复合体，然后与肌动蛋白细胞骨架相连。其作用类似于紧密连接中的ZO-1，发挥支架作用。

基膜（BM）包括内皮基膜（endothelial BM）和实质基膜（parenchymal BM），是特异的细胞外基质。其生物学活性对内皮细胞的生长发育、分化和功能维持都有重要影响。基膜的主要结构成分包括Ⅳ型胶原蛋白、与胶原蛋白相连接的层粘连蛋白（laminin，LN）和纤维连接蛋白（fibronectins，FN）、巢蛋白（nidogen-1）

以及蛋白多糖等。它具有定位细胞并为脑部固有细胞之间提供联系的作用。内皮细胞、星形胶质细胞和周细胞都是基膜的组成部分。内皮细胞外面的基膜较其他部位的基膜厚，为血管基膜与神经上皮基膜的融合。基膜的破坏将会影响内皮细胞上紧密连接蛋白的表达并增加 BBB 的通透性。

胶质细胞是神经系统内数量众多的一大类细胞群体，约占中枢神经系统细胞总数的 90%，其中星形胶质细胞是其主要的组成成分。星形胶质细胞可以诱导内皮细胞发挥有效的屏障功能，脑毛细血管壁上有星形胶质细胞深处的脚板黏附，形成胶质膜（又称足突或伪足，astrocytes end-feet），包绕毛细血管基膜的外周，覆盖其 95%~99% 的表面积。它不仅能够阻挡部分大分子物质通过，而且可以在血管神经元接触面通过离子通道和伪足上表达的水通道蛋白 4（Aquaporin-4，AQP-4）等转运分子参与主动运输某些物质的功能。此外，星形胶质细胞还是诸如 TGF-β、GDNF、bFGF、IL-6 和一些类固醇物质等调节因子的重要来源，在血脑屏障的诱导形成和形态维持过程中发挥着重要作用。不仅如此，它还可以通过 Wnt 等信号通路调节紧密连接的完整性。

周细胞（pericytes）是紧贴于毛细血管和毛细血管后微静脉壁外周的一种结缔组织型的细胞，广泛分布于全身微血管系统。它存在于内皮细胞与基膜之间，为脑微血管提供机械支持。大脑中周细胞与内皮细胞数量比为 1:3~1:1，与内皮细胞等结构共同构成微血管与组织间隙屏障，参与血脑屏障重要功能。体内研究发现周细胞可以通过释放促血管新生蛋白因子与内皮细胞相互作用诱导合成紧密连接蛋白；位于星形胶质细胞和内皮细胞间的周细胞还可以调节星形胶质细胞的功能，而脑出血损伤时星形胶质细胞来源的层粘连蛋白缺失将导致周细胞异常分化，参与 BBB 功能紊乱过程。不仅如此，研究发现周细胞内含有收缩性蛋白，被认为与血管收缩有关；此外，周细胞还可以通过近分泌（或称细胞连接）或旁分泌 VEGF、TGF-β 等因子的方式调节新生血管形成；在卒中发展和恢复过程中，周细胞通过 PDGF B/PDGFRβ 轴参与血管新生，周细胞募集后包被血管内皮细胞以减少新生血管的通透性并稳定血管结构。

（二）血脑屏障功能

血脑屏障是介于血液和脑组织之间低通透性且具有一定选择性的动态界面，半径 >1nm 的亲水分子仅少量可以被动地通过此屏障，故该屏障是机体维持中枢神经系统内环境稳定的结构基础，也是重要保护机制。在脑内，血管内皮细胞紧密连接行使着血脑屏障的主要功能，是血脑屏障通透性调节的中心环节，其表达水平的变化与脑血管通透性的改变和脑水肿的严重程度密切相关。

物质通过 BBB 的途径包括被动扩散、ATP 结合转运蛋白转运、溶质载体转运和胞吞转运等。虽然 BBB 存在以上转运途径，但是 BBB 的一些独特的结构功能决定了化合物并不易通过 BBB：①BBB 具有极低通透率的紧密连接，该结构一方面使脑内皮细胞磷脂双层架构不开窗，另一方面由于物理限制大大降低了内皮细胞连接处和内皮细胞间的通透性；②效率低的胞吞转运作用，包括载体介导的转运（carrier-mediated transport，CMT）、受体介导的胞吞转运（receptor-mediated transcytosis，RMT）以及吸附介导的胞吞转运（absorptive-mediated transcytosis，AMT），它们主要负责识别和运输大分子物质如胰岛素、转铁蛋白和脂蛋白等，涉及多种受体转运，转运效率低；③存在特殊的外排转运系统。通过位于内皮细胞膜内外的特殊转运系统，BBB 允许和促进所需的营养物质通过，并且排除和阻止有潜在危害性的物质通过，是一道选择性转运屏障。此外，BBB 还是一道代谢屏障，屏障细胞内和细胞外的酶类（乙酰胆碱酯酶、碱性磷酸酶、γ-谷氨酰转肽酶、单胺氧化酶等）具有灭活神经刺激性及神经毒性物质并可以促进肽类及 ATP 代谢的作用。以上任何功能的失调都将会导致中枢神经系统活性下降及功能障碍。

血脑屏障在肿瘤、缺血、感染、外伤等众多可以导致血脑屏障通透性增加的脑部疾病中发挥着重要作用。在正常的生理情况下，脑微血管内皮细胞及其连接复合体作为选择性运输重要生理物质的动态界面发挥着屏障作用，阻止单核细胞、淋巴细胞和其他白细胞进入中枢神经系统。血脑屏障受损后脑微血管通透性增加，血管中的血浆蛋白、水分、钠等外渗入脑组织引起血管源性脑水肿，可导致颅内压升高，严重者甚至出现脑疝;不仅如此,中性粒细胞等外周炎性细胞通过血脑屏障进入脑组织,进一步分泌炎性细胞因子,加剧血脑屏障的损伤。颅内压升高会进一步加剧缺血缺氧,可能发展成继发性脑损伤,并形成恶性循环。

BMEC 是构成血脑屏障的基础,在缺氧等病理损伤中,内皮细胞往往是损伤的直接靶细胞,会引起一系列的细胞生长内环境的变化。BMEC 以细胞间的紧密连接为主要特征,细胞外的基膜是连续的。胞饮作用微弱、缺少窗口结构等一系列特点都使其成为 BBB 的主要结构基础。有害物质在通过 BMEC 时会受到胞浆内酶系统的作用而破坏,因此有害物质即使可以进入 BMEC,却不能通过血脑屏障进入脑实质。

研究表明星形胶质细胞在脑缺血缺氧以及维持屏障功能方面对 BMEC 起到辅助作用并促进其发挥保护作用。星形胶质细胞的终足包被 99% 以上的神经系统毛细血管壁,不仅可以促进内皮细胞的增殖分化,还会促进紧密连接的合成,并与周细胞协同维护 BBB 的完整性。研究发现脑组织缺血缺氧后,星形胶质细胞活化、体积变大、突起增多,胶质纤维酸性蛋白(glial fibrillary acidic protein,GFAP)等多种蛋白表达增多,终足与内皮细胞形成的毛细血管壁分离,从物理形态上增加了 BBB 的通透性。不仅如此,活化的星形胶质细胞还会分泌 MMP、IFN-γ、IL-1β、TNF-α 和 IL-6 等促炎因子。星形胶质细胞还是卒中后趋化因子如 CXCL-1、单核细胞趋化蛋白-1(monocyte chemotactic protein1,MCP-1/CCL-2)的主要分泌细胞之一,不仅会进一步激活并吸引外周炎性细胞进入脑损伤部位进一步使得炎性因子增加,还会通过 CXCL-1-中性粒细胞-MMP 或 MCP-1-Cav-1-Claudin-5 等通路破坏 BBB 的完整性和通透性。同时,星形胶质细胞还是缺血性卒中发生后早期血管内皮生长因子 A(vascular endothelial growth factor,VEGF-A)的主要来源;研究发现 VEGF-A 在缺氧或缺血条件下可以引起内皮细胞间紧密连接蛋白的破坏,从而导致 BBB 通透性增加。然而在卒中恢复期,VEGF-A 可以促进新生血管的生成,并促进局部胶质瘢痕形成。

周细胞也参与了物质通过 BBB 的过程。不仅如此,在缺血缺氧过程中,星形胶质细胞和周细胞分泌转化生长因子、促红细胞生成素、神经胶质衍化神经营养性因子以及神经营养因子等多种因子,不仅反映了损伤调节因子的多样性,并且这些因子可以提高屏障功能并提高 BMEC 在损伤过程中的存活率。近年来研究还发现,由于损伤程度和持续时间的不同,每种细胞在维持屏障功能中所发挥的作用也是不同的。例如在急性缺氧性损伤过程中,星形胶质细胞对 BMEC 屏障的保护作用强于周细胞;而在慢性缺氧性损伤过程中周细胞比星形胶质细胞具有更强的保护作用。该差异可能是由于信号通路的调节机制不同以及血管内皮细胞因子等调节因子的释放所导致的。

二、亚低温对血脑屏障的作用

近年来,随着基础和临床研究的深入,低温已经作为治疗性低温被广泛应用于医疗方案中,例如缺血性和出血性脑卒中、创伤性脑外伤以及心脏手术的患者。脑卒中或其他脑损伤后 BBB 破坏包括神经血管单元的组成元件结构和功能的受损,涉及内皮细胞、紧密连接蛋白、运输蛋白、基膜、星形胶质细胞和周细胞等。但是,治疗性低温发挥神经保护作用过程中的具体作用靶点仍然尚未明确,其明确的保护作用和不确定的作用靶点激励着研究人员和临床医生进行孜孜不倦的探索。

血脑屏障是位于中枢神经系统与循环系统间的动态结构,后两者可以通过血脑屏障进行物质交换以维持中枢神经系统内环境的动态平衡。脑缺血、脑创伤及颅内出血等动物模型均已证实轻中度低温可以保护血脑屏障,防治脑水肿形成。在典型的卒中模型中,早期(early phase)的 BBB 破坏在脑缺血后 6 小时达到高峰,大部分在 8~24 小时恢复,而晚期(late phase)的 BBB 破坏开始于缺血后 48~58 小时。由于脑梗死的形成开始于脑缺血发生后的 24 小时内,大部分的治疗药物都是在缺血 6 小时内给药才能减少脑梗死体积。在凝血酶诱导的成年雄性 Sprague-Dawley 大鼠脑出血模型,血脑屏障的破坏和脑水肿在造模后 6 小时就已经开始,在 24 小时达峰。分子机制方面,蛋白酶活化的受体-1(protease activated receptor-1,PAR-

1)、MMP-9以及水通道蛋白4(aquaporin 4,AQP4)蛋白和mRNA水平从造模后24小时开始升高,48小时达峰,在加剧BBB破坏方面发挥着重要作用;局部亚低温(33℃±0.5℃)可以通过显著降低造模后24小时和48小时PAR-1、MMP-9以及AQP4水平减轻脑水肿并减轻BBB破坏程度。癫痫反复发作和癫痫持续状态的耐药性一直是癫痫治疗的难题。近年来深度低温(20℃)在心脏重建手术以及神经外科手术过程中的应用已经被证实安全且有效,因此深度低温在难治性癫痫持续状态中的应用效果也值得期待。采用锂和毛果芸香碱诱导的大鼠癫痫持续状态模型,研究人员发现持续30分钟的深度低温可以终止难治性癫痫持续状态,不仅如此,深度低温还可以完全逆转癫痫诱导的BBB的广泛性破坏,显著减少神经损伤区巨噬细胞的浸润。该结果表明深度低温有望成为治疗难治性癫痫持续状态并预防其长期并发症的全新治疗方案。此外,大鼠局部脑缺血模型证实,低温治疗对血脑屏障的完整性的保护作用在停止低温治疗5天后仍然存在,说明低温治疗对脑缺血损伤的保护作用不会随着低温治疗的中断而终止,具有延时的保护作用。

越来越多的研究证明轻度甚至中度低温可以作为缺血性卒中以及出血性卒中的有效干预措施,但物理降温措施往往效率较低,而且对于急性颅内出血患者往往可行性较差,因此,药物诱导的低温治疗逐渐引起研究人员的关注,相应的研究也逐渐增多,为临床转化提供了坚实的理论基础。最新的研究发现二代神经降压素受体(neurotensin receptor,NTR)激动剂HPI-201(之前被称作ABS-201),在成年小鼠颅内出血模型急性期(诱导颅内出血1小时)或者延迟使用(颅内出血24小时后)HPI-201(起始大剂量2mg/kg腹腔注射,后1mg/kg,2次),不仅可以在给药30分钟后成功实现轻度低温(身体和脑组织温度可以维持在32.7℃±0.4℃),效果可以持续至少6小时且未引起肉眼可见的寒战。急性期和延迟的药物诱导性低温都可以保护血脑屏障的完整性、减轻脑水肿,该保护作用部分是通过降低MMP-9的表达,减轻caspase-3的活化并上调Bcl-2实现的。

静脉tPA溶栓治疗仍然是急性缺血性脑卒中患者唯一经FDA认证的治疗首选,研究发现治疗性低温还会影响tPA溶栓治疗。在对小鼠MCAO脑缺血模型进行tPA溶栓治疗后,与单纯脑缺血tPA治疗组相比,脑缺血tPA治疗后轻度低温(35℃)可以显著减少脑梗死体积并保护血脑屏障的完整性,减轻tPA溶栓导致的再灌注损伤;在另一项小鼠脑缺血模型研究中,亚低温(33℃)联合tPA治疗不仅可以保护血脑屏障减轻再灌注损伤,还可以降低出血转化发生率,该作用可能是通过减少内源性tPA生成实现的。既往研究发现缺血性卒中溶栓治疗后限制再灌注可以减轻tPA溶栓产生的副作用并可以延长其治疗时间窗。采用大鼠血栓栓塞性卒中模型(thromboembolic stroke,TE),研究人员发现局部亚低温联合tPA溶栓治疗可以逐步降低溶栓治疗后的充血反应,并可以通过降低MMP-9水平减轻BBB通透性并减轻脑水肿程度,最终实现减轻延迟tPA治疗导致的再灌注损伤,从而将tPA溶栓治疗时间窗延长至6小时。随后人们发现轻度低温(34℃)联合延迟性tPA溶栓治疗可以显著减少tPA相关的副作用,并减轻再灌注损伤对BBB的破坏,该作用伴随着血浆ICAM-1和TIMP-1水平的下调,脑组织明胶酶活性也显著下降。

(一)内皮细胞与低温

血管内皮细胞和它顶端的紧密连接以及底部的黏附连接共同组成了连接复合体(junctional complex),是血脑屏障维持结构与功能的重要基础。透射电镜观察大鼠颅脑损伤模型发现脑损伤后血脑屏障紧密连接处于不同程度的开放状态,伤后3小时开始并不断加重,24~48小时开放达到高峰;低氧刺激还会导致occludin、ZO-1从胞膜迁移到胞浆,造成occludin-ZO-1-actin连接的断裂,导致BBB通透性增加;颅脑损伤后亚低温治疗可以通过维持紧密连接结构的稳定、减轻微管相关蛋白-II的丢失而减轻血脑屏障内皮细胞紧密连接开放的程度,进而减轻紧密连接开放导致的血管源性脑水肿。在脑卒中动物模型中,低温治疗还可以保持血管形态,改善由缺血引起的内皮细胞的形态扭曲及与基膜的分离状态。

脑缺血损伤后,能量不足使得大量的氧化应激产物活性氧簇(reactive oxygen species,ROS)生成,后者激活Rho激酶通路导致血管内皮细胞内的肌动蛋白发生聚合、肌球蛋白轻链(myosin light chains,MLC)磷酸化,随后肌动蛋白-肌球蛋白轻链收缩、细胞骨架张力增加,最终使得细胞间紧密连接结构受损,BBB 渗透性增加。随着 BBB 破坏,入侵脑组织的外周炎性细胞以及中枢活化的原位炎性细胞分泌的炎性因子会进一步激活以上通路,使得 BBB 破坏不断加重。Caveolin-1(Cav-1)是一种参与内吞作用、囊泡运输和信号转导的重要调节因子,缺氧损伤时 Cav-1 被激活,使得细胞间分布的 Claudin-5 重新分布,导致早期 BBB 的破坏。Occludin 是紧密连接的主要结构蛋白,在紧密连接中呈连续分布,与膜相关蛋白相互作用,进而与内皮细胞骨架蛋白连接。它在脑组织血管内皮中的表达量明显高于非神经组织的血管内皮,是 BBB 通透性明显低于其他血组织屏障的重要原因。采用雄性 Wistar 大鼠脑出血模型,研究人员发现局部亚低温(约33.2℃)可以减轻脑水肿并保护血脑屏障的完整性,该作用可能是通过减轻紧密连接蛋白 claudin 5 和 occludin 的丢失并抑制促炎因子 TNF-α 和 IL-1β 的水平实现的,并且脑出血后低温诱导开始得越早其神经保护作用越显著。

基质金属蛋白酶(matrix metalloprotease,MMP)是卒中后导致紧密连接和细胞外基质(extracellular matrix,ECM)降解的强力因子,内皮细胞在 ROS 和炎性因子刺激条件下是脑组织损伤持续进展时 MMP 的重要来源。基质金属蛋白酶是一组能够降解或修饰细胞外基质的蛋白酶。正常情况下以酶原的形式存在,被控制在较低水平。当脑组织出现缺血以及再灌注时,其活性明显增加。其中以 MMP-2 和 MMP-9 的活性最强,中枢神经中血管内皮细胞、神经元、胶质细胞和周细胞均能生成 MMP-2 和 MMP-9 的酶原。MMP-2 酶原能被 MT-MMP 激活,而 MMP-9 能被 MMP-3 以及局灶缺血产生的自由基激活,MMP 的作用和活性可以被一些炎性因子进一步放大。研究发现,在缺血再灌注后 3 小时 MMP-2 和 MMP-9 上调,使得 claudin-5 和 occludin 蛋白断裂后再重新定位。不仅如此,最新发现 MMP-9 可以直接作用于紧密连接相关蛋白(包括 occludin、ZO-1 等),使其降解导致血脑屏障破坏,引发血管源性脑水肿。在猪心搏骤停-心肺复苏模型中,心肺复苏后紧密连接蛋白 occludin,claudin-5,ZO-1 和黏附连接蛋白 VE-cadherin 蛋白和 mRNA 水平都显著下降,轻度低温(33℃,血管内诱导,持续 12 小时)可以显著逆转以上蛋白的下调;不仅如此,轻度低温还可以降低心搏骤停和心肺复苏导致的 MMP-9 和 VEGF 表达的升高,并增加血管生成素-1(angiogenin-1,Ang-1)的表达水平,不仅可以保护心搏骤停-心肺复苏后血脑屏障的完整性,还可以降低其通透性减轻脑水肿,从而改善神经功能结局。

Kaneko 研究团队早在 2012 年采用小鼠亚低温模型(降低 1~2℃),发现低温 48 小时后小鼠嗅球低温诱导的 RNA 结合蛋白(cold-inducible RNA-binding protein,CIRP)显著上调。心肺分流术(cardiopulmonary bypass,CPB)相关的脑损伤严重影响着开放性心脏手术患者的临床结局,因此手术过程中的神经保护尤其重要。刘及其研究团队利用大鼠 CIRP 敲除后心肺分流模型发现,CIRP 可以通过靶向转化生长因子 β1(transforming growth factor-b1)-MMP-9 通路减轻分流手术过程中紧密连接蛋白的降解,介导了低温在心肺分流手术中的神经保护作用,是低温转化的重要靶点。

(二) 基膜与低温

缺血后,微血管完整性丧失,表现为血管通透性和血管基膜的主要变化,后者是细胞外基质(extracellular matrix,ECM)的组成部分。基质金属蛋白酶 MMPs 作为一种蛋白水解酶家族,可以降解 ECM,在脑缺血、脑内出血和创伤性脑损伤后显著上调。近几年发现,MMP-9 是一类负责维持和重塑细胞外基质的细胞外蛋白酶,它可以降解脑血管基质的关键成分,包括胶原蛋白和层粘连蛋白,导致 BBB 损伤和颅脑损伤后水肿加重。在脑缺血过程中,MMPs 参与了 ECM 的分解,导致神经元损伤、BBB 破坏,在某些情况下还会导致出血。MMPs 是以酶原的形式合成的,以酶原的形式从细胞中分泌出来,并被细胞外腔中的其他蛋白酶和自由基激活。MMPs 的表达和活性受到严格调控。被称为金属蛋白酶组织抑制因子(tissue inhibitor of metalloproteinases,TIMPs)的特定蛋白是这些酶的生理调节因子。TIMP-2 与前 MMP-2 形成复合物,调节成熟 MMP 的形成和水平。MMP-2 和 MMP-9 都是最近脑卒中研究的主题,因为它们攻击脑血管周围基膜的主要成分Ⅳ型胶原、层粘连蛋白和纤维连接蛋白。而亚低温(33℃)可以降低实验性卒中后MMP-2和MMP-9在转录和翻译水平的表达。此外,低温还增加了内源性MMP抑制因子、TIMP-2的水平。创伤性脑损伤(traumatic brain injury,TBI)也可导致MMP-9水平升高,从而破坏血脑屏障的基膜成分。研究发现颅脑损伤患者颈内动脉以及颈内静脉中MMP-9和血清白细胞介素-6(IL-6)的浓度均增高,且颈内静脉血中MMP-9和IL-6的水平之间也显示出显著的相关性,提示急性颅脑损伤患者血清MMP-9水平的升高可能在创伤性脑损伤中起重要作用,MMP-9的升高与颅脑损伤后的炎症事件有关;而在接受32~35℃的低温治疗后,动脉血和颈内静脉血中MMP-9水平明显下降,可降至正常范围,提示低温干预可能通过抑制炎症反应来抑制MMP-9的升高,从而对TBI起到神经保护作用。

完整的微血管基膜和整合素介导的基质黏附对细胞功能至关重要。在脑缺血期间,内皮屏障的功能和结构完整性迅速解体;在这种情况下,保护大脑免受富含蛋白质的液体和细胞血液成分影响的唯一屏障是基膜。低温治疗可以阻止降解细胞外基质相关的蛋白酶如MMPs的激活,引起脑水肿及脑出血转化;不仅如此,低温治疗还会降低MMPs的蛋白水解活性,从而减轻由MMPs介导的血管基膜蛋白、细胞外基质蛋白和层粘连蛋白降解。缺血条件下微血管基膜的改变涉及纤溶酶原-纤溶酶系统、多种基质金属蛋白酶和白细胞的激活。一些研究已经证明了蛋白酶在脑缺血后降解的关键作用。内皮细胞产生内源性tPA(组织型PA)以防止血栓形成。在脑缺血中可以看到uPA(尿激酶型PA)激活。平衡的纤溶活性对于微血管功能是必不可少的。除了提供微血管通畅的溶栓活性外,纤溶酶还水解细胞外基质蛋白并调节MMP-9蛋白酶和它们的抑制剂之间的平衡,决定了细胞外基质的破坏或积聚。将低温大鼠饲养在4~8℃的冷藏笼中,持续监测笼内温度和体温,将大鼠体温维持在32℃。常温动物也被持续监测,并调整加热垫以保持常温。Western blot分析显示低温动物的胶原分解与对照组相比明显较少。缺血再灌注后MMP-2及MMP-9浓度升高。降温后MMP2和MMP9均显著降低。常温动物皮质及基底节缺血区与非缺血侧相比,tPA活性均升高,而低温则可使皮质和基底节区的tPA活性降低。非缺血动物tPA活性无明显变化。皮质uPA活性在低温组与常温组无明显差异,但与假手术组比较显著升高。在基底节区,常温对照组uPA活性显著升高,低温后uPA活性显著降低。数据表明,轻到中度低温伴随着蛋白酶活性和浓度的降低,包括MMP-2,MMP-9,uPA和tPA。MMP-2和MMP-9降解BM的主要成分Ⅳ型胶原,促进内皮细胞的侵袭。tPA降解纤维蛋白凝块,uPA在细胞迁移、侵袭和组织重塑中发挥作用,两者都催化纤溶酶原转化为纤溶酶。活性蛋白酶纤溶酶直接消化细胞外基质成分和/或激活基质金属蛋白酶。低温对基膜的保护作用可能是通过降低蛋白酶MMP-2、MMP-9、tPA和uPA来实现的。

血管基膜(BM)稳定脑血管,抑制内皮细胞周期。脑缺血导致BM分解,失去包括胶原蛋白和层粘连蛋白在内的BM结构性成分。糖蛋白层粘连蛋白是一个至少由15种层粘连蛋白亚型组成的家族,存在于所有基膜中,参与细胞黏附、神经元迁移、轴突引导、血脑屏障的形成和维持以及血管生成。短暂性全脑缺血引起血管基膜蛋白agrin和非结构性BM组分SPARC的消失。血管基膜蛋白agrin和SPARC与神经血管功能有关,包括血脑屏障的发育和血管生成。而轻度缺血后低温(32℃)可减少缺血诱导的血管基膜蛋白agrin和SPARC的丢失以及血脑屏障的破坏。

(三)星形胶质细胞足突与低温

血脑屏障选择性调控脑组织与外周血间物质的流动性,是维持中枢神经系统内环境稳定性的结构基础。水孔蛋白是一种水通道蛋白家族,可控制水分子运动通过细胞膜。水通道蛋白4(AQP4)是中枢神经系统微脉管系统中的主要水孔蛋白,研究发现它存在于星形胶质细胞终足膜中,在脑缺血损伤后星形胶质细胞被激活后水通道蛋白表达量增加,而在MCAO模型沉默AQP4基因可以减轻脑水肿程度。不仅如此,在颅内出血和心搏骤停动物模型,轻度低温治疗也可以通过抑制AQP4的表达而抑制脑水肿的形成。在37℃的缺氧条件下,AQP4mRNA的水平逐渐降低,而在32℃时,它的表达短暂下降,然后增加约2倍。此外,在32℃,即使在常氧条件下,AQP4 mRNA 的表达也增加了大约 2 倍。根据这些结果,我们推测,亚低温可能诱导 AQP4 在低氧条件下的初始下降的代偿反应,以维持细胞内和细胞外的水平衡。这种 AQP4 表达的增加可能与亚低温改善缺氧引起的脑水肿的机制有关。但研究发现低温干预细胞毒性水肿有时可能是有害的。拉伸激活的瞬时受体电位香草酸 4 钙通道(TRPV4)在细胞体积调节中也是必不可少的;TRPV4 介导的 Ca^{2+} 内流增加被认为对渗透胁迫后 AQP 介导的细胞体积调节有影响,TRPV4 的活性和定位通常依赖于水通道蛋白的表达。星形胶质细胞膜上的 TRPV4/AQP4 复合体是将渗透胁迫耦合到下游信号通路的渗透感觉系统的重要组成部分。研究表明,亚低温治疗(32℃)可增加内源性 AQP4 在原代人皮质星形胶质细胞质膜上的定位,这一过程可被 TRPV4 或钙调蛋白抑制并被细胞内钙离子的螯合所阻断。鉴于 AQP4 在细胞毒性水肿发展中的促进作用,这说明低温干预细胞毒性水肿有时是有害的,低温干预对水肿的一些有害影响可能是通过 TRPV4/钙调蛋白依赖的重定位机制增加 AQP4 的表达而介导的。

除了影响水通道,低温治疗也可以通过影响并调控血脑屏障的分子运输而发挥神经保护作用。多药耐药性蛋白 1(MDR1)是一种可以通过细胞旁路途径介导药物和药物代谢产物的运输蛋白,研究发现低温治疗可以降低 MDR1 介导的分子运输而影响药代动力学研究。此外低温还可以通过减少星形胶质细胞谷氨酸转运体 GLT-1 的表达来介导神经保护作用。谷氨酸是脑缺血后兴奋性神经元死亡的主要介质。在严重的缺血条件下,谷氨酸转运体可以功能性逆转释放谷氨酸,从而导致进一步的神经元损伤。在星形胶质细胞中,谷氨酸转运体 GLT-1 主要负责清除细胞外的谷氨酸。研究发现在缺氧条件下低温可降低 GLT1 蛋白水平,常温处理组(37℃)比轻度低温组(33℃)和深度低温组(25℃)高约 5 倍,提示低温通过下调 GLT-1 的反向转运功能来降低 OGD 损伤诱导的细胞外谷氨酸水平,从而介导保护作用。

众所周知,星形胶质细胞可以通过多种机制支持神经元功能和存活。这种旁分泌神经保护的一个关键介质是促红细胞生成素(EPO),特别是在缺氧条件下。缺氧诱导的 EPO 表达受低氧诱导因子(HIF)在转录水平的调节。研究发现,缺氧条件下抑制 HIF-2α 可以显著抑制星形胶质细胞 EPO 的表达,而抑制低氧诱导因子 1α 对 EPO 表达无影响。此外,HIF-2α 基因敲除还可以显著增加星形胶质细胞条件培养液中 TUNEL 阳性凋亡神经元的数量。缺血再灌注后 24 小时低温培养(33.5℃)的星形胶质细胞中 HIF-1 和 HIF-2 的表达明显高于常温培养的细胞。EPO 是一种造血细胞因子,主要由成人肾脏的间质成纤维细胞和胎儿肝细胞产生。EPO 的生物学效应是通过与 EPO 特异性受体(EPOR)结合而产生的。EPO 受体(EPOR)为 EPO 在缺血性和神经退行性疾病中的神经保护作用提供了一种信号机制。研究发现 OGD 后低温培养(33.5℃)的星形胶质细胞与常温培养的细胞相比,EPO 的表达一直较高。这些结果提示低温(33.5℃)通过星形胶质细胞释放的 EPO 来减轻 OGD 诱导的神经元损伤。

星形胶质细胞是一种高度去亚胺化的细胞类。脱氨基是指在肽基精氨酸脱亚胺酶(PADS)家族的催化下,蛋白质结合的精氨酸转化为蛋白质-瓜氨酸的过程。这是一个长期的、不可逆转的翻译后修饰,主要由中枢神经系统中的 PAD2 催化。在神经退行性疾病中,如多发性硬化、青光眼和阿尔茨海默病,脱髓增加与中枢神经系统组织有关。暴露在较高孵育温度下的星形胶质细胞中 PAD2 酶的脱氨和表达增加。研究表明星形胶质细胞经历了两种不同程度的激活。一种是在低温 TSP 条件下,TSP、AQP4 和 S100B 的表达增加,与37℃的最佳常温条件相比,31℃时 TSP、AQP4 和 S100B 的表达增加了 40%。另一方面,GFAP、ALDH1L 和 J1-31 等标志物从 31~41℃ 的表达量可能逐渐增加,最高可达 90%。这些激活标志物组与细胞骨架标志物如肌动蛋白和脂质过氧化产物的表达增加模式密切相关。PAD2 随温度从 31℃ 升高到 41℃ 呈递增趋势,提示高热条件下比低温条件下更容易发生与脱氨基相关的异常调节。这与在接受高温条件或高温治疗的 MS 患者中发现的长期并发症是一致的。在中枢神经系统损伤或退行性疾病,如缺血性增殖性视网膜病变之后,体温过高通常伴随着胶质增生的损害效应,而低温则伴随着胶质增生减少的有益效应。

低温对脑损伤患者和许多脑损伤实验模型,特别是局灶性和全脑缺血动物模型有保护作用。谷氨酸受体的 n-甲基-D-天冬氨酸(NMDA)亚型可能在缺血后脑损伤中起关键作用,通过 NMDA 受体的钙内流触发 NMDA 神经毒性。有项研究报告称,低温通过减弱谷氨酸和 NMDA 诱导的钙离子内流来防止谷氨酸和 NMDA 诱导的毒性。NMDA 受体在发育中起作用,并在对脑损伤的反应中增加神经胶质离子稳态功能。此外,与神经元相反,星形胶质细胞上的 NMDA 受体在谷氨酸介导的信号中具有重要作用,以增加脑损伤中的胶质细胞增殖。在缺血/再灌注条件下,星形胶质细胞中的 Grin1(NMDA 受体 NR1 亚单位)基因水平降低;然而,轻度低温轻微增加了 Grin1 的表达水平。这些结果表明,低温可能通过减少谷氨酸和 NMDA 诱导的钙离子内流和通过 NMDA 受体信号如 Grin1 增加胶质细胞增殖来减轻缺血/再灌注模型中的脑损伤。低温也可以通过限制钙通过 AMPA 通道的流入来减轻细胞毒性。谷氨酰胺受体的谷氨酸受体 2(GluR2)亚单位 Gria2 被认为限制钙内流,缺血对其的下调可能导致过量钙的进入。事实上,先前的研究表明,低温减轻了全脑缺血时缺血诱导的 Gria2 的下调。结果显示,星形胶质细胞中 Gria2 的表达因低温而增加,表明轻度低温可能通过抑制钙流入细胞而具有神经保护作用。Dap3,也称为线粒体核糖体蛋白 S29(MRP-S29),是一种 GTP 结合蛋白,在线粒体内蛋白合成和凋亡中均有表达。Dap3 蛋白的主要作用是维持线粒体稳态。Dap3 也与凋亡信号有关。例如,小鼠胚胎细胞中 Dap3 表达的丧失与肿瘤坏死因子家族诱导的凋亡敏感性降低有关。结果显示,星形胶质细胞中 Dap3 的表达因低温而降低,表明轻度低温可能通过降低对缺血/再灌注诱导的细胞死亡的敏感性来减轻细胞死亡。星形胶质细胞对氧化应激的神经保护作用已被证实,这归因于星形胶质细胞从细胞外空间清除活性氧的能力。抗氧化酶在星形胶质细胞中以高浓度存在,并参与星形胶质细胞的神经保护作用。

有研究报道 Wnt 通路抑制在低温介导的缺氧和氧化应激激活的星形胶质细胞损伤后的反应机制中影响最显著的信号级联反应。此外,实验结果表明,低温干预(32℃)对缺氧的部分保护作用可能是通过抑制 p38 和 JNK 信号介导的。实验结果还证实了众所周知的低温干预在减弱缺氧激活的 HIF-1a 和 p53 介导的凋亡反应方面的作用。这种低温干预将对促炎和氧化应激介导的元素产生有益的影响,但它可能会减少参与大脑修复过程的许多必要分子,从而导致一些负面结果。这些结果表明,未来针对脑部疾病的治疗存在不同的选择,在这些疾病中,损伤和氧化应激介导的炎症会导致继发性神经变性,如脑卒中和脑外伤。低温对星形胶质细胞的影响是复杂的,没有一个单一的因素可以解释它的神经保护作用,尽管这些影响中的几个可能共享一个共同的上游激活剂。了解低温有益效应背后的细胞内信号网络对于发现和验证新的潜在治疗靶点至关重要。

(四) 周细胞与低温

周细胞是一组位于内皮细胞、星形胶质细胞和神经元之间的可收缩的细胞,几乎完全嵌入 BBB 基膜内,相邻周细胞的膜通过缝隙连接相互连接,成为微血管壁上的沟通通道。周细胞在调节内皮细胞对缺氧的反应中起作用,周细胞在内皮细胞之间的空隙上形成一个伞状的覆盖物,将外渗的细胞和蛋白质保存在血管壁内,因此在血管生成的调节中起重要作用。周细胞被动地支持微血管,它们控制或减少内皮细胞中的液体输送和细胞运动。人们认为周细胞可能参与脑血管自动调节和血流分布。同时周细胞也参与了缺血性脑损伤的过程,缺血性脑微血管周细胞损伤通过影响微血管血流量和血脑屏障完整性来加重卒中诱导的组织损伤和脑水肿,而脑梗死周围血管周细胞中的缺血触发信号通过促进卒中后血管生成和神经再生而影响卒中预后。

在脑缺血的起始阶段,周细胞对多种低氧及炎性刺激作出反应。缺血损伤后 1 小时,周细胞便从基膜分离并迁移导致基膜结构紊乱。常温下,在动物大脑中动脉闭塞(MCAO)后 1 小时,周细胞形态皱褶,有时与邻近的胶质鞘交叉;而 MCAO3 小时后,基膜间的排列紊乱且间隙增加。Bulent Duz 等人采用将小冰袋放在颅骨周围的局部低温诱导方法,使大脑温度在 5 分钟内达到所需的温度即 27~29℃。在低温诱导下,大脑中动脉阻断后1小时,大部分周细胞不与基膜分离,血脑屏障的完整性保持较好。

周细胞还与免疫系统相关,可调节炎症事件,如血浆蛋白的泄漏,这种血浆蛋白的泄漏导致了神经元损伤的扩大。不仅如此,与小胶质细胞和星形胶质细胞相似,周细胞在缺血缺氧时细胞内大量炎性细胞因子、趋化因子和细胞黏附分子转录水平升高。而缺血2小时后,周细胞与基膜在分离的同时又在梗死区域的血管周围出现大量来自骨髓周细胞祖细胞和邻近未成熟的周细胞快速聚集,该聚集伴随着周细胞血小板源性生长因子-β(platelet-derived growth factor-β,PDGF-β)表达的升高,参与BBB修复过程。不仅如此,PDGF-β还会激活各种离子通道,根据代谢状态调节周细胞的收缩性,在灌注不足时周细胞扩张改善灌注情况。在低温条件下缺血半暗带的一些周细胞需要迁移以刺激血管生成,但微血管需要其他一些不迁移的周细胞支持,非迁移周细胞减少微血管壁的液体转移。周细胞在被动维持血管壁中的作用以及内皮细胞连接和周细胞位置之间的相关性表明,低温可以防止血浆蛋白外渗,并通过支持血脑屏障的完整性来减少缺血损伤。因此,亚低温可使缺血半暗带的神经元活力保持足够长的时间,以建立足够的侧支循环来维持组织活力。这些证明了亚低温对缺血半暗带周细胞的影响。此外,周细胞对炎症的反应和低温保护机制可以结合起来评估,并且周细胞迁移可能与低温的神经保护有关。

综上,卒中等脑损伤后治疗性低温对血脑屏障的保护作用及其分子机制已经部分得到证实,但是由于在实际应用过程中个体差异导致最佳治疗性亚低温的温度、诱导时间的不同以及相关并发症,一直阻碍着其临床转化最优化。不仅如此,在基础研究过程中,人们发现低温对血脑屏障的保护作用及神经保护作用并不是绝对的,在蛋白酶介导的脑出血引起BBB退化模型研究表明,低温治疗在该模型的作用结果并不一致。低温治疗对脑缺血模型有普遍的神经保护作用,但对脑出血模型则表现出神经保护和恶化两种截然相反的作用效果。值得注意的是,低温治疗也可以通过降低纤维蛋白原生成并抑制凝血酶形成来抑制凝血过程,此时的低温治疗会增加出血风险,表现出严重的副作用。为此,科学家和临床医生们针对以上问题一直在进行孜孜不倦的探索,相应的基础和临床研究也不断给人灵感,其临床转化价值未来可期。

(韩子萍　钟丽媛　安红　罗玉敏)

参 考 文 献

[1] ABBOTT NJ,PATABENDIGE AA,DOLMAN DE,et al. Structure and function of the blood-brain barrier[J]. Neurobiol Dis, 2010,37(1):13-25.

[2] DEJANA E,LAMPUGNANI MG. Endothelial cell transitions[J]. Science,2018,362(6416):746-747.

[3] TSUKITA S,TANAKA H,TAMURA A. The Claudins:From Tight Junctions to Biological Systems[J]. Trends in biochemical sciences,2019,44(2):141-152.

[4] MÈGE RM,ISHIYAMA N. Integration of Cadherin Adhesion and Cytoskeleton at Adherens Junctions[J]. Cold Spring Harb Perspect Biol,2017,9(5):a028738.

[5] ALMAÇA J,WEITZ J,RODRIGUEZ-DIAZ R,et al. The Pericyte of the Pancreatic Islet Regulates Capillary Diameter and Local Blood Flow[J]. Cell Metab,2018,27(3):630-644.

[6] OBERMEIER B,DANEMAN R,RANSOHOFF RM. Development,maintenance and disruption of the blood-brain barrier[J]. Nat Med,2013,19(12):1584-1596.

[7] LIU YC,LEE YD,WANG HL,et al. Anesthesia-Induced Hypothermia Attenuates Early-Phase Blood-Brain Barrier Disruption but Not Infarct Volume following Cerebral Ischemia[J]. PloS one,2017,12(1):e0170682.

[8] WEI S,SUN J,LI J,et al. Acute and delayed protective effects of pharmacologically induced hypothermia in an intracerebral hemorrhage stroke model of mice[J]. Neuroscience,2013,252:489-500.

[9] SUN H,TANG Y,GUAN X,et al. Effects of selective hypothermia on blood-brain barrier integrity and tight junction protein expression levels after intracerebral hemorrhage in rats[J]. Biol Chem,2013,394(10):1317-1324.

［10］ LI J,LI C,YUAN W,et al. Mild hypothermia alleviates brain oedema and blood-brain barrier disruption by attenuating tight junction and adherens junction breakdown in a swine model of cardiopulmonary resuscitation［J］. PLoS One,2017,12（3）: e0174596.

［11］ LEE JE,YOON YJ,MOSELEY ME,et al. Reduction in levels of matrix metalloproteinases and increased expression of tissue inhibitor of metalloproteinase-2 in response to mild hypothermia therapy in experimental stroke［J］. J Neurosurg,2005,103（2）: 289-297.

［12］ DUAN Y,WU D,HUBER M,et al. New Endovascular Approach for Hypothermia with Intrajugular Cooling and Neuroprotective Effect in Ischemic Stroke［J］. Stroke,2020,51（2）:628-636.

［13］ HAMANN GF,BURGGRAF D,MARTENS HK,et al. Mild to moderate hypothermia prevents microvascular basal lamina antigen loss in experimental focal cerebral ischemia［J］. Stroke,2004,35（3）:764-769.

［14］ BAUMANN E,PRESTON E,S LINN J,et al. Post-ischemic hypothermia attenuates loss of the vascular basement membrane proteins,agrin and SPARC,and the blood-brain barrier disruption after global cerebral ischemia［J］. Brain research,2009, 1269:185-197.

［15］ FUJITA Y,YAMAMOTO N,SOBUE K,et al. Effect of mild hypothermia on the expression of aquaporin family in cultured rat astrocytes under hypoxic condition［J］. Neuroscience research,2003,47（4）:437-444.

［16］ WANG D,ZHAO Y,ZHANG Y,et al. Hypothermia protects against oxygen-glucose deprivation-induced neuronal injury by down-regulating the reverse transport of glutamate by astrocytes as mediated by neurons［J］. Neuroscience,2013,237:130-138.

［17］ TORIUCHI K,KAKITA H,TAMURA T,et al. Prolonged astrocyte-derived erythropoietin expression attenuates neuronal damage under hypothermic conditions［J］. J Neuroinflammation,2020,17（1）:141.

［18］ ENRIQUEZ-ALGECIRAS M,BHATTACHARYA SK,SERRA HM. Deimination level and peptidyl arginine deiminase 2 expression are elevated in astrocytes with increased incubation temperature［J］. J Neurosci Res,2015,93（9）:1388-1398.

［19］ SEO M,KIM JH,CHO YE,et al. Hypothermic regulation of astrocyte proteome profile in experimental stroke［J］. Electrophoresis,2012,33（24）:3835-3848.

第二节 亚低温神经保护氧化应激机制

低温治疗的脑保护作用得到了学界的广泛认可,然而其具体机制仍不是特别清楚。现在人们认识到,其作用靶点很可能是广泛的。氧化应激是机体在受到刺激时的一个基本的反应,参与其过程的机制和分子也是广泛的。已有的研究提示二者存在多个交叉点。以下内容试着总结氧化应激的基本概念,阐释氧化应激过程中的关键分子和通路,进而分析低温对这些分子和通路的作用,最终总结低温通过影响氧化应激而发挥神经保护的机制。

一、氧化应激简介

氧化应激具有两面性,虽然过量的氧化剂挑战对生物分子造成损害,但维持氧化剂挑战的生理水平(即氧化性压力)对于通过氧化信号控制生命过程至关重要。

氧化还原平衡,像 pH 调节一样,是生命活动的基础。氧化还原过程几乎涉及所有基本生理过程,从生物能量到代谢再到生命活动。与酸碱调节一样,其在不同的时空上是围绕着不同的设定点运行的。虽然人们普遍认为,由于不同亚细胞隔间中 H^+ 浓度有着数量级的差异,人们无法谈论整个细胞的 pH,但类似的意识在氧化还原生物学方面似乎不那么普遍:没有整体细胞氧化还原状态。在细胞内外的不同隔间中,特定的生理或病理情况下同时运行的氧化还原系统设置点大相径庭［不同设定点的一个例子是减少的烟酰胺腺苷二核苷酸(NADH)系统］。生物氧化还原反应是多方面的,并且是根据氧化还原代码的原则来组织的。

事实上，生物氧化还原平衡并不表示真正的热力学平衡，按照稳定状态定义，它是非平衡的。只要有通过反应产生的流量，就存在热力学平衡的偏差，偏差与流量的大小成正比。在考虑细胞和组织中大量的生物重氧化物反应之前，需要认识到这些基本事实，因为给定反应的氧化还原的设定点，在同一细胞的不同位置可能是不同的（例如，NADH 或谷胱甘肽系统）。

与代谢稳定状态设定点的偏差被用于氧化还原信号，并且机体已经建立了复杂的机制控制氧化还原。而太大的偏差（例如，偏向氧化）最终可能会导致生物分子损害，并可能调节，甚至破坏生理的氧化还原信号。新的研究工具的出现，允许我们在足够细节的化学层面上，检查氧化还原信号通路。现在学界认识到，氧化还原过程在生物学中可能和磷酸化-去磷酸化反应一样重要。有趣的是，这两种基本的化学调制和控制方式，在特定的交汇点上是联系在一起的。同样，乙酰化/去乙酰化和甲基化/去乙基化，这两个控制基因组和表观基因组的中心机制，也与氧化还原过程有联系。

一方面机体存在内源和外源氧化剂，另一方面又有称为酶和非酶抗氧化剂的反作用系统。这引起了从化学到细胞生物学，一直到健康科学界的广泛兴趣。知识上虽然有了相当大的进步，但现在的问题在于：学界对氧化应激反应及其复杂的相互关系的分子理解还是不完整的，而社会上却急于推出这方面的应用，包括在医疗保健和生活方式的建议。有些医疗机构和企业发起了昂贵的人类研究，但结果往往值得怀疑，因为其与基本的氧化还原生物学脱节。在许多研究领域，人们对氧化应激的兴趣出现了令人费解的爆炸式增长，公众的兴奋之情也超过了专业知识方面的进步。

二、氧化应激的概念

1936 年，研究肾上腺自适应反应的学者首先提出了"应激"的概念。1976 年人们提出："应激是身体对任何需求的非特异性反应"。物理学领域中，弹性是指物体发生形变后，能恢复原来大小和形状的性质。对有机体而言，弹性是指身体对日常事件作出反应并保持平衡的活跃过程，字面意思是通过改变实现稳定性。这两个术语与自适应应激反应概念有所重叠。

氧化应激这个词的早期使用似乎开始于 1956 年的橡胶化学杂志。1970 年，"细胞受到氧化应激"用来描述过氧化氢在红细胞中增加。自 1985 年以来，该术语表示细胞和器官的氧化损伤。题为"氧化应激的生物化学"的综述介绍了促氧化剂和抗氧化剂内源和外源的来源及代谢的知识。随着氧化还原信号作用的出现，形成了最终的定义。尽管氧化应激一词在研究中有用，但亦有在社会上滥用的倾向。鉴于氧化剂和抗氧化酶以及化合物种类繁多，人们尝试对氧化应激分子进行分类，并在强度上引入从生理氧化应激和过量及毒性氧化应激的概念。急性、慢性和重复性氧化应激的分类亦有报道。Redox 平衡被描述为"健康生活的黄金方式"。

三、氧化还原的生物学意义

在大约 6 亿年前由于光合作用活动，大气中的氧气才出现。在此之前在各种形式的厌氧生命中的氧化还原反应，多是依赖于硫氧化还原反应。本讨论的重点是有氧代谢（即与氧相关的氧化还原反应）。所谓的活性氧（ROS），它们化学性质有巨大差异。请注意，ROS 这个术语，应尽可能用所研究的特定化学分子的名称取代。氧气的一些还原产品具有自由基性质，具有自由电子（例如，超氧化物的丙尼核和羟基），而过氧化氢，双电子还原物，不是一个自由基，是一个化学稳定的分子。电子兴奋状态还包括单分子氧和兴奋态的碳基化合物，它们也不是自由基。

除 ROS 外，其他重要的反应性活性物对氧化还原生物学有显著作用，因此对氧化应激亦有显著影响。其中包括活性氮（RNS），这里概括为一氧化氮、二氧化氮（两种自由基）、环氧体和亚硝酸盐/硝酸盐。活性硫（RSS）包括各种形式的半胱氨酸和甲硫氨酸，以及一些低分子质量化合物，如谷胱甘肽或三甲酮或甲醇。活性碳化物(RCS)包括各种形式的代谢产生的醛和电子兴奋(三重)碳化物。最后,各种活性铀(RSeS)包括低分子质量化合物,重要的是,包括蛋白质中的半胱氨酸和塞洛内硫氨酸残基。其他氧化剂可以通过一电子还原合适的化合物产生,特别是奎诺性质的。由此产生的半奎酮可以自动氧化,通过电子转移产生超氧化物的核基。因此,再生奎诺过程中可能会经历另一轮单电子还原。或者,奎宁可以经历双电子还原步骤,通过减少的烟酰胺腺苷磷酸二核苷酸(NADPH)和奎诺氧化还原酶(NQOR)催化,形成氢奎酮。氢奎酮可以参与葡萄糖化和排泄。

氧化和抗氧化系统:古细菌进化出了一系列的抗氧化酶,真核生物采用了类似的策略。抗氧化防御主要由酶提供,而不是由低分子化合物提供。这种意识很重要,因为一般公众以及一部分研究者并不总是承认这一事实。并且需要认识到氧化和抗氧化活性的复杂网络。几乎没有酶能够灭活电子兴奋状态,例如,单分子氧和电子兴奋(三重)碳素状态,这些酶在光激发和化学激发过程中产生。这由低分子质量化合物,特别是类胡萝卜素来解决。酶及其反应物同时存在于细胞和组织中,其比例和活动范围很广。怎么打开或关闭它们? 当然,这依赖于环境 O_2 浓度,以及各种性质、物理或化学的外源性线索。此外,它们取决于特定的细胞或组织或器官的特定类型,即基因的表达控制。因此,与特定细胞或亚细胞空间存在最佳 pH 一样,在给定的生理条件下存在一种最优的促氧化剂和抗氧化剂的平衡模式。学界描述为过氧化物色调、碳化色调或硫化物色调。以硫化物的色调作为例子:对于谷胱甘肽(GSH),反应取决于 GSH 浓度,GSH 与其主要二硫化物 GSSG 形式的比例,或 2 电子对联的氧化还原电位,2GSH/GSSG。

阳光虽然是早期生命存在的主要威胁之一,但同时阳光诱发的光化学反应在生命起源中也起到不可或缺的作用。通过光子冲击激发电子产生氧化物,是表光生物学的一个主要部分。内源的光激发导致活性物的形成,特别是单分子氧、电子兴奋碳化物和超氧阴离子;这些可能会导致分子损伤。有重要生物作用的波长范围是紫外线 B 和紫外线 A,但可见光甚至红外线 A 也会产生光生物学反应。这里没有介绍植物科学中关于这一主题的广泛文献。在人类健康中,皮肤和眼睛等暴露组织的研究最多。单分子氧介导光老化相关的线粒体减少。膳食微量营养素,如类胡萝卜素和多酚,可以提供营养保护,防止阳光损害。在类胡萝卜素中,番茄红素与单体分子氧的反应率最高。在生理淬灭中,类胡萝卜素保持不变,无需额外的酶解毒单氧。然而,类胡萝卜素在化学反应时会损耗一些。其他细胞成分,如在化疗后黑色素衍生诱导的 DNA 光产物,可能导致损害。

四、氧化还原关键通路和分子

(一) NADH 和 NADPH 系统

NADH 系统处理分解代谢和能量捕获。而 NADPH 系统不仅驱动还原性代谢,还驱动酶控的氧化反应,如 NADPH 氧化酶、一氧化氮合成物(NOS)、细胞色素 P-450 依赖性羟基酶等。细胞性 NADH 氧化还原的运行电位比线粒体 NADH 更正,因为它有更强的结合位点,自由 NADH 的设定点是 $1\mu M$(即 pNADH=6。氧化还原生物学侧重于这些关系的研究,例如 NAD+/sirtuin 通路。控制细胞 NAD 水平对能量代谢也有影响。在线粒体中,NADH 和 NADPH 由酶、能量链接的烟酰胺核苷酸转氢酶(NNT)相互关联。NNT 利用质子驱动力将电子从 NADH 转移到 NADP+,从而支持 NADPH 相关的抗氧化防御。这种反应是可逆的,因此在病理代谢需求下,NADPH 被消耗,以支持 NADH 和 ATP 生产,这削弱了抗氧化防御。而通过NNT 的反向反应会导致氧化应激,如心力衰竭。

生物环境中氧化还原系统分析面临重大挑战。同一组织的不同细胞,以及同一细胞的不同细胞器,在特定时空有着不同的氧化还原电位;同时样品处理时会被在富氧的大气环境下研碎,这些都会引起人工的信号干扰。在 1928 年,Otto Warburg 在他的著作《关于活物质的催化作用》中指出,应在最自然的条件下,在活细胞本身中,进行酶研究。这是目前使用非侵入性选择性地检测配体或反应物(如过氧化氢)方法的背后逻辑。

氧化还原平衡由强大的脱氢酶系统来维系。细胞质中烟酰胺腺苷二核苷酸（NAD）系统的氧化还原电位可由细胞外乳酸/丙酮酯浓度比来反映。氧化还原的指标——代谢物比的概念在早期即被引入氧化还原生物学中。细胞质和线粒体 NAD 系统可分别使用乳酸/丙酸酯和 β-羟基丁酸盐/乙酰酸盐比进行分析。NADP 系统的氧化还原状态也以类似的方式进行了分析，然而由于反应物不能渗透到细胞外空间，因此无法以非侵入性方式检测。这一研究领域在过去几十年中处于休眠状态，但鉴于对集成系统研究的兴趣日益增加，可能会出现新的应用。

生物物理提供了非侵入检测感兴趣内源分子的方法。血红蛋白的氧化还原状态可以通过特征性的吸收光带进行连续监测。随着器官氧化成像技术的进一步发展，或许可以对细微的氧化还原状态变化进行分析。线粒体细胞色素的氧化还原状态的非侵入性分光光度分析已成为一个感兴趣的领域。同样，内源成分（如 NADH）的荧光检测也得到了成功应用。除了突出的索雷特带外，Catalase 化合物 I 在近红外（电荷转移带）的差值光谱中具有吸收峰值，位于 660nm，这使在完整器官中无创地识别过氧化氢得以首次实现。目前有人正在开发对氧化还原态敏感的双光子显微镜技术。人们通过电子自旋共振（ESR）［或电子顺磁共振（EPR）］非侵入性检测对自由基成分（例如，超氧化物阴离子）进行了直接和间接测量。EPR 被认为是检测和鉴定生物系统中自由基的黄金标准。

在白细胞中进行呼吸破裂的氧化酶的初始产物是超氧化物；还原的对应物来自 NADPH。人类成纤维细胞在细胞因子的控制之下释放超氧化物。负责的酶家族是 NADPH 氧化酶（Nox），在生理学和病理生理学中具有丰富的功能。虽然一个主要功能是机体防御（即，一个氧化剂的作用），更重要的细胞功能是氧化还原信号转导。例如，Nox4 具有保护性血管功能，敲除会导致凋亡。Nox 活性对细胞生产的过氧化氢构成贡献可能很大；Nox4 在血管内皮中贡献了大约三分之一的细胞过氧化氢形成。Nox4 对蛋白质磷酸酶-1的靶向氧化还原抑制，调节真核启动因子 2a 介导的应激信号。相反，Nox4 的超表达会诱发斑马鱼心律失常。Nox 酶是氧化还原活性内涵体（称为氧化还原酶体）的成分，后者可能是疾病特异性疗法的靶点。

氧化还原反应几乎控制着生命活动的方方面面。调节可以通过控制单个酶活性进行，也可在转录水平上进行。很早学界就发现了氧化还原对转录因子的调控。氧化还原对转录因子的调控由 Fos 和 Jun 组成的异二聚体 AP-1（activator protein-1）结合到 DNA 介导的。中央 FoxO 转录因子也是氧化还原敏感的。因此，几个信号机制本身是氧化还原调节的。氧化还原对蛋白质激酶的调节的意义，不单单是将蛋白质的酪氨酸磷酸化，更是精细调节磷酸化信号的持续时间和强度。蛋白质氧化不一定有害。氧化还原信号和控制的机制在很大程度上涉及氧化修饰蛋白质中氨基酸侧链的过氧化氢物：半胱氨酸、甲硫氨酸、蛋氨酸、组氨酸和色氨酸（按反应性和生物可逆性的递减顺序）。其他氧化剂也可能发挥作用。酶的活性可以通过特定氨基酸的可逆硫醇/二硫化物氧化还原变化进行调节。六碳糖转运和光合作用是最先被确定为受硫醇氧化还原调节的生物过程。除二硫化物形成以外硫醇可有不同的可逆氧化修饰，如硫酸化、亚硝化或S-谷胱甘肽化。这些氧化物大多经硫多辛和谷胱甘肽减少。胚胎发育等生理过程依赖硫多辛和谷胱甘肽。关于氧化蛋白硫醇机制的知识正在积累。例如，巨噬细胞可对来自细胞外环境的代谢线索——蛋白质 S-谷胱甘肽进行反应。区分有害和有益的蛋白质氧化往往是困难的。

（二）过氧化氢

过氧化氢，作为一个不带电分子，非常适合作氧化还原状态的感受器以及氧化还原信号的媒介。虽然此分子与生物分子的反应相对缓慢（二阶速率常数约为 $1M^{-1}s^{-1}$），但也有例外，如过氧化物毒素的某些半胱氨酸残基或谷胱甘肽过氧化物酶（$10^7 M^{-1}s^{-1}$）。正由于反应缓慢，过氧化氢可以扩散远，在一定距离内达到反应性更强的目标，而高活性氧化剂，如羟基不能。硫醇过氧化物酶可以充当过氧化氢传感器。过氧化氢是氧化还原信号中的主要组件。氧化还原检测策略的一个示例是，过氧化物多辛-2 充当超敏感的原性过氧化氢受体,专门将氧化还原物质等量传输至受氧化还原调节的转录因子 STAT3,从而形成过氧化氢氧化还原信号的中继站。时空控制的另一个策略是,过氧化物多辛半胱氨酸残基通过过氧化氢氧化变成对硫酸,从而导致过氧化物酶灭活。因此有人建议,过氧化氢在目标物局部积累,犹如打开闸门,进而氧化特定目标蛋白质。功能环路由硫化物闭合,硫化物能够还原超氧化过氧化物,进而恢复功能。因此,当过氧化氢浓度限制在约 10nM 的生理范围附近,远远低于毒性水平时,过氧化氢正作为红氧化物生物学中合适的第二信使使用。完整器官的过氧化氢的生产能力约为每克每分钟 50nmol,在肝中进行无创检测,约占稳定状态下总吸氧量的 2%。在细胞中特定代谢情况下,过氧化氢的各种产生来源需要进一步研究。

1970 年,明确活细胞可产生过氧化氢后不久,分离的线粒体被确定为过氧化氢的主要来源。线粒体产生超氧化物和过氧化氢部位可分为两大类:线粒体内膜复合物Ⅰ、Ⅱ和Ⅲ和线粒体基质和/或内膜结合的脱氢酶,O_2^+/过氧化氢的十几个线粒体来源,共发现了 31 种细胞过氧化氢生成酶。一个关键的问题是线粒体氧化还原开关在细胞中如何工作。过氧化氢是否从线粒体释放到完整细胞中的细胞质中,尚未证明。用 HyPerRed 的实验表明,明线粒体基质过氧化氢不会扩散到膜间空间和细胞质。Redox 信号可能使用其他途径,例如,通过谷胱甘肽。线粒体功能包括多种作用,调节神经内分泌,代谢,炎症和急性心理应激的转录反应。线粒体氧化还原信号参与触发对缺氧的反应。还发现线粒体对处理线粒体外过氧化物有显著贡献,突出了线粒体在氧化物控制的作用。

虽然许多信息都支持过氧化氢是主要信号分子,但也有证据表明自由基在基于硫醇的氧化还原信号中发挥作用。事实上,有人建议,反应硫化物在细胞内氧化还原信号中很普遍。生物活性硫化物和有机和无机过硫化物的作用正在被阐明,并在细胞氧化还原调节中发挥作用。一氧化氮,由 NOS 生产,是一种生理信使分子,它的信号特性研究的比较充分。作为自由基,它与超氧化物的阴离子基迅速反应,形成过氧硝酸盐。过氧硝酸盐,反过来,用于硝化反应,形成蛋白质中的 3-硝基酪氨酸残基。过氧硝酸盐作为生物氧化剂,通过氧化和硝酸反应,影响线粒体功能,触发细胞死亡。

(三) 水孔蛋白

长期以来,人们一直认为过氧化氢通过生物膜的扩散速度足以用于代谢目的。然而,在 2000 年,人们发现,过氧化氢会使用水通道蛋白通过细胞膜,这比通过简单的扩散通过脂质双层更快。这一发现开启了一个令人兴奋的过氧化氢膜转运领域。特定的水通道蛋白,称为过氧化物通道,允许过氧化氢扩散。人类肝病 HepG2 细胞线粒体水族素-8 的敲除导致细胞死亡。细胞应激可逆地抑制水族素-8 的渗透性,为调节细胞信号提供了一种新的机制。水通道蛋白-3 被证明可调节过氧化氢吸收,进而调节下游信号。说明了血浆膜中水蛋白在从细胞外空间捕获过氧化氢,进而影响细胞内过氧化氢信号的作用。生产过氧化氢的叶绿素也含有水通道蛋白,因此它们可能作为过氧化物通道蛋白发挥作用。对水通道蛋白作为过氧化物通道的知识,可能会增进对不同隔间氧化应激机制细节的理解。

(四) 氧化还原蛋白组学

蛋白质中的硫醇组经历可逆和不可逆转的氧化反应,对蛋白质结构和功能产生影响。这些包括多种氧化状态(硫化、硫化、硫化)形式(谷胱甘肽化、亚硝化、半胱氨酸化、过硫化等)和金属离子(Zn、Fe、Cu等)。利用质谱法、氧化还原成像、免疫分析以及分子生物学操作的蛋白质分析的方法,能够识别氧化还原模式和分段,并增强分析信号和传感中的硫醇/二硫化氧化还原状态的能力。主要不足包括上述人工干扰的氧化倾向、成本,以及相对稀疏的覆盖,往往需要用相对较高的丰度蛋白测量肽中的半胱氨酸。半胱氨酸氧化还原蛋白组学已被广泛研究。除了信号功能外,氧化还原蛋白组还具有控制和集成功能系统的作用。对没有强制氧化剂或受损抗氧化系统的培养细胞和动物器官的研究表明,蛋白体中半胱氨酸残基的中位氧化百分比在 6%~14%。持续氧化通过还原来平衡;因此,良性氧化是持续的。通路和网络研究表明,功能通路内的半胱氨酸残基具有相似的氧化百分比。许多与肌动蛋白相关的蛋白质、核蛋白和 mRNA

处理酶中的胱氨酸都是这样。蛋氨酸氧化还原蛋白酶组越来越被视为在氧化应激下控制信号因子的一部分。虽然酶大多被甲硫氨酸氧化而抑制或灭活，但也发现了酶活化的例子。甲硫氨酸中硫原子的氧化引入一个不对称中心，需要与含硫和含铀蛋白质相关的特定酶系统来逆转 R- 和 S- 形式。

（五）氧化还原分子开关

分子氧化还原开关具有两种功能：控制激活/灭活周期（即氧化还原信号），以及调节或整合系统活动（即氧化还原传感）。氧化还原状态敏感性转录因子（例如，Nrf2/Keap1，NF-βB），控制着非常广泛的生物功能范围。一个核心问题是开发方法来识别主氧化还原设定点，围绕该设定点振荡以保持平衡。Nrf2（核因子-E2 相关因子 2）属于诱导抗氧化和解毒酶的转录因子小家族。Keap1（类 Kelc 的 ECH 相关蛋白 1）使 Nrf2 快速泛化和降解，从而抑制 Nrf2 在无压力条件下的转录活性。在氧化或电性应激下，Keap1 的特定半胱氨酸残基被修改，Keap1 失去对 Nrf2 泛化的能力，使其在细胞核中积累以诱导其目标基因的表达。这种氧化还原应激-感应自适应反应系统在分子机制和生物学意义方面得到了广泛的研究。Nrf2/Keap1 系统的激活显然具有保护作用，但过度激活可能会适得其反，例如癌症和化疗的抵抗时。有趣的是，硒蛋白硫多辛还原酶 1（TrxR1）已被提出为 Nrf2 的精细调节器。Nrf2 经历易位振荡。对 Nrf2 的微调还包括 p62 和 TRIM21，同样是使用泛化机制。核纤层蛋白 A 的突变，可使 Nrf2 聚集于核边缘，Nrf2 信号受损和慢性氧化应激，进而导致过早老化的表型。NF-βB 是一种多亚基转录因子，可以快速激活参与炎症、免疫和急性相反应的基因表达。由过氧化氢氧化导致激活，使 NF-kβ 抑制剂（IkB）的抑制亚基释放。与 Nrf2 一样，NF-βB 的 DNA 结合亚单位含有感受氧化还原的半胱氨酸残基，氧化时其活性抑制。核 Trx1 会刺激其活性，核过氧化氢的增加会抑制其活性，表明过氧化还原状态是一个重要决定因素。与 Nrf2/Keap1 一样，NF-βB 会发生振荡。有学者提出将转录因子振荡动力学作为分割时间的手段，为决策提供新的机会窗口。

（六）氧化损伤的修复

在研究氧化应激的生物化学的早期，人们关注的焦点多是对生物分子的损害及其后果。此后积累了大量文献。在本节中，我们只讨论一些最近的发现。主要是，氧化改性的生物分子不仅可被直接修复或恢复，而且可以充当真正的信号分子。

DNA 氧化，以及 DNA 水解和 DNA 甲基化，是导致基因组不稳定和衰变的主要原因。在有氧条件下的自发突变比厌氧条件下大，在细菌中删除可以抵消 DNA 损伤的 OxyR regulon，显著增强自发突变。在 DNA 碱基中，鸟嘌呤最容易受到氧化损伤。主要的突变病变是 8-氧-7,8-二氢鸟嘌呤，它与腺嘌呤而不是胞嘧啶碱基配对，从而在复制后产生转变突变。研究了多种 DNA 损伤反应及其后果。8-养鸟嘌呤的积累导致线粒体功能障碍，致癌，而解毒氧化核苷酸的酶人 mutT 同源（MTH1）是癌症治疗的潜在靶点。RNA 也受到氧化的影响，对疾病过程有影响。MicroRNA 是非编码 RNA，长度约为 18～25 个核苷酸，在 3′UTR 与目标 mRNA 结合，影响 mRNA 降解或抑制蛋白质翻译。调节氧化通路的 MicroRNA 被称为 redoximiRs。microRNA-184 的氧化修饰使其能够作用于 B 细胞淋巴瘤蛋白 Bcl-xL 和 Bfl-w 的 mRNA，从而阻断其翻译，从而导致凋亡。另一个好例子是 microRNA-15b，它通过影响 stuin-4 翻译来调节线粒体超氧化物的产生。

蛋白质氧化在氨基酸侧链形成多种氧化产物。作为可逆氧化的修饰，一些蛋白质损伤产物支持信号转导。内质网（ER）是氧化蛋白折叠的主要站点，通过氧化过程将分子内和分子间二硫化物键引入蛋白质中。这些过程涉及：二硫醇-二硫化氧化还原酶的 PDI 家族，ER 氧化还原素 1（Ero1）通路，peroxiredoxin Ⅳ，谷胱甘肽过氧化物酶 7 和 8（GPx7 和 GPx8），维生素 K 环氧还原酶（VKOR）通路。ER 内需要还原态，因为 Ero1 催化的每个二硫化键都产生一个过氧化氢分子。GPx8 可防止过氧化氢从 ER 泄漏。GPx7 也被确定为新型氧化应激传感器。过氧化氢在 ER 膜上传输不慢。未折叠蛋白质在 ER 内中积累（ER 应激）激活未折叠蛋白质反应（UPR）。在线虫的研究表明，慢性蛋白毒性应激使 ER 更还原态而细胞质更氧化态。

因此,在 ER 应激中集成了氧化还原信号和伴侣分子,最终导致新的氧化还原平衡或细胞死亡。

脂质的氧化产物在氧化信号转导中起着核心作用。学界对脂质氧化的理解已经很丰富,主要类别包括脂质氢氧化物、脂氢氧化物和环氧树脂(包括胆固醇氧化产物)、异丙酮、马龙二甲醛(MDA)和其他醛和酮等。脂氧化产物是过氧体增殖激活受体(PPAR)的配体。

碳水化合物与氧化应激的关系是多方面的。对核酸糖骨干的氧化损伤会导致多糖断裂。自由碳水化合物产生氧化剂,如活性碳基。Maillard 反应的初始阶段的非酶糖化,产生糖氧化产物,并随着年龄在组织中积累,越来越多的证据表明,高级的糖化最终产品(AGE)和其受体(RAGE)相互作用可引起氧化应激(糖氧化应激)。O-乙酰葡萄糖胺(O-GlcNAc)是细胞应激时的一种翻译后蛋白修饰(GlcNAcylation)。在氧化应激条件下,淀粉样蛋白前体蛋白切割酶-1(BACE1)的 GlcNAc 化修饰,可稳定此蛋白,导致淀粉样蛋白生成增加。氨诱导的星形胶质细胞蛋白 O-乙酰葡萄糖胺化可能参与肝脑病的病理生理学。

许多氧化应激的生物标志物已被使用,并探索了这种生物标志物的临床相关性。主要生物标志物包括蛋白质碳基和年龄;3-硝基酪氨酸;氧化低密度脂蛋白;其他脂质氧化产物,如 4-羟基-无和 MDA;F2-等值;DNA/RNA 氧化产物,如 8-牛瓜氨酸;谷胱甘肽、硫醇蛋白和硫化甲酰胺。有学者对此类生物标志物的聚类分析。存在与特定条件相关的专门生物标志物。其中一个生物标志物是端粒的长度,随着氧化应激的减少。另一种是彗星测定,用于检测细胞中的 DNA 损伤。心血管疾病研究的结果提示:血浆中 GSH/GSSG 比例的下降,高半胱氨酸水平的升高与死亡相关。炎症状态的生物标志物涉及与损害相关的分子模式,包括氧化相关产物。表观遗传系统、免疫细胞选择和其他机制允许个体在寿命期间适应;这些适应性反应降低了灵活性,导致衰老和疾病。了解偶发氧化应激对暴露记忆的影响非常重要。需要测量暴露记忆及其对疾病的贡献的方法。

五、亚低温对氧化应激的作用

(一) 低温对 SOD 和 GSH-Px 的作用

有学者在大鼠骨骼肌的缺血再灌注模型上发现,与单纯的缺血再灌注损伤组相比,低温可以升高靶器官中 SOD 和 GSH-Px 的活性,并且可以减少 iNOS 的表达。通过体外分离培养猪的视网膜细胞发现,低温可以减轻缺氧时 ROS 在神经元内的含量,同时氧化应激的其他分子如 HSP70,iNOS,HIF-1α 也减少了。进而通过减少细胞凋亡实现了神经保护的目的。

我们团队也发现,低温可以通过减少缺血性脑卒中时 ROS 的产生,而发挥神经保护作用。低温也可以减少肾脏在离体缺血时 ROS 的聚集。也有学者发现,低温可以减少大鼠离体神经元在糖氧剥夺时 ROS 的聚集,从而抑制了糖氧剥夺引发的迟发细胞死亡。有学者通过离体的心肌细胞,发现低温可以减少其缺氧再灌注时 ROS 的聚集,维系线粒体膜电位,并且可以减少细胞死亡。而且 32℃ 的低温可以减少肺小泡上皮细胞在过氧化氢刺激时,细胞内 ROS 的聚集,以及减轻细胞凋亡和细胞坏死。同时 CO 会引起脑部迟发的神经元死亡,而低温可以减轻这一现象,低温也可以 ROS 在神经元的聚集。

此外低温可以通过减少 LPS 诱发肝炎的 ROS 聚集,减少肝损伤,增加小鼠存活率。有学者提出,低温治疗可以通过减少 OGD 时大鼠原代神经元内 ROS 的聚集,发挥神经保护作用,但是低温治疗的持续时间并不是越长越好,超过 4.5 小时,反而会削弱其保护作用。17℃ 30 分钟的治疗,可以通过减少 ROS 的产生,维系线粒体 NADH,对猪心脏缺血起到保护作用。

(二) 低温对 NF-κB 通路的作用

虽然低温对脑缺血和心肌缺血具有保护作用,但是 Karen D. Fairchild 报道,在败血症时,低温(32℃)会延长 NF-κB 的表达时间,从而增加 TNF-α 和 IL-1β 的表达,进而增加 LPS 诱发的致死率。

缺血性脑卒中会诱发癫痫,在大鼠的全脑缺血模型上,低温可以减少全脑缺血引起的 NF-κB 高表达,进而可以减轻脑卒中后的癫痫发作。低温可以减轻狗的急性肺损伤时,肺组织中 NF-κB 的表达,进而可促进肺功能的恢复。在狗的肠系膜缺血再灌注模型中,NF-κB 的表达可升到 3 倍,而区域性低温治疗可以阻断 NF-κB 的升高。低温可诱导 NF-κB 的第 276 位上的丝氨酸磷酸化,进而结合于 PBM3 基因的启动子区,促进后者表达,进而发挥抗细胞凋亡的作用。有学者通过基因芯片技术,发现在 HELA 细胞系中,亚低温(32℃)后,主要其反应的通路为应激诱导因子 Nrf2 和 HIF1A,它们二者分别影响抗氧化系统和缺氧反应通路。而 NF-κB 和 UPR(unfolded protein response)通路并没有明显反应;同时他们还发现,更低的温度(27℃和22℃)在对 Nrf2 和 HIF1A 的激活作用上,并没有32℃那么显著。低温可以延长 LPS 激活的巨噬细胞中 NF-κB 在核周围的聚集,进而发挥免疫调节作用。低温(30℃)也可以增强 LPS 诱导的 NF-κB 在 PBMC 中的表达。低温还可以降低 TLR2 活化的小型胶质细胞中 NF-κB 的活性,进而减少其后续分子 TNF-a、IL-10 和 NO 的表达。而高温则有相反的作用。

(三)低温对过氧化氢通路的作用

学者在研究低温对心肌细胞培养模型中研究氧化应激的保护机制时发现:将 H9c2 心肌细胞在20℃时维持20分钟,可以减轻过氧化氢造成的短期氧化损伤。表现为,与对照组相比,低温组中 LDH 释放减轻,caspase-3 减少;细胞内 ROS 的还原率显著提高;线粒体脱氢酶活性显著增加,细胞内 ATP 含量较高;抗凋亡蛋白 Bcl-2 上调,p53 磷酸化减少,从而支持了细胞的生存;反应通过 DNA 损伤的指标 PARP-1 裂解产物和 H2AX 磷酸化也是显著减少的。有学者通过微透析的方法,分析了缺血和再灌注期间海马细胞外过氧化氢(过氧化氢)的浓度变化,发现在37.5℃时,前脑缺血 5 或 10 分钟,在缺血开始后即刻以及再灌注后过氧化氢的浓度都是增高的,且再灌注后增加更甚。而低温治疗时,无论34℃还是30℃,都可减轻缺血期间以及再灌注时过氧化氢浓度的增加;并且减少了缺血 7 天后海马 CA1 神经元的死亡。提示体温通过抑制缺血和再灌注时过氧化氢产生,而发挥神经保护的作用。有学者用氧化氢诱导的急性肺损伤模型,研究了低温的作用。将人肺泡上皮Ⅱ型细胞 A549 细胞暴露在过氧化氢的同时,并在不同的温度下(即正常温度(37℃)、轻度低温(34℃)或中度低温(32℃))培养。结果未受伤的 A549 细胞在 32℃下凋亡且细胞内 ROS 显著增加。接触过氧化氢后,细胞生存明显下降,而低温(32℃)可以改善此现象。细胞在 37℃时暴露在过氧化氢下 24 小时后,细胞凋亡和坏死、细胞内 ROS、caspase-3 活性、HMGB1 蛋白表达以及细胞周期都会发生改变,而低温可以减轻这些变化。提示低温可以抑制过氧化氢诱发的细胞损伤;同时低温也可能会对未受伤的细胞造成轻微损伤。人们发现,无论是大鼠的心肌还是兔子的心肌细胞,低温都可以减轻缺血引起的损伤。表现为,于正常温度相比,32℃低温可以显著减少大鼠心肌细胞中缺血时 ROS 的产量;可以提高兔子心脏分离出的氧化线粒体中的呼吸控制比(+22),减少过氧化氢产量(-41%);同时可以保持心脏线粒体中呼吸链复合物Ⅰ、Ⅱ和Ⅲ的活性。提示低温可以通过减少过氧化氢在心肌缺血时的聚集而发挥细胞保护作用。与 23~26℃ 相比,4~6℃ 的低温时,从草蛇肝脏分离出的线粒体的功能有明显不同。表现为:呼吸链氧化磷酸化偶联水平较低,K+ 运输率显著降低,过氧化氢产量增加、线粒体膜中多不饱和脂肪酸的比例增加,提示过低的低温 4~6℃ 可以增加脂过氧化物的形成。通过离体的大鼠心肌细胞,也证实了低温对氧化应激损伤的作用。与正常温度(37℃)相比,低温(31℃)具有细胞保护作用。具体表现为:低温可以减少细胞凋亡(TUNEL);低温可以减少过氧化氢诱发的 ROS 的增加;而且发现抗体氧化剂的使用可以消除氧化应激引起的损伤以及低温的保护作用。提示低温时通过较少 ROS 的聚集而抵抗过氧化氢引起的氧化应激损伤的。低温诱导的 RNA 结合蛋白,可以在体外抑制过氧化氢对 N2a 神经元的损伤。同时发现,CIRP 增加了 p-ERK 和 p-Akt 的水平,并重新激活了细胞周期相关的蛋白质环素 D1 和 c-Myc。低温可增加 CCL2 在小鼠脂肪细胞中的表达,而 CCL2 可能对机体具有保护作用。在内质网氧化应激中,低温可以减轻缺血缺氧诱导的 CHOP 表达增加,进而减少细胞凋亡。然而,低温可以进一步增加

Ero1-α 表达。

（四）低温对其他分子和通路的作用

1. 低温对 Nrf2 的作用　对大鼠肝脏缺血再灌注模型的研究表明,低温可以诱导一氧化氮合酶表达。同时可以增加 Keap-1 表达,并抑制 Nrf2 的表达。HANG YU 等发现,低温可通过作用于 Nrf2 和 NADPH 等通路,发挥脑保护作用。

2. 低温对 NADPH/NOX 的作用　在大鼠 MCAO 模型中,低温可以降低 NOX 活性,减轻 ROS 的聚集,从而减少脑梗死体积,并且改善神经功能。

3. 低温对 ROS 的影响　低温可以通过减少大鼠在心搏骤停后大脑海马神经元内 ROS 的产生,进而发挥神经保护作用。

4. 低温对脂质的作用　在大鼠的盲肠结扎穿刺模型中,与对照相比,低温可以显著减少反映脂质氧化水平的指标 MDA(malondialdehyde)在肝脏的聚集。

5. 低温对 GPx 的影响　在大鼠 TBI(traumatic brain injury)模型中,与对照组相比,低温可以显著减少过氧化氢酶(catalase,CAT)和谷胱甘肽过氧化物酶(glutathione peroxidase,GPx)的活性,但可增加超氧化物歧化酶(superoxide dismutase,SOD)的活性。在大鼠的脑缺血缺氧模型中,与对照相比,在受累脑组织中,低温可以减轻 MDA 的水平,同时可以减低谷胱甘肽过氧化物酶的活性,并可增加超氧化物歧化酶的活性。我们团队发现,低温可以通过抑制 miR-15b 在脑缺血时的表达,从而发挥神经保护作用。在心脏中,低温可以通过减少 AP-1 的表达而发挥保护作用。

六、小结

氧化应激是机体的一个基本应激反应系统,涉及多种通路。而低温也是一种多靶点的治疗方式。它可以通过作用于氧化应激反应中的多个关键分子(如过氧化氢、NF-κB、Nrf2 等)而发挥作用。针对此二者交叉靶点的进一步研究,必定会让我们加深对这两个领域的认识,有可能会指引我们发现新的临床诊疗方法。

（师敬飞　王露苓　罗玉敏）

参 考 文 献

[1] JONES D P,SIES H. The Redox Code[J]. Antioxidants & Redox Signaling,2015,23(9):734-746.

[2] KEMP M,GO Y-M,JONES D P. Nonequilibrium thermodynamics of thiol/disulfide redox systems:A perspective on redox systems biology[J]. Free Radical Biology and Medicine,2008,44(6):921-937.

[3] BUCHER T,SIES H. Steady State Relaxation of Enolase in Vitro and Metabolic Throughput in Vivo of Red and White Rabbit Muscles[J]. European Journal of Biochemistry,1969,8(2):273-278.

[4] SELYE H. 40 Years of Stress Research-Principal Remaining Problems and Misconceptions[J]. Canadian Medical Association Journal,1976,115(1):53-56.

[5] SOBOTTA M C,LIOU W,STOECKER S,et al. Peroxiredoxin-2 and STAT3 form a redox relay for H2O2 signaling[J]. Nature Chemical Biology,2015,11(1):64-69.

[6] KARPLUS P A. A primer on peroxiredoxin biochemistry[J]. Free Radical Biology and Medicine,2015,80:183-190.

[7] JEONG W,BAE S H,TOLEDANO M B,et al. Role of sulfiredoxin as a regulator of peroxiredoxin function and regulation of its expression[J]. Free Radical Biology and Medicine,2012,53(3):447-456.

[8] CHANCE B,SIES H,BOVERIS A. Hydroperoxide Metabolism in Mammalian Organs[J]. Physiological Reviews,1979,59(3):527-605.

[9] POONE G,HASSELDAM H,MUNKHOLM N,et al. The Hypothermic Influence on CHOP and Ero1-α in an Endoplasmic Retic-

ulum Stress Model of Cerebral Ischemia[J]. Brain Sciences,2015,5(2):178-187.

[10] LONGO L,SINIGAGLIA-FRATTA L X,WEBER G R,et al. Hypothermia is better than ischemic preconditioning for preventing early hepatic ischemia/reperfusion in rats[J]. Annals of Hepatology,2016,15(1):110-120.

[11] CAI L,STEVENSON J,GENG X,et al. Combining Normobaric Oxygen with Ethanol or Hypothermia Prevents Brain Damage from Thromboembolic Stroke via PKC-Akt-NOX Modulation[J]. Molecular Neurobiology,2017,54(2):1263-1277.

[12] SIDONIA B,HORATIU R,VLAD L,et al. Hypothermia effects on liver and kidney oxidative stress parameters in an experimental model of sepsis in rats[J]. Journal of Veterinary Research,2020,64(1):187-195.

[13] DEKOSKY S T,ABRAHAMSON E E,TAFFE K M,et al. Effects of post-injury hypothermia and nerve growth factor infusion on antioxidant enzyme activity in the rat:implications for clinical therapies[J]. Journal of Neurochemistry,2004,90(4):998-1004.

第三节　亚低温神经保护能量代谢机制

人的大脑只占身体重量的2%,但它所消耗的能量却是人体每天消耗能量的20%。在大脑进行信号传递的过程中,脑细胞的能量消耗每时每刻都有巨大的动态变化。大脑活动和血流的协调变化对应了能量需求的一些适应性反应,但个体脑细胞中的燃料使用和能量产生的机制也受到反馈和前馈调节的精妙控制,能量通过特定的生化路径在流动中产生精密的变化。在大脑中,新陈代谢的急剧变化是对神经元刺激的反应,卒中后的神经元其能量代谢也发生改变,糖酵解和糖异生一定程度上为缺血后的神经元提供了能量。

一、糖酵解

(一)糖酵解的发生

糖酵解,即为葡萄糖部分代谢成丙酮酸或乳酸。它发生在胞浆中(可能在胞浆内,也可能在质膜的胞内表面)。葡萄糖代谢为丙酮酸,产生两次 ADP 到 ATP 的净磷酸化和两次 NAD^+ 到 NADH 的 $2E^-$(两电子)还原。持续的糖酵解需要 NADH 通过乳酸脱氢酶(LDH)协调还原丙酮酸为乳酸或通过线粒体 NADH 穿梭之一的作用将 NADH 重新氧化为 NAD^+。在没有氧的条件下,葡萄糖通过糖酵解以非氧化方式代谢。

缺氧的特征之一是低氧诱导因子-1α(hypoxia inducible factor-1,HIF-1α)的稳定和随后的核转位,调节了一些在能量代谢中重要的基因的表达。HIF-1 由两个蛋白质亚基组成:HIF-1β 是结构性表达的,HIF-1α 是在常氧条件下由泛素-蛋白酶体系统连续合成然后以脯氨酸羟化酶依赖的方式降解的。在低氧分压下,脯氨酸羟化不会发生,HIF-1α 迅速积累,与 β 亚基结合,并被转移到细胞核,在那里它作为 100 多个基因的转录激活因子发挥作用。这些基因中的许多都涉及糖酵解途径,并导致能量生产从氧化磷酸化转换到糖酵解。HIF-1 通过上调合成促进糖酵解。HIF-1 促进丙酮酸脱氢酶激酶(PDK)1 的激活、丙酮酸脱氢酶1 磷酸化并抑制丙酮酸脱氢酶(PDH),这是导致氧化磷酸化的限速步骤,从丙酮酸转化为乙酰辅酶 A 以促进线粒体 TCA 循环,并阻止氧化磷酸化所需的 Fe/S 簇的组装。它还同时阻断核-线粒体串扰,抑制氧化磷酸化复合物中线粒体编码亚基的表达。

HIF-1 在调节线粒体功能方面发挥了独立于 PGC-1a 的作用。HIF-1 与一种称为 c-myc 的多效性转录因子产生相互作用。许多研究表明,HIF-1 对 c-myc 的调节作用是明显的。C-myc 增加糖酵解和线粒体氧化磷酸化。C-myc 和 HIF-1α 都在缺氧时上调,但 HIF-1 指导 c-myc 抑制和氧化磷酸化的抑制,结果类似于 Warburg 重新编程。HIF-1 还影响新生血管、血管生成和细胞存活。它也被证明是线虫寿命的关键决定因素。虽然 Warburg 假设肿瘤中存在有氧糖酵解,但尽管实体肿瘤核心处于无氧环境,但缺血或出血等损伤条件反映了线粒体功能缺陷和糖酵解促进的无氧状态。这在失血性休克等模型中很明显,在这些模型中,持续观察到血浆乳酸升高和组织 ATP 水平降低。

（二）亚低温与糖酵解

由于缺氧条件下低氧敏感细胞的有氧代谢率降低,作为弥补能量短缺的一种手段,无氧糖酵解对葡萄糖或糖原的需求可能会急剧上升。然而,由于能量不足和膜通透性高,离子电位和电势通常不能持续,因此代谢功能和膜功能实际上是解耦的。在耐缺氧的动物中,这些问题可以通过一系列的生化和生理机制来解决,其中代谢停止和稳定的膜功能是延长耐缺氧的最有效的策略。代谢停滞是通过逆转或负巴斯德效应实现的(在 O_2 利用率降低的情况下,糖酵解通量减少或保持不变);尽管能量周转率较低,但代谢和膜功能的耦合是可以实现的,方法是保持膜的低通透性(可能是通过降低离子特异性通道的密度)。代谢阻滞和通道阻滞相结合的可能性已被认为是一种干预策略。到目前为止,这一策略的成功是微乎其微的,主要是因为通过寒冷抑制新陈代谢是通常使用的停滞机制,而低温本身就会控制大多数吸热过程中的细胞功能。越来越多的证据表明,早期开始亚低温,即将大脑降温低至 3~6℃,改善了缺氧之后足月人类婴儿的神经学预后。严谨的研究已经确定了控制机制,然而,降温的分子机制仍不清楚。

治疗性低温通过协同抑制乙酰辅酶 A 含量来介导神经保护,而乙酰辅酶 A 含量反过来又下调了大脑特定区域乙酰胆碱(ACh)的产生。Toshiki 等采用了两步法证实了这些发现。首先,使用非靶向代谢组分析来确定对降温做出反应的代谢途径,发现了产生乙酰辅酶 A 的多条代谢途径,如糖酵解和酮解,对温度的降低做出了反应。随后,通过定量成像质谱法(quantitative imaging mass spectrometry,Q-IMS),发现低温导致海马 ACh 含量降低,同时肉碱含量升高,从改善新生儿缺氧缺血(hypoxia-ischemia,H-I)。从 H-I 治疗的角度来看,目前发现的最重要的特征是 ACh 含量的降低与更好的神经预后有关,ACh 产生的这种下调可能解释了为什么治疗性低温可以实现神经保护。值得注意的是,对无缺氧缺血性脑病的健康新生儿进行低温治疗时,并没有降低 ACh 含量。Pace-Schott 声称"ACh 是激活大脑的一种神经递质",这是基于累积的研究结果。即在 REM(快速眼动)睡眠和清醒期间,海马和丘脑中的 ACh 浓度高于非 REM 睡眠中的 ACh 浓度,这表明 ACh 的状态依赖性释放介导了睡眠-觉醒周期的周期性。最近的一项研究表明,脑病经低温治疗的婴儿延迟开始睡眠-觉醒周期与良好结果之间的相关性可能提供了上述建议与神经可塑性的临床相关性之间的联系。因此可以说,ACh 的产生受到抑制可能会导致觉醒的延迟,从而产生神经保护作用,然而,这种延迟介导神经保护的机制目前尚不明确。

虽然有多种机制可以解释低温如何下调 ACh 的产生,但一个共同的主题是乙酰辅酶 A 池的减少,乙酰辅酶 A 池向胆碱提供乙酰基团以形成 ACh。乙酰基的两个主要来源是丙酮酸和酮体,两者都会因低温而减少。首先,丙酮酸是由葡萄糖作为糖酵解的最终产物提供的。在磷酸烯醇式丙酮酸转化为丙酮酸的过程中,代谢对低温的响应变得明显,这表明丙酮酸激酶催化的反应是降温的目标。另一种可能性是由先前在体外进行的研究支持的,这些研究表明丙酮酸激酶具有温度依赖性。第二,丙酮酸也可以通过天冬氨酸和丙氨酸等氨基酸的转氨化反应产生。第三,考虑到母乳中含有过高比例的脂质,相当于大约 60%（w/v）,乙酰乙酸酯和 3-羟基丁酸来自肝脏酮类合成,在这个发育阶段可能至少与葡萄糖作为燃料一样重要。在这个模型中,酮体可以通过单羧酸盐运输系统穿越血脑屏障,这种情况在哺乳期小鼠中的发生率高于成年鼠。该研究使用 Q-IMS 的策略能够在所有不同的实验条件下进行区域 ACh 和肉碱含量的组间比较。不同处理诱导的不同模式显示,ACh 和肉碱含量之间存在明显的互作关系,特别是在海马,杏仁核次之。这种负相关性表明,内源性肉碱通过影响大脑特定区域的 ACh 合成来调节神经可塑性。

那么这种反向关系产生的机制可能是什么?乙酰胆碱的合成是由胆碱乙酰转移酶(ChAT)催化的,胆碱乙酰转移酶(ChAT)将乙酰基部分从乙酰辅酶 A 转移到胆碱,产生乙酰胆碱酯酶(ACh)和辅酶 A(CoA)。在这里,肉碱和胆碱在结构上的相似性使以前的研究人员在体外检测了 ChAT 的底物特异性。使用纯化的 ChAT 的研究表明,与肉碱相比,作为乙酰基受体的胆碱具有强烈的偏好。这些结果最大限度地减少了肉碱与胆碱竞争 ChAT 的可能性,从而抑制了其活性。相反,一项使用培养的乳鼠皮质神经元的研究表明,外源性肉碱的加入抑制了 ACh 的合成 30%。此外,各种研究表明,外源性给予肉碱可以减少 H-I 造成的脑损伤,这样的观察进一步加强了 ACh 和肉碱代谢的解剖学特异性调节的重要性。

二、糖异生

(一)糖异生的发生

糖异生途径通常存在于肝、肾、肠或肌肉中,有四个不可逆酶催化步骤:丙酮酸羧化酶(pyruvate carboxylase,PC)、磷酸烯醇式丙酮酸羧激酶(phosphoenolpyruvate carboxykinase,PCK)、果糖 1,6-二磷酸酶(fructose 1,6-bisphosphatase,FBP)和葡萄糖 6-磷酸酶(glucose 6-phosphatase,G6PC)。

在大脑中,星形胶质细胞显示出显著的 6-磷酸果糖-2-激酶/果糖-2,6-二磷酸酶-3(6-phosphofructo-2-kinase/fructose-2,6-bisphosphatase-3,PFKFB3)活性,这是通过合成或水解 2,6-二磷酸果糖来调节糖酵解和糖异生的关键机制。星形胶质细胞的独特之处在于它们利用糖酵解产生乳酸,然后乳酸被穿梭到神经元中,并用作糖异生前体进行还原。在星形胶质细胞中发现的这种糖异生途径越来越被认为是神经元的一种重要的替代葡萄糖来源,特别是在缺血性脑卒中和脑肿瘤中。已证明以天冬氨酸、谷氨酸、丙氨酸和乳酸为前体的星形胶质细胞中的糖异生。

在癌细胞中发现了 FBP 基因启动子甲基化的改变,该基因是糖异生途径中的限速酶,可能影响该酶的 mRNA 水平和表达,PC 是一种连接酶类的线粒体酶,在糖异生的代谢途径中催化丙酮酸不可逆羧化为草酰乙酸酯。该反应依赖于生物素、三磷酸腺苷(ATP)和镁。乙酰辅酶 A(Acetyl-CoA)是人体内 PC 的变构效应。

PCK 是裂解酶家族中的一种酶,它分别通过胞质(PCK1)或线粒体(PCK2)亚型在胞浆或线粒体中将草酰乙酸酯转化为磷酸烯醇式丙酮酸和二氧化碳。在人类肝脏中,PCK 大致均匀分布在胞浆和线粒体中。FBP 是一种胞浆酶,在糖异生和卡尔文循环中催化 1,6-二磷酸果糖去磷酸化为 6-磷酸果糖和无机磷酸。该酶的两种人类亚型已在肝脏和肌肉中被报道。这两种异构体都被一磷酸腺苷(AMP)和 1,6-二磷酸果糖的竞争性底物抑制剂 2,6-二磷酸果糖抑制。G6PC 是一种位于内质网中的酶,它水解葡萄糖 6-磷酸生成葡萄糖和无机磷。在人体中,葡萄糖 6 磷酸酶-α(G6PC)基因主要在肝、肾、肠表达,在胰岛表达较少,但目前对该基因的组织表达及其酶学特性的了解有限。G6PC2 基因主要在胰岛表达,而 G6PC3 基因在脑、肌肉和肾脏中普遍表达。双能 PFKFB(6-phosphofructo-2-kinase/fructose-2,6bisphosphatase)负责将 6-磷酸果糖磷酸化为 2,6-二磷酸果糖,进而激活磷酸果糖激酶-1 和糖酵解途径。在四种 PFKFB 同工酶中,PFKFB3 易产生基因突变,在几种肿瘤进展所必需的蛋白质的调节例如缺氧诱导因子-1α、Akt,以及 PTEN 中发挥作用。已经发现 PFKFB3 基因的杂合性基因组缺失会降低小鼠的葡萄糖代谢和肿瘤的生长。

综上所述,糖异生是一个由丙酮酸或相关的三碳化合物(乳酸、丙氨酸)生成葡萄糖的多步骤代谢过程。糖异生的七个可逆步骤是由糖酵解中使用的相同酶催化的。在糖异生途径中有三个不可逆的步骤:①在 PC 和 PCK 的催化下,丙酮酸通过草酰乙酸酯转化为 PEP;②FBP-1 对 1,6-二磷酸果糖的去磷酸化;③G6PC 对葡萄糖 6-磷酸的去磷酸化。

(二)卒中与糖异生

人们普遍认为糖异生通常只存在于肝、肾、肠或肌肉中。然而,有证据表明,大脑中也可以发生糖异生活动,大脑中存在一个功能性的 G6PC 复合物,能够将葡萄糖-6-磷酸水解成葡萄糖。G6PC 免疫荧光标记星形胶质细胞内的胶质纤维酸性蛋白。在各种异常脑组织中反应性星形胶质细胞呈 G6PC 强阳性,而肿瘤性星形胶质细胞多呈弱阳性。在放射状胶质细胞、神经元或少突胶质细胞中仍可见 G6PC。正常情况下,星形胶质细胞储存糖原。星形胶质细胞的一个子集也含有 G6PC,这表明它们在糖异生方面是有能力的,是神经元潜在的能量途径。有人提出,G6PC在生理条件下可能是沉默的,在应激时可能会被激活。G6PC也可能不是星形胶质细胞释放葡萄糖的必需酶,而是利用葡萄糖浓度梯度促进葡萄糖从星形胶质细胞流向神经元。

大脑中的间质微环境是独一无二的。由于星形胶质细胞的代谢把关,在神经元和血管之间架起了桥梁,间质空间的特点是低水平的葡萄糖,高水平的谷氨酸,以及高水平的支链 α-酮酸。葡萄糖通过血脑屏障(BBB)后,主要被星形胶质细胞吸收和处理,以满足神经元能量需求,导致间质葡萄糖水平低于血液中的水平。大脑谷氨酸由主要来源于支链氨基酸的氨基组成(BCAA),这是由在脑内皮细胞中高表达的中性氨基酸转运蛋白实现的。然后,星形胶质细胞通过三氯乙酸循环将支链氨基酸转移到谷氨酸(来源于 α-酮戊二酸)产生谷氨酰胺,由此产生的支链 α-酮酸释放到间质间隙,并被神经元通过脱氨作用摄取用于谷氨酰胺代谢。

星形胶质细胞的独特之处在于,它们利用糖酵解产生乳酸,然后乳酸被穿梭到神经元中,并作为另一种能量来源用于氧化代谢。过量的乳酸要么通过血管系统被移除,要么通过代谢转化为葡萄糖和糖原或丙氨酸而暂时储存。参与糖原合成酶(GS)激活的信号转导有助于星形胶质细胞和其他具有生糖前沿的星形胶质细胞和其他细胞将乳酸转化为糖原。在能量需求高的时候,乳酸是邻近神经元厌氧糖酵解的副产物,随后可以用作糖异生的底物。通过在细胞内保留乳酸,可以利用星形胶质细胞中的糖异生过程来预防致死性乳酸酸中毒。

在肝脏中,丙酮酸在细胞质内由葡萄糖通过糖酵解或在卡希尔循环中通过丙氨酸转氨酶(ALT)转化为丙氨酸,然后被转运到线粒体。在线粒体内,丙酮酸可以作为丙酮酸脱氢酶(PDH)复合体的底物,通过氧化途径,通过三羧酸(TCA)循环和氧化磷酸化反应产生 ATP,也可以被 PC 通过糖异生途径摄取来产生葡萄糖。在线粒体内,丙酮酸可以作为丙酮酸脱氢酶(PDH)复合体的底物,通过三羧酸(TCA)循环和氧化磷酸化反应产生 ATP,或者被 PC 通过糖异生途径摄取来产生葡萄糖。在氧化磷酸化过程中,丙酮酸氧化成二氧化碳涉及 PDH 复合物、TCA 循环和线粒体呼吸链的协作,线粒体呼吸链消耗氧气以 ATP 的形式产生能量。在缺氧或氧化磷酸化酶功能障碍的情况下,线粒体 ATP 的产生被中断。在这种情况下,糖酵解成为主要的能量来源,增加乳酸的生成,乳酸是乳酸脱氢酶(LDH)在糖酵解最后一步产生的一种阴离子。此外,糖异生中限速酶(FBP)的损伤也会导致乳酸的积累,因为这种代谢途径是乳酸利用的主要途径。

在缺血性卒中的背景下,线粒体 ATP 的产生被中断。糖酵解成为主要的能量来源,增加乳酸的生成。胰高血糖素是一种激活糖异生的肽类激素,对脑线粒体氧化磷酸化有刺激作用,并可能在抗缺氧损伤的神经保护中发挥作用。高谷氨酸水平被认为对脑卒中、头部创伤、多发性硬化症和神经退行性疾病有神经毒性作用。大脑间质还含有谷氨酰胺和支链氨基酸,它们可以通过糖异生作为能量底物,促进脑癌的生长和存活。肝脏糖异生形成的葡萄糖可能在脑瘤中代谢,并通过糖酵解产生乳酸。在病理条件下,其他参与糖异生途径的酶,如 PC 和 PFKFB,在大脑中还没有得到很好的研究。

糖异生越来越多地被认为是大脑中替代能源的重要途径。星形胶质细胞从糖酵解或糖原分解转化为糖异生以获得神经元能量的生化机制仍有待阐明。AMP 或己糖磷酸耗竭可能激活 FBP 并抑制磷酸果糖激酶。胶质瘤和卒中中的糖异生通过低磷酸果糖激酶活性降低 2,6-二磷酸果糖水平,可能有利于乳酸或谷氨酸氧化能量的产生和糖原的合成。仍需要进一步的研究来发现如何在大脑中控制糖异生途径,这有利于开发治疗靶点来控制缺血性脑卒中患者的能量水平,从而控制细胞存活,或者抑制脑肿瘤中的糖异生以促进恶性细胞死亡和肿瘤消退。

(三)亚低温与糖异生

哺乳动物冬眠和/或低温的问题引起了广泛的关注。进入冬眠的动物伴随着体温的下降,通过这种方式冬眠的动物可以节省能量,使之能够在略高于冰点的温度下以这种方式生活大约一半的时间。非冬眠者不能在这种温度条件下生存。然而,哺乳动物冬眠者的冬眠季节并不代表一个不间断的低温期,而是一系列由进入、麻木和觉醒阶段组成的冬眠周期。虽然时间短暂,但在冬眠季节,周期性唤醒所需的能量大约是冬眠季节的两倍。冬眠周期中的能量代谢问题一直是关注的热点。

葡萄糖氧化是哺乳动物冬眠周期中主要的能量来源。一项研究对一种哺乳动物冬眠动物耳石刺猬进行了研究,检测了其血浆、肝脏和脑中确定的有机成分水平,旨在评估刺猬冬眠、低温和觉醒过程中能量的变化,重点讨论了葡萄糖来源(糖原分解和/或糖异生)。

结果表明,处于冬眠中期的体温过低的动物明显是低血糖的,它们的血糖水平比基线明显下降(32.6%)。同样,人工降温动物在夏季也表现出葡萄糖浓度下降(19.9%)。然而,在冬眠和低温期间消耗的葡萄糖在自发觉醒时得到了很大程度的补偿,比深度低温动物增加了42.2%。然而,与血糖不同的是,在冬眠和人工低温期间,肝脏和大脑的糖原表现出明显的增加,肝糖原和脑糖原在冬眠期分别增加29.7%和26.3%,在人工低温时增加17.2%和6.3%,后者增加不明显。在被唤醒的动物中,结果显示肝脏和大脑的糖原储备下降(自发唤醒时为28.1%和33.3%,完全唤醒后为36.5%和36.4%)。在唤醒的动物中,脂肪消耗过程持续,导致血浆脂质含量显著下降(自发唤醒和完全唤醒时分别为15.5%和29.8%)。同时,肝脏和脑组织中的脂质含量均有较小幅度的下降。血浆胆固醇的变化规律与总脂的变化趋势大致相同。结果表明,这一参数在秋季增加了33%,然后在冬眠季节逐渐下降。这一下降在被唤醒的动物中非常显著(自发唤醒时为27.8%,完全唤醒后为31.9%)。值得注意的是,无论在冬季还是夏季,低温动物的胆固醇浓度均无明显下降。

目前的数据表明,体温过低的动物冬眠期间血浆葡萄糖水平下降,这可能是由于这种糖的分解代谢和合成之间的失衡所致,这表明,尽管在低温过程中必须减少对组织的需求,但糖原分解不能满足这些要求。1970年Galster & Morrison也得到了类似的结果,结果表明,冬眠期间葡萄糖消耗大于糖原分解。在进一步的工作中,将低温期间葡萄糖的这种下降归因于将甘油转化为葡萄糖的酶摄取降低或三羧酸循环正常损失的放大。

在冬眠期间,糖原水平的升高表明,碳水化合物的代谢和分解代谢在低温下仍在继续,但速度可能有所下降,其他报告中也给出了类似的数据。我们的数据显示,冬眠刺猬的糖原分解在冬季是受损的,不可能是唯一的葡萄糖来源。糖异生应提供大量的血糖来源,以抵消降低的糖原分解能力。如果没有这种糖异生作用,糖原储备可能在冬眠期间耗尽。当考虑到脂质和蛋白质的现有结果时,这一点尤其正确。此外,这些数据可能会强调脂肪和蛋白质分解代谢在冬眠动物所需的能量生产中的特殊作用。

1971年Palladin和Poljakova提到了脑糖原在欧洲刺猬唤醒期间神经组织功能活动中的有趣作用。他们报告说,这种有机成分能够用于提供脉冲传输所需的能量。在冬眠期间脑组织中糖原的积累,即使不是这种活跃的恒温期所需能量的主要来源,也可能是直接启动觉醒的因素之一。虽然糖原分解被证明对觉醒动物的葡萄糖产生不可替代的作用,但脂肪含量的持续下降表明,清醒时糖的形成与糖异生有关。据报道,在唤醒地松鼠时,氨基酸的糖异生能力增加。

三、线粒体代谢

(一) 线粒体的结构与功能

线粒体在细胞生理和病理生理的几乎所有方面都起着至关重要的稳态作用。作为人体中最耗能的器官之一,中枢神经系统高度依赖线粒体来维持内稳态。在神经元内,线粒体不仅为氧化代谢和ATP生成提供基础,而且通过抗氧化酶和凋亡介质积极调节存活和死亡信号之间的平衡。新出现的数据表明,线粒体也可能被释放到细胞外空间,并有可能在细胞之间转移。

线粒体是由简单的外磷脂双层膜、膜间隙、复杂的内磷脂双层膜和线粒体基质组成的细胞器。外膜含有线粒体孔蛋白,使其可被小分子通透。膜间隙位于内膜和外膜之间,在蛋白质通过线粒体膜的运输和氧化磷酸化过程中发挥关键作用。内膜对氧气、二氧化碳和水是自由渗透的。它包含被称为嵴的多个折叠,这显著增加了内膜的总表面积,使其能够含有许多蛋白质,包括运输蛋白、所有的电子传递链复合体和ATP合成酶复合体。内部线粒体基质包含柠檬酸循环反应酶和底物。线粒体产生能量,其数量在心肌、骨骼肌、肝、肾和神经细胞中尤为突出,因为这些细胞需要大量能量才能发挥作用。线粒体利用电子传递链从电子供体[如还原的烟酰胺腺嘌呤二核苷酸(NADH)]中产生可用的化学能,通过一系列的氧化/还原反应,分子传递电子并促进跨膜质子传输,导致电化学梯度,从而驱动三磷酸腺苷(ATP)的合成。

(二) 卒中与线粒体障碍

因为哺乳动物的中枢神经系统是能量密集型的,任何破坏线粒体稳态的行为都会威胁到神经元的生存。从机械论的角度来看,线粒体可能与神经细胞死亡的所有主要途径有关。线粒体功能障碍导致ATP水平降低,进而损害钠钾ATP活性,而钠钾ATP活性是维持膜电位和神经元放电所必需的。神经递质动力学的中断可能会扰乱谷氨酸的处理。因此,线粒体功能障碍和能量妥协可以放大兴奋性毒性,这是神经元死亡的一个公认的机制。除了参与本身的能量损失之外,线粒体还可能有助于调节神经元对氧化应激的反应。在受损或患病的细胞中,电子传递链的中断可导致电子泄漏、活性氧物种的产生和反应性一氧化氮物种的协同诱导。相反,线粒体富含过多的抗氧化系统,包括锰超氧化物歧化酶、谷胱甘肽、硫氧还蛋白和硫氧还蛋白还原酶。线粒体调节活性氧物种和反应性一氧化氮物种是保护中枢神经系统免受氧化损伤的主要机制。

因为哺乳动物的中枢神经系统是能量密集型的,任何破坏线粒体稳态的行为都会威胁到神经元的生存。从机械论的角度来看,线粒体可能与神经细胞死亡的所有主要途径有关。线粒体功能障碍导致ATP水平降低,进而损害钠钾ATP活性,而钠钾ATP活性是维持膜电位和神经元放电所必需的。神经递质动力学的中断可能会扰乱谷氨酸的处理。因此,线粒体功能障碍和能量妥协可以放大兴奋性毒性,这是神经元死亡的一个公认的机制。除了参与本身的能量损失之外,线粒体还可能有助于调节神经元对氧化应激的反应。在受损或患病的细胞中,电子传递链的中断可导致电子泄漏、活性氧物种的产生和反应性一氧化氮物种的协同诱导。相反,线粒体富含过多的抗氧化系统,包括锰超氧化物歧化酶、谷胱甘肽、硫氧还蛋白和硫氧还蛋白还原酶。线粒体调节活性氧物种和反应性一氧化氮物种是保护中枢神经系统免受氧化损伤的主要机制。

1. 线粒体分裂与融合 为了满足细胞的生物能量需求,线粒体处于分裂和融合之间的动态平衡,这也使它们能够适应Ca^{2+}通量的变化。分裂和融合由一组保守的动力蛋白家族的GTPases控制。当动力相关蛋白1(Drp1或Dnm1)和裂变1蛋白(Fis1)介导分裂时Mitofusin1和2(Mfn1和Mfn2)和视神经萎缩1(OPA1)介导融合。4Drp1在线粒体表面组装和寡聚以诱导分裂,而Fis1通过将Drp1结合和招募到线粒体表面来促进分裂。另一方面,Mfn1和Mfn2调节线粒体膜(OMM)融合,OPA1介导线粒体膜(IMM)融合。分裂是调节线粒体的数量和位置,细胞不断变化的能量需求和处理受损的线粒体所必需的。融合补充分裂以实现线粒体DNA(Mt1)的交换,以维持线粒体的功能。与其他类型的细胞一样,Mfn1和Mfn2调节线粒体膜(OMM)的融合,而OPA1介导线粒体膜(IMM)的融合。融合补充分裂以实现线粒体DNA(Mt1)的交换,以维持线粒体的功能。与其他类型的细胞一样,Mfn1和Mfn2调节线粒体膜(OMM)的融合。分裂是调节线粒体的数量和位置,细胞不断变化的能量需求和处理受损的线粒体。神经元需要长距离的线粒体持续重新分布,包括树突、轴突和突触,以满足端到端的能量需求、Ca^{2+}缓冲和神经传递。这是通过分裂和融合事件对线粒体进行动态调节来实现的。此外,分裂和/或融合决定了线粒体的结构和功能状态,使线粒体的线粒体DNA含量、膜电位、辅酶Q水平、嵴形状和呼吸链活性得以维持。

分裂和融合机制的紊乱、缺陷或不平衡导致线粒体功能障碍,这与许多急性和慢性神经疾病有关,包括脑卒中、创伤性脑损伤(TBI)、阿尔茨海默病(AD)、帕金森病(PD)。例如,过表达 Drp1 或 Fis1 导致分裂和线粒体碎裂增加,而过表达显性负向 Drp1 亚型(Drp1K38A,一种 GTP 结合的缺陷突变体,其中催化位点上的丙氨酸被赖氨酸取代)或敲除 Fis1 可以阻止分裂并促进融合,导致线粒体健康。类似地,融合蛋白基因(OPA1 和 Mfn2)的突变导致常染色体显性视神经萎缩,因为调节线粒体分裂和融合之间的动态平衡可以恢复线粒体功能,并提供神经保护。

脑卒中后,Drp1 的表达增加,而 OPA1 的表达减少,使平衡向分裂倾斜,并导致线粒体碎裂。这反过来降低了线粒体产生神经元生存所必需的能量的能力,这触发了细胞死亡途径的激活。用 siRNA 沉默 Drp1 或用 Mdivi-1(一种小分子抑制剂)抑制 Drp1,可以防止线粒体碎裂,减少 Bax 的插入和寡聚,从而导致短暂的局灶性缺血后梗死减少和神经功能缺损的减少。然而,在永久性或全局性缺血或全局缺血后,药物抑制会导致受损线粒体的积累,抑制吞噬功能,从而减少 Bax 的插入和寡聚化。同样,DRp1 的表达在 OGD 后减少,而且它的抑制并不能将神经元从 OGD 介导的细胞死亡中拯救出来,尽管有利于融合而不是分裂的失衡被认为是神经元对 OGD 的一种有利的反应。

在许多神经疾病中,线粒体动态失衡调节神经元功能障碍的进展和结果。当分裂和融合之间的平衡部分由于 Drp1 激活导致线粒体碎裂、能量衰竭和激活细胞死亡途径而转向分裂时,就会发生这种情况。防止线粒体动态失衡可以恢复分裂与融合之间的平衡,从而起到神经保护作用。

2. 线粒体代谢障碍　线粒体 ROS 的产生是 IR 损伤的关键早期驱动因素,但一直被认为是再灌注过程中功能失调的呼吸链与氧相互作用的非特异性结果。有研究表明,IR 期间线粒体 ROS 是由特定的代谢过程产生的。为了做到这一点,我们开发了一种比较代谢组学方法来识别 IR 期间组织中保守的代谢特征,这些特征可能表明线粒体 ROS 的来源。基于液相色谱-质谱(LC-MS)的小鼠大脑、肾脏、肝脏和心脏在活体缺血状态下的代谢组学分析揭示了几种代谢物的变化。然而,比较分析显示只有 3 个在所有组织中升高。两种代谢物是缺血性嘌呤核苷酸断裂的特征很好的副产物,黄嘌呤和次黄嘌呤。黄嘌呤和次黄嘌呤由胞质黄嘌呤氧化还原酶代谢,对线粒体代谢没有贡献。

由于线粒体 ROS 的产生发生在再灌注早期,因此供给 ROS 的代谢物应该被迅速氧化。研究发现,在缺血期间积累的琥珀酸在心脏体外再灌注 5 分钟后恢复到正常氧水平,这在体内也可以在心脏、脑和肾脏中观察到,而且体内心脏积累的琥珀酸与缺血持续时间成正比。琥珀酸的这些变化局限于体内发生 IR 损伤的组织区域,并且发生在没有其他 CAC 代谢物积累的情况下。这些数据表明,琥珀酸在缺血期间急剧积累,然后在再灌注时随着线粒体 ROS 产生的增加而迅速代谢。

通过富马酸的产生和 SDH 的逆转,琥珀酸的积累是体内缺血的一个普遍的代谢特征。反过来,琥珀酸是再灌注时线粒体 ROS 产生的主要驱动力,这是一系列组织中 IR 损伤的基础。琥珀酸的缺血堆积可能通过其在炎症和缺氧信号中的作用而进一步相关。因此,琥珀酸可通过线粒体 ROS 参与 IR 损伤的急性发病机制,然后在分泌时还可触发炎症和新生血管。这进一步表明,RET 在复合体 I 产生的线粒体 ROS 在正常情况下可能作为线粒体的氧化还原信号,对 Q 池和 ATP 需求的电子供应的变化做出反应,但在 IR 损伤中被严重过度激活。除了阐明 IR 损伤背后的代谢反应外,这些数据还表明,防止缺血时琥珀酸积累对体内 IR 损伤具有保护作用,提示了 IR 损伤的新的治疗靶点,如心脏病发作和脑卒中等病理过程中的 IR 损伤。

缺血缺氧/缺血损伤在活性氧自由基(ROS)的产生中起重要作用。在没有压力的健康个体中,活性氧是在细胞新陈代谢过程中产生的。活性氧的来源包括黄嘌呤氧化酶、烟酰胺腺嘌呤二核苷酸还原和通过线粒体电子传输链产生三磷酸腺苷。正常情况下,细胞抗氧化系统能有效清除活性氧。发生这种情况的一个机制是当超氧化物歧化酶与细胞呼吸过程中产生的超氧阴离子自由基反应产生过氧化氢,然后被谷胱甘肽过氧化物酶和过氧化氢酶分解。然而,在缺氧/缺血损伤期间,线粒体产生的 ROS 超过抗氧化能力,导致细胞 DNA 损伤、线粒体脂质过氧化、破坏 Ca^{2+} 稳态以及线粒体膜去极化。这会导致细胞色素 c 的释放和细胞凋亡。因此,线粒体功能是缺血性损伤期间存活的关键决定因素。

3. 卒中与线粒体转移 线粒体是绝大多数真核细胞的能量核心,通过电子传递链消耗氧而产生三磷酸腺苷(ATP),在细胞生理学和病理生理学的几乎所有方面起着重要的平衡作用。近年来的研究发现,线粒体在一定条件下可被释放至细胞外间质并在细胞间进行转运。这种细胞间线粒体的动态调控与人类的许多疾病(衰老、癌症、神经退行性疾病及心脑血管疾病)有着密切的联系。

成人骨髓非造血干细胞(hMSC)或皮肤成纤维细胞可使线粒体功能缺失的 A594 ρ 细胞恢复呼吸功能,胞内线粒体蛋白及 ATP 数量显著增长,证实外源性线粒体转移的重要作用。骨髓间充质干细胞可以将其线粒体转移至肺泡上皮细胞,重建其有氧呼吸功能,从而对严重的肺损伤起到保护作用。外源性线粒体的移植可显著降低急性呼吸窘迫综合征(ARDS)大鼠的免疫细胞浸润和炎症反应,炎症水平的下调对受损肺组织具有直接保护作用。视网膜神经元可以向邻近的星形胶质细胞转移损伤的线粒体,星形胶质细胞参与了神经元线粒体的修复和再循环。在去除了线粒体 DNA 的乳腺癌和黑色素瘤小鼠模型中,肿瘤组织会从周围正常组织中获取替代 DNA。这些肿瘤细胞可以从周围组织细胞中抢夺线粒体,从而获得更有效的能量代谢能力,导致肿瘤恶性程度增加。以上研究显示,线粒体转移广泛存在于组织细胞之间,对疾病的发生和发展具有重大的生物学意义。

近期研究发现,线粒体转移在心脑血管疾病病理生理过程中具有重要作用。James 等采用兔心肌梗死模型,直接在梗死区注射自体细胞来源的离体线粒体,线粒体注射模型的肌酸激酶同工酶(CK-MB)、肌钙蛋白 I(cTnI)、梗死体积均显著降低,证明线粒体移植可显著改善心肌梗死后心脏功能的恢复。另外,移植的线粒体还可帮助恢复梗死区细胞部分功能,包括耗氧量、ATP 产生、细胞介导因子的生成以及蛋白质组通路的重塑。以上研究表明,线粒体颗粒或含有线粒体的微囊泡可以在不同类型的细胞之间进行交换,帮助受损细胞修复部分细胞功能,那么这种细胞间线粒体的有效转移可能也同样存在于中枢神经系统,特别是缺血性脑损伤后,这将为缺血性脑卒中的神经保护治疗提供新的方向。

线粒体转移对局部脑缺血的神经保护作用:星形胶质细胞是大脑中数量最多的细胞类型,在中枢神经系统起着广泛的作用,并与神经发育、神经递质的调节,脑代谢和脑血流量有关。2016 年,Hayakawa 等在 *Nature* 发表的研究表明,局部脑缺血后,星形胶质细胞可向邻近神经元转运功能性线粒体,促进受损神经元的存活以及神经功能重塑,从而对局部缺血性卒中起到神经保护作用。

Hayakawa 等首先通过离体氧糖剥夺(oxygen glucose deprivation,OGD)实验证实,星形胶质细胞可向邻近神经元转运功能性线粒体,增加神经元胞内 ATP、氧耗及膜电势能,最终提高神经元的存活率。然后,研究人员进一步在 FVB/N-Tg(GFAPGFP)14Mes/J 转基因小鼠的局部脑缺血模型上发现,该小鼠制备模型后24 小时,邻近神经元中出现了被标记的星形胶质细胞来源的荧光线粒体颗粒信号。深入研究发现,线粒体标记蛋白 TOM40 显著提高,细胞存活相关的蛋白磷酸化 Akt、BCL-XL 以及神经功能重塑相关蛋白GAP43 在梗死灶周围神经元的表达水平均显著提高。抑制上述线粒体转运后,模型小鼠的神经功能评分明显降低。

Huang 等研究发现,向 MCAO 大鼠注射幼仓鼠肾细胞(BHK-21)来源的线粒体,可以显著降低模型大鼠梗死体积,改善神经功能,神经细胞凋亡数量由对照组(20.3%±3.3%)降低至(6.8%±1.1%),离体线粒体移植显著减小了大鼠大脑缺血再灌注后损伤。同时,深入研究发现,异源线粒体可有效改善 OGD 后神经元的存活。外源性线粒体可能作为 ATP 源或活性氧(ROS)清除剂,保护细胞免受自由基的损伤,同时在缺血性脑卒中后维持内源性线粒体的完整性发挥作用。

调节胞内线粒体的代谢水平也具有神经保护作用。线粒体从具有光合作用的生物进化而来,因此部分线粒体成分可能仍保留对光线产生反应的能力。有研究表明,近红外辐射(波长约 800~900nm)可刺激线粒体功能,降低神经元在 OGD 处理后的损伤。Yu 等研究发现,培养的神经元经 OGD 处理后,受损的神经元产生大量的 NO 和活性 nNOS 等毒性产物,而经过红外辐射治疗后,神经元产生的 NO 和 nNOS 显著减少,同时上调抗凋亡因子(p-AKT 和 Bcl-2)的表达,降低 Bax、BAD 和 Caspase 3 等细胞凋亡相关因子的表达。此外,低氧相关自适应基因通路也被证明可保护线粒体对抗应激反应和功能障碍。由此我们可以假设,经过缺氧预适应处理的胞外线粒体颗粒可能会更好地发挥他们的治疗保护作用。

细胞间线粒体转移的机制:哺乳动物中枢神经系统能量交互错综复杂,线粒体是最主要的能量来源,线粒体稳态受到影响将直接导致神经元的死亡。从机制上看,线粒体与细胞凋亡的主要通路均有联系。当细胞受到不良刺激如缺氧缺血时,首先直接干扰细胞的结构和功能,随后细胞内信号通路被激活,线粒体接收到来自促凋亡 Bcl 家族成员的信号,其外膜通透性(OMMP)增加,从而使大量凋亡蛋白于细胞质中再分配。线粒体下游通路因子的参与,如半胱天冬酶、自噬相关蛋白(LC3,Beclin-1,Atg5),则决定了细胞死亡的最终模式(凋亡、自噬和坏死)。线粒体的功能障碍降低了 ATP 水平,进而损害了维持膜电势和神经元放电所必需的钠-钾-ATP 泵的活性,促进兴奋毒性及神经元死亡。因此,线粒体转移可以提供直接能量来源,维持细胞正常膜电势,降低细胞凋亡的发生。

线粒体在调节神经元的氧化应激反应中具有重要作用。研究显示,细胞受损后,电子传递链的中断将导致电子泄漏,活性氧簇及一氧化氮簇产生增加。线粒体中富含大量的抗氧化系统,包括锰超氧化物歧化酶、谷胱甘肽、硫氧还蛋白和硫氧还蛋白还原酶等,因此,线粒体对氧化产物活性氧簇和一氧化氮簇的调节是保护中枢神经系统氧化损伤的主要机制。

线粒体在调节神经元凋亡中具有重要作用。能量的减少不仅会引起神经元坏死,在某些情况下还会诱导神经元的程序性死亡。在此条件下,靶向线粒体治疗可能会发挥更好的保护作用。与线粒体密切相关的凋亡相关蛋白 Bcl 家族、细胞色素 C 的释放以及来源于功能障碍线粒体的细胞凋亡诱导因子均是控制细胞凋亡的关键步骤。综上所述,线粒体是调节 CNS 细胞生存和死亡平衡的关键点。在神经元细胞内,线粒体不仅为氧化代谢和 ATP 生成提供基础,还通过抗氧化酶和凋亡介质来调节促生存和促凋亡信号之间的平衡。

研究显示,在组织损伤或疾病的状态下,线粒体与细胞免疫应答和炎症反应关系密切,部分线粒体成分可能与损伤相关因子有关,如线粒体 DNA(mtDNA)、代谢副产物活性氧(ROS)和特定的核编码蛋等,这些线粒体产物进入血液,被免疫系统识别并引起局部或系统反应。因此,在一些细胞损伤反应中,线粒体扮演了"危险信号"的角色。但是线粒体的好与坏也与细胞所处的环境息息相关,在 Hayakawa 的研究中,释放至胞外的线粒体则是"求救者"的信号。

在原代皮质星形胶质细胞的培养过程中,通过电子显微镜证实了条件培养基中胞外线粒体颗粒的存在。对这些颗粒进行 ATP、JC-1 荧光比率和氧耗的测量,发现这些胞外线粒体仍保留一定的功能。将星形胶质细胞条件培养基加到原代神经元中,这些胞外线粒体颗粒开始进入神经元并保护细胞免受氧糖剥夺的损害,同时上调神经可塑性相关因子。Hayakawa 在动物实验中也获得了相似的神经保护作用,在局灶性脑缺血小鼠模型中,侧脑室注射标记的线粒体也进入了神经元中,并上调了存活和抗凋亡信号。反之,阻断线粒体向邻近神经元的转移后,脑卒中小鼠的神经功能恢复较对照组变差。

总之,这些研究结果表明,星形胶质细胞可能通过某种方式感受到邻近神经细胞的应激状态,并及时释放求救信号——功能性线粒体至神经元来保护细胞。然而,这种细胞间释放和吸收线粒体的机制仍未清楚,初步研究表明胞外线粒体可能不仅仅是一种非特异性细胞碎片的释放,它很可能是一种细胞的主动调控机制,因为钙依赖 CD38 信号通路可上调星形胶质细胞胞外线粒体释放。同样,神经元对胞外线粒体颗粒的吸收也可能是细胞的主动调控,阻断进入细胞相关的整合素和 SRC/Syk 信号通路后,则减少了线粒体向神经元的转移,因此,线粒体的释放和转移可能需要多种通路的参与。而在其他一些研究中发现,细胞间会形成一种超薄的纳米通道连接作为线粒体运输的途径,细胞穿透肽 PEP-1 等也在线粒体的胞间传递中发挥重要作用。

最新研究发现,脑脊液中存在细胞外线粒体颗粒,因其膜势能变化与疾病的发生进展相关而有潜力成为一类新的生物标记物。细胞外线粒体的功能状态可反映细胞内代谢情况,因此无论是释放或是再摄取的线粒体,都可以用来间接评估中枢神经系统的代谢功能,反映细胞状态和预测预后情况。一项小型队列临床研究发现,蛛网膜下腔出血(SAH)患者的脑脊液中存在胞外线粒体颗粒,这些线粒体颗粒的膜势能较对照组降低,且降低程度与脑损伤程度具有显著相关性。患者发病 3 天时线粒体膜势能越高,其临床 3 个月的神经功能预后越好。因此,不同细胞间存在线粒体的释放和交换,胞外线粒体颗粒很可能会间接反映细胞代谢状态,具有作为生物标记物的潜能。

细胞间线粒体转移作为一种新型的疾病或障碍治疗手段,目前仍处于实验室研究阶段,尽管对大型临床试验来说,胞间线粒体转移的应用可能为时过早,但我们仍可以专注于后续的转化研究。局部脑缺血后,星形胶质细胞向邻近受损神经元释放并转运功能性线粒体,而胞外线粒体是否可以从其他类型细胞中释放并进行交换仍需要进一步研究。线粒体转移对急性缺血性脑卒中具有明显的神经保护作用,但其长期的神经功能预后还有待研究。总之,目前的实验室研究表明,线粒体可被释放至胞外并在细胞之间相互转移,这为许多线粒体障碍疾病和其他相关疾病提供了新的治疗思路。

(三) 低温与线粒体

1. 低温与细胞间线粒体转移　一项研究表明,与单独治疗相比,骨髓间充质干细胞(MSC)和低温治疗(HT)的联合会使卒中大鼠长期功能得到更好的恢复。这一发现与大鼠乳酸水平、乳酸脱氢酶蛋白表达和 MPO 水平的降低程度相一致。体外实验进一步表明,联合治疗比单独治疗能更好地提高细胞活力、ATP 和 MMP 水平,减少 LDH 释放。另外,联合治疗组体内外 IL-1β、IL-6、TNF-α 和 ICAM-1 的表达均较单一治疗组进一步降低。这些发现表明,MSC 和低温治疗对诱导神经保护的炎症反应有潜在的调节作用。并且,联合治疗的可能机制是通过低温可上调 Miro1 表达,使线粒体从 MSC 转移到神经元的数量增加。

在该项研究中,动脉内(IA)MSC 注射与静脉注射(IV)相比,动脉干细胞输注以较低的剂量和较高的迁移数量显著减少了梗死体积。在慢性脑卒中的成年大鼠中,静脉注射 MSC 更有可能使细胞分布于脾脏、淋巴组织和其他免疫器官,而脑得到的移植细胞变得很有限。此外,据报道,静脉注射在长期观察中产生的脑迁移细胞逐渐变得非常少。然而,在本研究中,通过颈动脉内微导管方式,采用了一种高度选择性的局部血管内给药的方法,能更有效地将低剂量的 MSCs 运送到缺血区。同时,在实验中,需要严格控制 MSC 输注的数量和速度,以避免二次堵塞。在一项研究中,作者将不同剂量的 MSC 通过动脉输注治疗 MCAO 大鼠,大鼠再灌一个小时后接受单剂量 MSC(降级剂量 $1×10^6$,$5×10^5$,$2×10^5$,$1×10^5$ 和 $5×10^4$)。研究结果表明,$1×10^5$ 剂量组不会损害大脑中动脉血流量,并且具有良好的神经保护作用。因此将 $1×10^5$ 视为 MSC 动脉治疗的最佳剂量。

在卒中模型中,BM-MSC 的使用已被证明能促进脑缺血后神经功能缺损的恢复。目前的很多研究不是致力于证明 MSC 通过分化来替代受损的神经元,而是强调 MSCs 分泌多种生长因子、细胞因子和趋化因子的能力,这些因子可以减少炎症和增加神经发生。

虽然 MSC 在动物脑卒中模型中的应用是安全的,并对缺血动物表现出良好的神经保护效果,但许多临床试验在将其转化到临床的过程中遇到很多问题,导致转化失败。最近结束的两项临床试验表明,干细胞是安全的,但对脑卒中患者的神经保护几乎是无效的。尽管如此,骨髓来源的 MSC 仍然是细胞治疗的最佳来源。卒中与细胞死亡的多个途径相关,因此,治疗卒中需要新的策略,并且有很大可能需要通过联合合疗手段来实现干细胞治疗卒中的安全和有效的临床转化。

骨髓间充质干细胞移植到半暗带的细胞数量和细胞功能对临床结果的好坏至关重要。基于此,低温治疗可通过提供有利于骨髓间充质干细胞生存所必需的微环境,来促进干细胞的移植和功能。在很多研究中,LCI 通过局部冷却灌注和冲洗降低脑代谢率、防止乳酸产生以及清除组织间过多的有毒物质,提供了实质性的神经保护作用,所有这些都建立了有利于生存的微环境。本研究中 HT 组的各项结果于上述效应是一致的。

HT+MSC 联合治疗缺血大鼠的益处得到了先前一项研究的支持。在这项研究中,作者首次采用亚低温联合骨髓间充质干细胞移植来保护细胞缺氧缺血性损伤。这项研究的初步结果显示,与单独治疗相比,低温和 MSC 的联合治疗具有更大的神经保护作用。在其联合治疗策略和缺氧缺血性损伤模型的基础上,我们探索了联合治疗的新机制,并在动物模型上进行了进一步推广。

在本研究中,第 1 天注射 MSC 比在当天注射 MSC 提供更好的神经保护,这之前的研究一致,该研究在 MCAO 后第 1、6、24 或 48 小时动脉内注射 MSC,观察到 24 小时的 MSC 移植是他们缺血性卒中模型的最佳时机。同时观察的还有 MSC 存活和迁移率,研究发现,在 24 小时组检测到移植的 MSCs 数量最多。此外,24 小时组梗死区皮质 bFGF 和 SDF-1α 水平明显升高。这可能表明给药时间是联合治疗后神经恢复的一个重要因素。因此,在设计脑卒中患者细胞移植的临床试验时,我们倾向于晚期联合治疗。

但是,本研究还需要在今后的实验中进一步拓展。在体内实验中,应该增加一个晚期的 MSC 治疗组(第 1 天),以确定低温是否有利于晚期的 MSC 治疗,就像早期的 MSC 联合治疗一样。同时,细胞实验中应增加晚期 MSC 治疗组(第 1 天)和晚期联合组,以验证低温对 MSC 的影响机制。

干细胞一旦定植于脑梗死周围和核心区,其治疗效果将贯穿卒中后的整个时期,MSC 治疗的关键是存活的干细胞的数量和功能。考虑到这一点,在输注 MSC 之前采用低温来增加 MSC 的种植数量和功能是一种可行的治疗策略。虽然这在一定程度上是一种猜测,但我们的研究表明,HT+MSC 联合方案提高了长期功能结果,虽然短期内联合治疗效果较单一治疗不明显。因此,联合治疗组在远期疗效上优于单一治疗组。在短期观察中,分子水平的变化并未反映在梗死体积和 12 分评估上,但联合组在体内和体外的线粒体转移和部分蛋白表达均有增强的变化,一个可能的解释是组织学和行为学的恢复需要更多的时间来改善功能。然而,本实验还需要进一步的研究来确定为什么低温对分子水平的影响比对梗死体积的影响更大。

2. 卒中后线粒体保护　线粒体参与了细胞的多个能量代谢途径,在缺血性脑卒中发生时,缺氧缺糖(OGD)引起的线粒体功能障碍会损害氧化代谢,导致神经元死亡和炎症,以及三磷酸腺苷(ATP)产量的减少。有研究证明,在体外和体内应用 ATP 脂质体来恢复视网膜神经元内 ATP 水平,可以有效地减少细胞炎症和凋亡,能保护细胞免受 IR 损伤。

线粒体作为重要的细胞器,是细胞进行能量代谢的基础。缺血/再灌注损伤后,会发生一系列的严重损伤,包括氧化应激、兴奋性毒性(乳酸产生,LDH 增加)和活性氧水平升高。所有这些效应最终导致炎症反应,一系列细胞因子由神经元、小胶质细胞、星形胶质细胞和循环/浸润免疫细胞释放。因此,恢复卒中后线粒体功能,重建能量代谢,从而减少炎症和凋亡,是卒中治疗的重要基础。Whitney 等人采用大鼠单侧运动皮质缺血模型,分别于 24 小时、72 小时和 144 小时用 RT-qPCR 方法检测关键线粒体蛋白 mRNA 的表达,以及炎症、凋亡和潜在再生过程的指标。从时间上找到这些指标在卒中后的发生关系。首先出现的是线粒体障碍,即皮质线粒体蛋白和线粒体 DNA 拷贝数的持续丢失与线粒体基因转录减少。然后发生的是由白细胞介素-6 介导的早期炎症反应,随后是巨噬细胞。之后在 144 小时时,凋亡与再生途径激活。

目前几种潜在的神经保护疗法针对的是因继发性损伤和炎症级联而激活的炎症通路。虽然有许多细胞因子可以触发缺血性卒中中的炎症级联反应,但在临床前和临床研究中研究最多、最重要的致炎细胞因子是 IL-1、IL-6 和肿瘤坏死因子-α。这些因子已被证明可以调节大鼠缺血性脑损伤的大小,它们在脑卒中患者的脑脊液(CSF)和血清中的水平增加。

骨髓间充质干细胞分泌因子的功能可能在神经保护中起重要作用。促凋亡蛋白 BAX、抗凋亡蛋白 BCL-2 和神经营养因子血管内皮生长因子 VEGF 参与了多种途径,比如直接保护细胞免于死亡,诱导内源性大脑修复过程,以及激活神经发生和血管生成。MSC 治疗因其在神经元恢复中的抗炎作用和免疫抑制功能而成为卒中后干细胞治疗的最有前途的方法之一。干扰素 γ(IFN-γ)与其他促炎细胞因子:肿瘤坏死因子-α、白细胞介素-1α 和白细胞介素-1β 一起刺激骨髓间充质干细胞的免疫抑制特性。这些因素刺激 MSC 增加趋化因子表达和诱导型一氧化氮合酶(iNOS),从而促进 T 细胞向 MSC 迁移。这些效果表明,使用 MSC 的治疗措施在脑卒中治疗中可能是有效的。低温是另一种经过充分研究的神经保护疗法,由于其对各种炎症和代谢途径的广泛抑制,已被证明在临床应用中是安全的。同样,低温已被证明可以上调动物和患者的生长因子,并调节其他炎症和凋亡因子。因此,低温和 MSC 的联合治疗可能共同导致这些治疗物质水平的变化。

促炎细胞因子 IL-1 是早期脑卒中的敏感指标,以两种形式存在,IL-1α 和 IL-1β。缺血改变 IL-1α 和 IL-1β mRNA 的表达,相关蛋白水平在再灌注数小时内达到峰值。IL-1 可能参与激活星形胶质细胞和内皮细胞,促进星形胶质细胞增生,释放趋化因子,释放 ICAM-1 和血管细胞黏附分子(VCAM)-1。此外,临床证据表明脑脊液中 IL-1β 水平在 6 小时后升高。

肿瘤坏死因子-α 在实验性卒中中已有广泛研究。它有跨膜和可溶性两种形式,这两种形式都通过细胞表面的受体实现信号传递。用中和抗体或肿瘤坏死因子结合蛋白抑制肿瘤坏死因子-α 显示了缺血性脑卒中后的神经保护特性。一项临床试验表明,缺血性脑卒中后 6 小时脑脊液中肿瘤坏死因子-α 水平的升高与脑卒中的严重程度有关,而脑脊液中肿瘤坏死因子-α 在 24 小时时的峰值与功能障碍有关。同样,在许多研究中,IL-6 已被归类为一项独立的预测因子,并有可能成为神经预后不良的潜在生物标志物。综上所述,IL-1β、IL-6、TNF-α 和 ICAM-1 被认为是卒中严重程度和神经预后的生物标志物。此外,MSC+HT 联合治疗对缺血区的这些炎症反应有深远的影响。

MSC 是一种潜力非常大的干细胞治疗方法,已被证明通过与脑卒中后的促炎细胞因子相互作用来提供神经保护。对 OGD 后的神经元和大量缺血性卒中动物模型的研究表明,骨髓间充质干细胞通过核因子 κ 轻链增强子活化的 B 细胞(NF-κB)和信号转导和转录激活因子(STAT)3 通路促进 IL-6、TNF-α、ICAM-1 的减少。重要的是,这些通路也参与了低温期间的神经保护。低温可抑制小胶质细胞迁移,延缓 IκBα 降解,从而降低 pNFκB p65 向细胞核的迁移和 IL-6、TNF-α 的表达。低温还可下调磷酸化 STAT3。此外,骨髓间充质干细胞移植到半暗带的数量和功能对缺血性卒中的积极疗效至关重要。同样,改善细胞存活的低温微环境对于骨髓间充质干细胞定植并促进周围细胞的存活至关重要。在许多研究中,局部冷盐水灌注和冲洗通过降低新陈代谢速率,从而减少乳酸的产生,为脑卒中后提供实质性的神经保护。还有证据表明,低温可能有助于清除因缺血而受损的组织中的过量有毒产物。这些结果表明了低温可能为干细胞生存提供更理想的微环境。

体外研究的结果进一步表明了低温的有益作用。联合组 SHSY5Y 细胞活力增加,细胞凋亡减少,提示低温可提高 MSC 治疗效果。这一结果侧面证明了 MSC 联合亚低温治疗缺血性卒中可能是一种合理的治疗方法。

3. 低温与离体线粒体治疗 脑卒中时缺氧缺糖(OGD)引起的线粒体功能障碍会损害氧化代谢,导致神经元死亡和炎症,以及三磷酸腺苷(ATP)产量的减少。最近关于线粒体从健康细胞到缺血神经细胞的转移的研究,为以线粒体为基础的再生医学在卒中中的治疗应用提供了坚实的理论基础,这表明线粒体转移是缺血性卒中中的一种创新方法。异种移植来自仓鼠的线粒体通过脑注射或全身给药可减轻卒中大鼠的脑损伤,接受线粒体后的大鼠运动活动显示出显著的功能恢复。最近的证据还表明,将自体或同种异体线粒体直接植入心脏、肺和肝脏等缺血组织可成功减轻组织损伤。以上实验均证明了异种线粒体在缺血性卒中中具有神经保护作用。然而,无论是在体内还是在体外,植入的线粒体在神经细胞中的内化率都很低,这限制了分离线粒体的应用。

在各种研究中,局部冷盐水灌注和冲洗通过降低代谢率、防止乳酸产生以及清除组织间过多的有毒物质,提供了实质性的神经保护作用,所有这些都建立了有利于生存的微环境。HT 作为一种很有前途的临床方法,与干细胞、药物等多种神经保护疗法相结合,取得了增强的保护作用。然而,线粒体移植联合 HT 治疗缺血尚未见报道。在这里,我们证明了动脉内注射(IA)Mito 联合 HT 治疗在体内和体外都比单一治疗在神经保护效果上有了显著的增强。

尽管异种线粒体保护神经的详细机制尚不清楚,但外源性线粒体可能作为 ATP 源或活性氧物种(ROS)清除剂来保护细胞免受自由基造成的损伤,并在缺血性脑卒中期间维持内源性线粒体的完整性。

最近的一项研究表明,柠檬酸循环(CAC)中间体琥珀酸的选择性积累是一系列组织缺血的普遍代谢特征,并与再灌注期间线粒体 ROS 的产生有关。线粒体 ROS 的产生是 IR 损伤的关键早期驱动因素,通常被认为是对再灌注的非特异性反应。琥珀酸脱氢酶(SDH)逆转导致缺血性琥珀酸蓄积。在再灌注时,积累的琥珀酸被 SDH 迅速氧化,通过反向电子传输(RET)在线粒体复合体 I 驱动广泛的 ROS 生成。通过药物抑制减少缺血琥珀酸积累足以改善在体小鼠心脏病发作和脑卒中模型的 IR 损伤。

这些发现揭示了体内代谢控制 ROS 产生的新途径,同时表明抑制缺血琥珀酸积累及其在随后再灌注时的氧化是在一系列病理情况下减轻 IR 损伤的潜在治疗靶点。在此基础上探讨了 SDH/Complex I 介导的亚低温在卒中后线粒体保护中琥珀酸累积的机制。体外研究表明,OGD 的 SHSY5Y 细胞内琥珀酸浓度升高,加入琥珀酸底物后琥珀酸浓度增加。丙二酸和鱼藤酮预处理后,琥珀酸积累受到明显抑制,细胞存活率增加,活性氧水平降低。更重要的是,低温通过琥珀酸积累途径与丙二酸和鱼藤酮具有相似的效应。低温处理降低了琥珀酸浓度,抑制了该途径的关键酶 SDH 和复合物 I 的活性和表达。ROS 水平也明显降低。神经元线粒体功能恢复,表现为 ATP 水平升高。

此外,体内研究结果在体外也支持上述证据。最近的一项研究表明,通过使用基因标记的线粒体,以及简单的共孵育,分离的线粒体可以内化到细胞中。分离的线粒体在共同孵育的几个小时内内化入同种和异种细胞。此外,该研究通过时间推移视频显微镜,观察了线粒体如何被受体细胞吞噬,以及它们在内化后在细胞内的表现,这支持了我们的研究结论,即内化相关蛋白 Dynamin-1 在 Mito 组上调,并在联合组中通过低温增强表达。

卒中后脑组织处于缺氧/低氧状态,细胞能量代谢变化也发生改变,及时最大化的恢复能量的运转是卒中后良好预后的关键,不论是血管的再通,如溶栓、取栓,还是针对神经元的单一或联合保护手段,如低温治疗、干细胞治疗或线粒体靶向治疗,自身都存在着一定的优势与局限,如何发挥最大的效用,最大化地降低局限,仍需要我们去进一步探索。

(魏文静　段云霞　罗玉敏)

参 考 文 献

[1] SEMENZA G L. Hypoxia-inducible factor 1 and cardiovascular disease[J]. Annu Rev Physiol,2014,76:39-56.

[2] TOSHIKI K,GIANG P Q,SERRONA K R,et al. Effects of introducing energy recovery processes to the municipal solid waste management system in Ulaanbaatar,Mongolia[J]. J Environ Sci(China),2015,28:178-186.

[3] PACE-SCHOTT E F,HOBSON J A. The neurobiology of sleep:genetics,cellular physiology and subcortical networks[J]. Nat Rev Neurosci,2002,3(8):591-605.

[4] TAKENOUCHI T,RUBENS E O,YAP V L,et al. Delayed onset of sleep-wake cycling with favorable outcome in hypothermic-treated neonates with encephalopathy[J]. J Pediatr,2011,159(2):232-237.

［5］RUSSO E，NAPOLI E，BORLONGAN C V. Healthy mitochondria for stroke cells［J］. Brain Circ，2018，4（3）：95-98.

［6］CHOUCHANI E T，PELL V R，GAUDE E，et al. Ischaemic accumulation of succinate controls reperfusion injury through mitochondrial ROS［J］. Nature，2014，515（7527）：431-435.

［7］HAYAKAWA K，CHAN S J，MANDEVILLE E T，et al. Protective Effects of Endothelial Progenitor Cell-Derived Extracellular Mitochondria in Brain Endothelium［J］. Stem cells，2018，36（9）：1404-1410.

［8］YAVAGAL D R，LIN B，RAVAL A P，et al. Efficacy and dose-dependent safety of intra-arterial delivery of mesenchymal stem cells in a rodent stroke model［J］. PloS one，2014，9（5）：e93735.

［9］INCONTRI ABRAHAM D，GONZALES M，IBARRA A，et al. Stand alone or join forces？ Stem cell therapy for stroke［J］. Expert Opin Biol Ther，2019，19（1）：25-33.

［10］COREY S，ABRAHAM D I，KANEKO Y，et al. Selective endovascular cooling for stroke entails brain-derived neurotrophic factor and splenic IL-10 modulation［J］. Brain research，2019，1722：146380.

［11］ZHANG Z，ZHANG L，DING Y，et al. Effects of Therapeutic Hypothermia Combined with Other Neuroprotective Strategies on Ischemic Stroke：Review of Evidence［J］. Aging and disease，2018，9（3）：507-22.

［12］GIBBS W S，WEBER R A，SCHNELLMANN R G，et al. Disrupted mitochondrial genes and inflammation following stroke［J］. Life Sci，2016，166：139-148.

［13］MINUTOLI L，PUZZOLO D，RINALDI M，et al. ROS-Mediated NLRP3 Inflammasome Activation in Brain，Heart，Kidney，and Testis Ischemia/Reperfusion Injury［J］. Oxid Med Cell Longev，2016，2016：2183026.

［14］DABROWSKA S，ANDRZEJEWSKA A，LUKOMSKA B，et al. Neuroinflammation as a target for treatment of stroke using mesenchymal stem cells and extracellular vesicles［J］. J Neuroinflamm，2019，16（1）：178.

［15］DULAMEA A O. The potential use of mesenchymal stem cells in stroke therapy-From bench to bedside［J］. J Neurol Sci，2015，352（1-2）：1-11.

［16］HAN Z，LIU X，LUO Y，et al. Therapeutic hypothermia for stroke：Where to go？［J］. Exp Neurol，2015，272：67-77.

［17］HAYAKAWA K，BRUZZESE M，CHOU S H，et al. Extracellular Mitochondria for Therapy and Diagnosis in Acute Central Nervous System Injury［J］. JAMA Neurol，2018，75（1）：119-122.

［18］BORLONGAN C V，NGUYEN H，LIPPERT T，et al. May the force be with you：Transfer of healthy mitochondria from stem cells to stroke cells［J］. J Cereb Blood Flow Metab，2019，39：367-370.

第四节 亚低温神经保护离子通道机制

离子通道的结构和功能正常是维持机体内环境稳态的基础，他们除了参与调节细胞内外渗透压，也在维持细胞膜电位方面起重要作用。并且，神经细胞信号转导依赖于离子进出细胞膜所形成的膜电位的变化。研究发现，离子通道功能障碍与脑缺血在内的多种神经系统疾病息息相关。低温治疗在某种程度上具有调节离子通道的作用，是潜在的治疗手段。本节内容将从离子通道的基本概念和功能、离子通道在中枢神经系统疾病中的病理机制及离子通道在低温神经保护机制中的作用做以阐述。

一、离子通道简介

离子通道是一种膜蛋白，可以瞬间打开和关闭，以调节离子在跨膜电化学梯度下的流动，从而调节细胞的兴奋性。离子通道是维持细胞活性的关键蛋白，它们通常通过电压激活或通过配体相互作用而被激活。在该过程中，一些通道打开，另一些通道关闭，促使不同的离子跨膜移动，从而产生电势变化。构成离子通道的膜蛋白多是由不同亚基构成的大分子复合物，每个亚基都有其特定的功能，并由不同的基因编码。离子通道具有独特的性质：①它们传导离子；②他们识别并选择特定的离子；③根据特定的电机械或化学信号打开和关闭。离子通过离子通道的调节运输是许多基本生理功能的基础。相反，这些通道的遗传性(离子通道病)或获得性功能障碍是导致许多疾病发生发展的关键病理机制之一。尽管离子通道已成为多种药物的研究靶标,但实现亚型选择性仍是一项重大挑战,特别是对于电压门控的钠和钙通道。

离子通道在神经系统中分布广泛,在细胞体、树突、轴突和突触中都有不同的分布。离子通道的数量和类型随细胞类型及其位置的不同而不同。例如:在轴突中,离子通道主要是 Na^+ 和 K^+ 通道;在髓鞘纤维中及郎飞结中,存在高密度的 Na^+ 通道;在神经肌肉接头中,烟碱型乙酰胆碱配体门控通道占有更高的比例。而在肌肉细胞中,离子通道同存在于神经肌肉接头和肌膜,且 Cl^- 通道对肌肉细胞尤为重要,通过该通道完成的离子转运占据了静息膜电导的70%。离子通道是控制离子运动的门控机制。有三种通道门控的主要类型,包括通过膜电位变化而被调控的电压门控通道,通过与通道特定位点结合的分子激活的配体门控通道以及由机械刺激激活的机械门控通道。离子通道是产生膜电势的基础,膜电位的静止以及激活受各种离子通道和其他膜转运蛋白共同调控。并且,离子通道产生的动作电位或分级电位,是神经元之间交流的基础。下面我们对各类型离子通道进行逐一描述。

1. 电压门控性 电压门控性离子通道的主要亚基是基因家族的成员,其自身即可充当电压门控离子通道。它们与一个或多个辅助亚基结合表达,这些辅助亚基修饰并增加主要亚基的功能性表达,以保证主要亚基的功能特性。目前,学者们已经确认电压依赖性活化、选择性离子电导及失活所需的结构元件,并且通过诱变、在异源细胞中表达和功能分析对其作用机制进行了探索。该类离子通道主要包括:电压门控性 Na^+ 通道、电压门控性 K^+ 通道、电压门控性 Ca^{2+} 通道和电压门控性 Cl^- 通道。

电压门控性离子通道负责神经元和其他可兴奋细胞传导电信号的产生。这些通道激活诱导的渗透性增加是双相的。去极化时,Na^+、K^+ 或 Ca^{2+} 的渗透性在0.5到数百毫秒的时间内显著增加,然后在2毫秒到几秒钟的时间内降低到基线水平。这种两相行为是由两个控制离子通道功能的实验性分离门控过程产生的:激活(控制去极化后通透性增加的速率和电压依赖性)和失活(控制去极化持续一定时间后,随后的离子渗透率恢复至静止水平的速率和电压依赖性)。因此,电压门控离子通道可以以静止、激活和失活三种功能上不同的状态或状态组存在。

(1) 电压门控性 Na^+ 通道:电压门控 Na^+ 通道包含 α 亚基和 β 亚基,其中 α 亚基链具有4个同源但不相同的结构域,每个结构域中有6个跨膜片段。β 亚基是较小的多肽,具有单个跨膜区段和较大的细胞外结构域,在通道门控过程中加快了其打开和关闭的速度。神经和肌肉的电压门控 Na^+ 通道对于神经冲动的传导和肌肉的收缩至关重要。该类通道通过细胞膜去极化激活,在激活状态下,它们对 Na^+ 离子具有选择性的渗透。Na^+ 离子流进入细胞会产生强烈的局部去极化作用,这种作用称为动作电位,随着新的电压门控 Na^+ 通道由于去极化作用而打开,动作电位沿着神经轴突蔓延。K^+ 离子通过去极化激活的电压门控 K^+ 离子通道外流,导致电压门控的 Na^+ 离子通道失活从而削减动作电位。该过程一直进行到膜电位复位至静息电位为止。

(2) 电压门控性 K^+ 通道:电压门控 K^+ 通道由围绕中央孔的4条 α 蛋白链构建,每个亚基包含6个跨膜区。β 链是调节性亚基,其可与 α 亚基共组装以调节门控动力学并增强多聚复合物的稳定性。如上所述,K^+ 通道对于动作电位后正确的复极非常重要。它们在 Na^+ 通道激活后通过去极化激活,K^+ 离子从细胞中流出有助于静息电位的重建。

(3) 电压门控性 Ca^{2+} 通道:电压门控性 Ca^{2+} 通道主要由大型 α1 亚基组成,该亚基包含通道孔以及调节性 α2,β,γ 和 δ 亚基。α1 亚基具有4个同源结构域,每个结构域具有6个跨膜区段。Ca^{2+} 通道存在于大脑、肌肉和各种各样的其他组织中。它们负责脊椎动物平滑肌的电压门控去极化,且在心肌的动作电位平稳期维持去极化。在控制许多肌肉细胞、分泌细胞和神经末梢的内部 Ca^{2+} 浓度方面,它们也至关重要。Ca^{2+} 还充当细胞内信使,与细胞功能的调节密切相关。

细胞外 Ca^{2+} 的浓度通常为1.2mmol/L,而典型的静息胞浆[Ca^{2+}]cyt 浓度约为100nmol/L。与更丰富

的阳离子 Na^+ 和 K^+ 相比,这种 10 000 倍的浓度梯度使 Ca^{2+} 变得特别,因为它使去极化后 $[Ca^{2+}]cyt$ 显着增加,而 Na^+ 的内流和 K^+ 的外流虽然显著影响膜电位,但只会引起相对较小的胞质离子浓度变化。在进化过程中,出现了大量的 Ca^{2+} 结合蛋白和 Ca^{2+} 依赖性信号通路,使 Ca^{2+} 成为可以将质膜电位信息与细胞生化和代谢机制相关联的关键元素。尽管 Ca^{2+} 调节对于任何细胞都是必不可少的,但在可兴奋细胞中,电化学离子梯度与生化调节途径之间的联系尤为重要。例如在肌细胞中,在去极化和 $[Ca^{2+}]cyt$ 增加时,蛋白肌钙蛋白 C 与 Ca^{2+} 结合以启动蛋白构象和蛋白-蛋白相互作用改变,导致肌细胞和肌肉收缩。神经元具有广泛而复杂的 Ca^{2+} 信号转导途径,Ca^{2+} 调节也是神经元发挥生理作用的关键过程。神经元的主要功能是进行信息处理(或整合)并传递至效应细胞,以介导行为反应(学习和记忆、身体运动、情绪反应等)。典型的神经元由接受其他神经元的电化学(突触)输入的树突状树突,细胞体(容纳基因的细胞)和将信号传递至突触后细胞(神经元或肌肉细胞)的轴突组成。在这种简化的神经元视图中,Ca^{2+} 具有多种复杂和集成的功能,包括控制对神经递质的树突状反应(形态和功能)、向细胞核传递信号以调节基因表达以及启动神经递质从突触前轴突末端的释放。

Ca^{2+} 流入树突、细胞体的多少取决于突触前神经递质的释放和膜电位,而后者主要由 Na^+ 和 K^+ 通道调控。因此,Ca^{2+} 作为主要的第二信使,它响应膜去极化,从而在局部(例如在树突棘中)乃至整个神经元(在能量代谢中引发广泛变化)传递电化学信息。Ca^{2+} 的主要功能是调节活性依赖性信号转导。因此,可以合理假设 Ca^{2+} 信号有助于神经元适应其活性的需求,并通过反馈和前馈机制增强相关的突触连接,消除无关的连接,并避免过度兴奋。通过这些方式,Ca^{2+} 在控制神经元兴奋性中起关键作用。并且,Ca^{2+} 不仅在单个神经元内,而且在构成神经元网络的大量神经元中,对电化学信号均具有关键的调节作用。

进入神经元的所有 Ca^{2+} 必须通过 ATP 依赖的膜 Ca^{2+} "泵"将其从细胞质中去除以维持 Ca^{2+} 稳态,因此广泛的神经元 Ca^{2+} 信号转导的成本是能量需求的增加。Ca^{2+} 信号转导和兴奋性相互调节,从而对于给定的代谢能力达到最佳的神经元活性水平。神经元内 Ca^{2+} 稳态在衰老过程中和神经退行性疾病中改变,影响神经元的兴奋性,进而影响神经网络活动和新陈代谢。并且,不受控制的 Ca^{2+} 信号转导也可能促进神经退行性过程的进展。过度 Ca^{2+} 的涌入还可能导致线粒体活性氧(ROS)的生成增加。

(4) 电压门控性 Cl^- 离子通道:电压门控性 Cl^- 离子通道具有多种功能,包括调节细胞体积、稳定膜电位、信号转导等,存在于所有组织中。Cl^- 离子通道包括 4 个亚基,每个亚基具有 13 个结构域,但并非所有部分都跨膜。肌肉 Cl^- 通道通过将膜电位保持在其静息水平附近来调节骨骼肌膜的电兴奋性。肾脏氯通道可能对 Cl^- 重吸收起重要作用。

2. 配体门控性(化学门控性) 由递质与通道蛋白质受体分子上的结合位点结合而开启,如烟碱乙酰胆碱受体通道、甘氨酸受体通道、谷氨酸受体通道、天冬氨酸受体通道等。

(1) 烟碱乙酰胆碱受体(nAChR)通道:烟碱乙酰胆碱受体(nAChR)通道是最熟知的离子通道之一。它们由 5 个亚基组成:两个 α 链和一个 β 链,一个 χ 或一个 ε 链和一个 δ 链。ε 亚基出现在成年哺乳动物中,它代替了新生的 χ 亚基。nAChR 通道存在于脊椎动物肌肉和神经细胞的突触后膜中。电刺激突触前轴突将乙酰胆碱释放到突触间隙中,乙酰胆碱与 nAChRs 结合,诱导通道打开,并允许 Na^+ 和 K^+ 通过。产生的去极化作用触发电压门控性通道,并最终导致肌肉冲动或神经冲动的传递。神经元 nAChRs 也存在于突触前膜中,它们控制和调节各种神经递质的释放。

(2) 甘氨酸受体通道:甘氨酸受体是一个由 α 和 β 亚基组成的五聚体。甘氨酸与其受体的结合增加了氯化物的传导,因此产生了抑制神经元放电的超极化作用。

(3) 谷氨酸受体通道:哺乳动物的离子型谷氨酸受体家族编码 18 种基因产物,它们共同组装形成配体门控性谷氨酸离子通道。该通道包含激动剂识别位点、跨膜离子渗透途径和将激动剂诱导的构型变化耦合到开口的门控元件或封闭渗透孔。谷氨酸受体通道包括三个主要家族,以定义它们的激动剂命名为

AMPA(α-氨基-3-羟基-5-甲基-4-异噁唑丙酸)、海藻酸盐和NMDA(N-甲基-D-天冬氨酸)受体通道。目前发现有4个AMPA(GluA),5个海藻酸盐(GluK)和7个NMDA(GluN)受体亚基基因。在大脑中发现的表达最广泛的AMPA、海藻酸盐和NMDA受体亚型分别由GluA1/GluA2,GluK2/GluK5和GluN1/GluN2A/GluN2B组合形成。谷氨酸受体离子通道位于神经元和非神经元细胞上,是人脑中兴奋性突触传递的主要介质,参与调节大脑、脊髓、视网膜和周围神经系统的广泛过程,因此,它们的功能障碍与多种神经和精神疾病有关。

3. 机械门控通道 机械门控通道是一类感受细胞膜表面应力变化,实现胞外机械信号向胞内转导的通道。根据通透性分为离子选择性机械门控通道和非离子选择性机械门控通道,根据功能作用分为张力激活型机械门控通道和张力失活型机械门控通道。

除了上述经典的离子通道外,近些年来,发现了许多新颖的"可消耗"离子通道。其中,瞬时受体电位家族(TRP)可以说是最具吸引力的治疗靶点。一般来说,TRP通道是涉及伤害感受、味觉、热感觉、机械和渗透压感测的细胞传感器。TRP通道在正常的生理过程(例如信号传输)中起着至关重要的作用,其功能异常涉及各种疾病过程,如瞬时受体电位褪黑素2(TRPM2)是Ca^{2+}可渗透性的非选择性阳离子通道,属于TRP离子通道家族。氧化应激诱导的TRPM2活化引起异常的细胞内Ca^{2+}蓄积和包括神经元在内的多种细胞的死亡。TRPM2功能异常与包括脑卒中、阿尔茨海默病、神经性疼痛、帕金森病和躁郁症多种神经系统疾病有关。

二、离子通道与中枢神经系统疾病

离子通道参与多种生理过程,包括神经元信号转导、肌肉收缩、心脏起搏、激素分泌、细胞体积调节和细胞增殖。因此,其功能障碍与许多疾病的发生息息相关。1989年,第一种离子通道病——囊性纤维化被报道。从那时候开始,离子通道相关疾病逐渐被认识。它们中的大多数是遗传性疾病,是由编码通道蛋白的基因突变导致的。基因突变产生有缺陷的多肽链,这些多肽链不能正确被加工,也不能并入形成通道的膜或多肽链中。根据受累离子通道类型的不同,离子通道病可分为:①钠离子通道病,家族性全面性癫痫伴高热惊厥、高钾性周期性麻痹、肌强直、低钾性周期性麻痹;②钾离子通道病,婴儿良性癫痫、偶发性共济失调1型;③钙离子通道病,发作性共济失调2型、脊髓小脑性共济失调6型、家族性偏瘫偏头痛,低钾性周期性麻痹、中枢核疾病、恶性高热综合征、先天性静止性夜盲症;④氯离子通道病,先天性肌强直;⑤ACh受体通道病变,常染色体显性遗传性额叶夜间性癫痫,先天性肌无力综合征;⑥甘氨酸受体通道异常,上肢神经亢进。在获得性通道病中,最常见的是nAChR疾病。原型是重症肌无力,这是一种自身免疫性疾病,抗体作用于神经肌肉连接的nAChR。毒素也可以选择性地影响各种离子途径。例如,蛇毒α-环蛇毒素可阻断nAChR,而蝎毒可阻断Na^+通道的电压传感器。类似地,已经开发出药物来阻断特定通道的功能。例如,4-氨基吡啶可阻断K^+通道。下面我们给大家介绍几种常见的离子通道病或离子通道相关疾病。

(一) 癫痫

癫痫的特征是同步放电爆发引起癫痫发作,钠、钾、钙等离子通道均被发现与癫痫的发作有关。

家族性全面性癫痫伴高热惊厥是一种家族性高热惊厥综合征,呈常染色体显性遗传。该综合征的特征是高热性惊厥,可能在6岁以后持续存在,或者与无发热性全身性惊厥有关。家族性全面性癫痫伴高热惊厥呈遗传异质性。目前为止,在产生相同表型的不同基因位点中至少有4个突变。有学者发现澳大利亚的一个主要家族,并通过连锁分析确定了受影响的基因图谱位点位于19q13.1区域,而基因SCN1B的突变影响了Na^+通道。另外,也有学者发现染色体2q21-q33,2q24,2q23-24上的基因图谱基因座异常导致的家族性全面性癫痫伴高热惊厥。这些基因编码Na^+通道α亚基的不同同工型,干扰了该亚基调节通道门控动力学的能力,可能导致膜超兴奋性。

良性家族性新生儿惊厥(良性婴儿癫痫病)是一种常染色体显性遗传病。其特征是反复、短暂的全面性癫痫发作,数周后自发消失。42%的病例癫痫发作发生在出生第3天,随后在新生儿期的前6周内完全缓解。多数新生儿随后可正常发育,而10%~16%患儿在以后的生活中会再次罹患癫痫。脑电压门控性K^+通道的两个亚基(KCNQ2和KCNQ3)突变与该疾病有关。KCNQ2和KCNQ3通道子单元可以共同组装以形成M通道。它偶尔在静止电位打开,并通过去极化缓慢激活。细胞接受兴奋性输入后,M通道激活会引起延迟的膜超极化。M通道功能障碍会削弱神经元在接受兴奋性输入后去极化,并有节奏地激发多个动作电位。那么,为什么该类型的癫痫发作仅在新生儿期出现,为什么癫痫发作几周后会缓解呢?学者们提出了两种可能的解释:①大脑在早年更容易发生癫痫发作。②成熟期K^+通道的差异表达。进一步的研究表明,KCNQ通道可能在生命的最初几周发挥主导作用,或者在此期间KCNQ活性上调,或者其他K^+电压门控通道尚未达到其完整表达水平。

为了确认Ca^{2+}通道在癫痫患者中的作用,学者们筛选了小谱系中有家族性癫痫和共济失调的突变。他们在一名青少年肌阵挛性癫痫患者中发现了编码Ca^{2+}通道β4亚基的CACNB4基因过早终止突变。它缺少38个C末端氨基酸,其中包含α1亚基的相互作用域的一部分。Ca^{2+}通道β亚基通过与α1亚基直接相互作用来调节电压依赖性Ca^{2+}电流。

常染色体显性遗传性夜间额叶癫痫是部分性癫痫发作的一种罕见形式,可导致短暂、频繁和剧烈的癫痫发作,几乎都出现在轻度睡眠期间。在受影响的个体中检测到神经元nAChR α4亚单位的单个突变:第二个跨膜结构域中高度保守的氨基酸-苯丙氨酸取代了丝氨酸作为第247位残基。突变导致通道开放时间减少,单通道电导减少并增加脱敏率。nAChRs α4亚单位可能介导抑制性神经递质GABA的释放,致使nAChR功能的降低,导致突触后神经元的兴奋性增强,并降低癫痫发作阈值。

(二)脑血管病

常氧条件下,神经元的主要功能是以动作电位的形式传导电脉冲。为了有效地处理和传输这些脉冲,包括Na^+、K^+和Ca^{2+}在内的各种离子必须在整个神经元质膜上维持一定的浓度梯度。因此,大脑合成的总ATP中有50%~60%用于能量依赖性离子泵的活动,由离子泵负责维持电化学浓度梯度。在缺血性脑卒中发生时,局部脑血流急剧下降,局部脑组织氧和葡萄糖供应不足,导致线粒体氧化磷酸化障碍而导致ATP产量急剧下降。ATP的丧失以及由此导致的离子泵功能障碍无法维持整个神经元细胞膜的离子梯度,最终导致神经元去极化。该事件伴随着Ca^{2+}通过电压门控性Ca^{2+}通道流入神经元,引起进一步的去极化,并触发兴奋性谷氨酸释放到突触间隙。谷氨酸再摄取障碍和神经胶质细胞的主动转运障碍进一步增加了细胞外谷氨酸的水平,从而延长了突触后NMDA谷氨酸受体的激活,并进一步刺激了Ca^{2+}流入神经元。随后,钙蛋白酶、内切核酸酶以及磷脂酶激活,活性氧释放增多,进一步加重细胞损伤。谷氨酸水平的升高也可能通过酸中毒以及内皮和神经元一氧化氮合酶的过度合成和释放一氧化氮而损害神经血管的完整性。

在缺血性核心区,这种突然且显著的膜电位丧失被称为缺氧去极化,该事件的特征是该脑区域神经元的死亡以及电压门控性Ca^{2+}通道的开放,导致大量Ca^{2+}迅速流入神经元。此外,缺血核心区将自发性电波传播到缺血半影区,从而使得这些神经元快速去极化和复极化,这种电波被称为梗死周围去极化。研究表明,梗死周围去极化数量与缺血核心区梗死程度存在直接相关性。虽然缺氧去极化在缺血发作后的几分钟内发生,但已显示在卒中后的最初3~4小时内,缺血核心周围的大脑区域会出现重复的梗死周围去极化。鉴于缺氧去极化的快速性,缺血核心难以通过治疗恢复。因此,缺血性半影带成为治疗干预的潜在目标,目的是降低该区域梗死周围去极化的频率,从而减少"高危"神经元的数量并防止其进一步扩展。

神经元损伤和最终死亡的机制包括兴奋性神经递质如谷氨酸的过度释放。谷氨酸刺激AMPA受体会

增加神经元对 Na^+ 的摄取，导致细胞水肿。然而 NMDA 受体接受谷氨酸能刺激会增加细胞内 Ca^{2+} 浓度，参与细胞死亡。通过 NMDA 受体刺激引起的细胞死亡机制包括神经元一氧化氮合酶活性增加，导致一氧化氮生成增加，一氧化氮可以与超氧自由基相互作用形成神经毒性自由基代谢产物——过氧亚硝酸盐。尽管一氧化氮可以通过增加血管舒张和抑制血小板凝集而对缺血有益，然而，增加的过氧亚硝酸盐生成导致细胞内 Ca^{2+} 超载，进而导致细胞死亡。同时，过氧亚硝酸盐参与再灌注后 3~5 小时内的微血管损伤。

　　脑水肿是脑梗死和其他形式的缺血性脑损伤后常见的并发症，也是导致患者死亡的主要原因之一。脑水肿形成的机制并不十分清楚。目前的证据提示脑水肿主要是由于星形胶质细胞容积调节功能受损和大脑微脉管系统通透性改变而导致的，这两者都是与病理引起的特定离子通道和转运蛋白活动的变化有关。中枢神经系统中超过 70% 的液体存在于细胞内液体区室中。与组织液和脑脊液相比，细胞内液的 K^+ 水平高得多，而 Na^+ 和 Ca^{2+} 水平低得多。由于这些离子梯度，在生理条件下，Na^+ 和 Ca^{2+} 进入细胞的通量以及 K^+ 从细胞中流出的通量，通过激活能量依赖的离子泵（例如 Na^+-K^+-ATP 酶和 Ca^{2+}-ATP 酶）保持平衡。Na^+-K^+-ATP 酶阻止了细胞内 Na^+ 离子的积累，从而防止了过多的溶质和水的流入及因此导致的细胞肿胀、细胞骨架完整性丧失和细胞死亡。

　　脑水肿的发展是一个复杂且逐步发展的过程，首先源于神经胶质细胞的细胞毒性水肿（缺血期），再到离子性和血管性水肿的发展（再灌注期）。细胞毒性、离子性和血管性水肿是由缺血引起的大脑细胞屏障渗透性改变引起的。这些渗透性的变化继而是由血脑屏障、脉络丛和神经胶质细胞中的离子通道和转运蛋白的病理刺激或转录上调引起的。缺血后最初的水肿类型在某种程度上主要是细胞毒性水肿。细胞毒性水肿促进渗透活性溶质在细胞内积聚，不仅导致细胞肿胀，还导致离子梯度的改变，从而促进液体跨内皮通道进入细胞外空间。细胞毒性水肿形成的主要驱动因素是细胞内 Na^+ 的蓄积。由于质膜的选择性渗透性和 Na^+-K^+-ATP 酶的活性，该离子通常在细胞外空间中比在细胞内空间中更富集。但是，缺血触发了细胞膜的改变，使其对 Na^+ 的通透性更高。氯化物跟随 Na^+ 通过氯化物通道流入，水通过水通道流入，分别保持电中性和渗透中性。在细胞毒性水肿期间，不同的分子介质介导了细胞内溶质的积累，谷氨酸等兴奋性氨基酸触发神经元的兴奋性毒性，并刺激钠和氯化物的内向通量导致细胞毒性脑细胞肿胀，在缺血性细胞损伤中起着特别重要的作用。谷氨酸通常以毫摩尔浓度释放到神经末梢突触中，通过与至少两类离子通道偶联受体结合介导兴奋性突触传递，包括 NMDA 和非 NMDA 型（如 AMPA 受体）受体。NMDA 受体与电压敏感的高电导率阳离子通道相关，该通道可同时渗透 Na^+ 和 Ca^{2+}。正常生理状态下，谷氨酸从突触中迅速清除。但是，微透析研究表明，缺血 30 分钟后，由于谷氨酸清除能力受损，细胞外谷氨酸水平增加了 150 倍以上。这些高水平的谷氨酸盐会引起钠、氯化物和水的大量流入，从而导致严重的细胞肿胀，造成神经元和神经胶质细胞的损伤和死亡。此外，在缺血性损伤后，大脑中通常不表达的离子通道转录上调，包括阳离子通道（如 TRP 通道）和磺酰脲受体 1 调节的 NCCa-ATP 通道。这些阳离子通道的打开促使 Na^+ 和 Ca^{2+} 进入细胞。阳离子通过容积调节阴离子通道净流入氯化物，产生渗透力，该渗透力驱使水内流并引起细胞肿胀。有学者采用高分辨率组织阻抗探针和离子选择性微量移液器技术发现细胞膨胀发生的时间比预期的要早。缺血性细胞肿胀与细胞外 K^+ 的 1 期增加同时发生，但先于离子膜稳态的破坏（2 期）。

　　由于细胞毒性水肿只是流体在大脑细胞外空间和细胞内空间的重新分布，因此，除非重新建立脑血流，细胞毒性水肿本身不会增加大脑的净体积。再灌注后的血流恢复，为大脑的细胞外空间添加其他液体，使实际的大脑体积增加。离子和水从细胞毒性水肿进入细胞的过程导致这些成分从细胞外空间逐渐耗竭。在血管内空间和细胞外空间之间，新建立的钠和其他渗透活性溶质的梯度是水肿液跨血脑屏障及跨内皮运动的驱动力。但是，在改变血脑屏障的脑内皮细胞的通透性之前，这些离子梯度的存储势能并不能表现为溶质和水运动。通过增加跨细胞离子通道和转运蛋白和水通道蛋白的表达（导致离子性水肿），或内皮细胞之间紧密连接的开放,增加内皮细胞对钠、氯化物和水的通透性,将促使溶质和水沿着浓度梯度流动。

离子性水肿是由缺血引发的内皮功能障碍的最早阶段,发生在血管源性水肿之前约 6 小时。由于神经胶质细胞的细胞毒性水肿,大脑的细胞外空间消耗了离子和水,产生了梯度,驱使溶质和水从血管腔向细胞外空间移动,一旦触发血脑屏障内皮通透性改变,就会导致这种情况的发生。内皮细胞通透性的增加通常归因于缺血或相关毒性代谢产物诱导的离子转运蛋白活性和/或表达的增加。与神经元和胶质细胞不同,内皮细胞不表达电压门控性 Na^+ 通道,所以在内皮腔(血液)一侧表达的次级活性共转运蛋白 NKCC1 通过负载形成在离子性水肿中起重要作用。然后,Na^+-K^+-ATP 酶驱动 Na^+ 从毛细血管内皮细胞排出到大脑的细胞外空间,伴随氯化物通过阴离子通道。离子性水肿后,由缺血引发的内皮功能障碍的第二阶段是血管性水肿,其特征是血脑屏障内紧密连接的破裂和大量液体积聚到大脑的间隙中。

(三) 心搏骤停后全脑缺血损伤

连续的脑灌注是大脑能量供应的基本条件。心搏骤停期间,大脑灌注停止,导致能量供应障碍。一旦 ATP 储存完全耗尽,细胞代谢功能就会下降,且细胞内 ATP 的缺乏会导致跨膜敏感结构,例如 Na^+-K^+-ATP 酶和 Ca^{2+}-ATP 酶,以及各种神经递质再摄取系统等的衰竭。心搏骤停后脑中高能磷酸盐的消耗非常迅速。磁共振波谱已证明,在发生心搏骤停后 1 分钟内,磷酸肌酸就会耗尽,而 ATP 也几乎耗尽。10 秒内意识丧失,脑电图活动在 20 秒内变为等电。当跨膜离子泵出现故障时,紧接着发生电解质失衡,从而导致正常的跨膜电梯度反转。基于离子敏感的微电极记录,可在心搏骤停发作后早期识别出缺血后离子响应的两个阶段。在第一阶段,在心搏骤停的 2 分钟内,间质性 K^+ 活性迅速增加,导致膜去极化。第二个阶段与间隙中的 Na^+,Cl^- 和 Ca^{2+} 活性降低有关,并且随着离子的移动进入细胞内。此外,氢和乳酸离子的产生,导致细胞内酸中毒。细胞内 Ca^{2+} 浓度的增加激活磷脂酶 A2,导致脂肪分解,增加游离脂肪酸的产生以及过量超氧自由基生成。

在缺血后再灌注期间,即使在长达 1 小时的缺血后,高能 ATP 负荷也能迅速恢复,并在血流正常化后的 15 分钟内达到正常水平。尽管脑血流和能量存储恢复正常,但缺血再灌注造成的组织损伤仍在持续。特别是持续的去极化作用触发细胞内 Ca^{2+} 和磷脂酶 C 浓度的升高,激活了磷脂酶 A2,导致花生四烯酸在缺血期间大量释放。在再灌注期间这种持续的损伤主要是由于氧自由基的迅速产生,继之以脂质过氧化。同样,细胞内兴奋性神经递质谷氨酸在连续去极化的状态下由突触前末端释放。谷氨酸激活离子通道复合物,包括 NMDA 受体和 AMPA 受体。NMDA 受体激活 Ca^{2+} 离子通道并增加 Ca^{2+} 向细胞内空间的传导。AMPA 受体激活 Na^+ 离子通道,使 Na^+ 内流。升高的细胞内 Ca^{2+} 水平可通过多个靶点发挥细胞毒性作用。

(四) 创伤性脑损伤

创伤性脑损伤(traumatic brain injury,TBI)是一种严重的创伤性神经疾病,通常由车祸、运动相关事件或暴力引起。TBI 导致的神经损伤和功能恢复的事件大致可分为四类:①原发性损伤;②继发性损伤;③炎症反应;④神经元修复和再生。多种损伤机制均参与了 TBI 导致的脑损伤过程,其中谷氨酸和天冬氨酸等氨基酸介导的兴奋性毒性是其中的关键机制之一。它们在 TBI 之后不久就以高浓度释放到细胞外空间和脑脊液中。对于兴奋性氨基酸诱导的细胞死亡或兴奋性毒性,已经提出了两种可能的机制,包括 Cl^- 离子和 Na^+ 离子的流入导致急性神经元和神经胶质肿胀,以及 Ca^{2+} 离子导致的延迟损害。尽管谷氨酸结合所有兴奋性氨基酸受体,但选择性配体已被用来表征三种主要类型的兴奋性氨基酸受体。第一类是 NMDA 受体,它是与一价和二价离子通道(离子载体)相关的膜复合物。NMDA 受体的激活以及随后以电压依赖性方式打开离子载体使 Na^+ 和 Ca^{2+} 流入细胞。甘氨酸与 NMDA 受体上的特定位点结合促进了离子载体的打开。NMDA 受体的活性还可以通过多胺的结合来调节,多胺的结合可以增强或抑制受体的活化。锌离子(Zn^{2+})也能拮抗甘氨酸与其位点的结合。第二种谷氨酸受体与兴奋性配体 α-氨基-3-羟基-5-甲基异噁唑-4-丙酸/海藻酸结合,称为 AMPA/KA 受体(或非 NMDA 受体),它与单价离子通道有关。AMPA/KA 受体的激活以非电压依赖性方式打开相关的离子载体,从而允许 Na$^+$ 流入和 K$^+$ 从细胞中流出。AMPA/KA 受体的亚型也可以渗透 Ca^{2+}。谷氨酸受体的第三种类型是代谢型受体,与离子型受体不同,它与细胞内第二信使的激活有关。谷氨酸与这种受体的结合激活了磷脂酶 C,这可能诱导肌醇三磷酸的合成,促使细胞内 Ca^{2+} 从储存池中释放。TBI 后,NMDA 和非 NMDA 受体的区域分布与大脑特定区域的兴奋性毒性直接相关。海马在学习和记忆中起着重要作用,它具有高密度的谷氨酸受体。据报道,TBI 后海马功能异常,包括抑制长期增强作用和学习记忆不足。

(五) 缺氧缺血性脑病

缺氧缺血性脑病(hypoxic-ischemic encephalopathy,HIE)是出生时急性神经系统损伤的重要原因,在发达国家每 1 000 例足月活产儿中大约有 2~3 例会发生 HIE,在较不发达国家中发病率更高。尽管新生儿重症监护已经取得飞跃发展,缺氧缺血性脑损伤婴儿的预后仍然很差。患有严重 HIE 的婴儿中有 15%~25% 死亡,而长期幸存者中有 25%~30% 有严重的长期残疾。HIE 的病理生理学始于最初的缺氧缺血性损伤,中断的脑血流依次导致初级的能量衰竭期,即刻的再灌注期,潜伏期,最后是能量衰竭的第二阶段。在初级能量衰竭阶段,高能磷酸盐化合物(例如,高能磷酸盐的主要储存形式磷酸肌酸和 ATP)水平降低,导致线粒体功能障碍。在能量衰竭之后,ATP 的产生主要取决于无氧糖酵解。ATP 的关键功能是维持跨膜的 Na$^+$,K$^+$ 和 Ca^{2+} 离子梯度。ATP 丧失后,K$^+$ 从损伤细胞中泄漏出来,引起去极化并大量释放谷氨酸。由于 ATP 依赖性神经胶质谷氨酸转运蛋白从突触清除的谷氨酸减少,谷氨酸在近端突触中蓄积。累积的谷氨酸过度刺激 NMDA 受体,导致 Ca^{2+} 快速流入细胞内,最终导致细胞死亡。

(六) 发作性共济失调

发作性共济失调可能是由 CACNA1A(CACNL1A4)基因突变引起的,该基因编码形成电压门控性 Ca^{2+} 通道的 α1A 亚基。这些通道存在于运动轴突的突触前末端,参与控制膜兴奋性和神经递质释放。Ca^{2+} 通道 β 亚基通过与 α1 亚基的直接相互作用调节电压依赖性 Ca^{2+} 电流,突变可能会导致 Ca^{2+} 通道无法正常运行。

(七) 家族性偏瘫性偏头痛

家族性偏瘫性偏头痛是一种罕见的常染色体显性遗传疾病,其特征是发作性偏侧头痛。有报道说该类疾病同样涉及编码 Ca^{2+} 通道 α1A 亚基的 CACNL1A4 基因突变导致 Ca^{2+} 通道功能障碍。

(八) 高钾性周期性麻痹及低钾性周期性麻痹

高钾性周期性麻痹是由 Na$^+$ 通道基因 SCN4A 突变而引起的遗传性疾病。患者表现为反复发作性肌肉无力。服用钾会加剧肌无力,而服用钙通常会缓解肌无力。高钾性周期性麻痹与先天性肌强直是等位基因疾病,两者存在紧密联系。低钾性周期性麻痹是一种常染色体显性疾病,通常是由 Ca^{2+} 通道功能障碍引起的,但也有报道 Na$^+$ 通道异常导致的低钾性周期性麻痹。

(九) 先天性肌强直

骨骼肌的兴奋性,尤其是电导率,部分受氯化物通道调节。静息膜电导的降低可能导致电不稳定和肌强直。先天性肌强直是肌肉肥大和肌强直的综合征,可以是隐性或常染色体显性。该疾病是由位于第 7 号染色体上的骨骼肌氯化物通道 CLCN1 基因突变引起的。

(十) 重症肌无力

重症肌无力是由 nAChR 抗体引起的自身免疫性疾病,主要表现为肌肉无力,通常会随着持续的活动而加重,但经过一段时间的休息后会有所改善。任何肌肉都可能受累,但是,最常累及控制眼球运动、眼睑、面部表情和吞咽的肌肉。该病是由于抗体结合后突触后膜的溶解导致功能性 nAChR 数量减少,从而导致肌肉终板区域的破坏。也有证据显示由于抗体对 nAChR 受体的阻断作用降低了峰值电流幅度。

（十一）阿尔茨海默病及帕金森病

阿尔茨海默病和帕金森病是常见的神经退行性疾病。尽管机制尚不清楚,人们普遍认为,这两种疾病中皮质神经元的 nAChR 数量均减少,且 nAChR 的丧失可能发生在受影响区域胆碱能和多巴胺能神经元变性之前。

三、亚低温对离子通道的调节

长期以来,亚低温治疗被认为是最有效的神经保护策略之一。实验证据和临床经验表明亚低温可通过多种方式保护脑组织,包括延缓能量消耗、减轻细胞内酸中毒、减轻缺血相关兴奋性神经递质的蓄积以及减少 Ca^{2+} 内流。另外,低温抑制了再灌注过程氧自由基生成,并抑制与血脑屏障损伤相关的机制。研究发现,体温每降低 $1℃$,就会导致大脑新陈代谢减少 $6\%\sim10\%$。低温的神经保护作用至少部分是通过调节离子通道实现的。如脑卒中、癫痫持续状态和 TBI 后,神经元 Ca^{2+} 动力学改变。P 学者利用各种药理剂刺激 Ca^{2+} 进入原代培养海马神经元中的主要途径,用荧光钙指示剂 Fura-2AM 比较常温($37℃$)和低温($31℃$)条件下的胞内外钙浓度比。结果表明,低温可以减少 Ca^{2+} 通过 NMDA 受体和兰尼碱受体进入神经元。由于不同疾病模型及实验条件的不同,低温的作用机制可能会有所差异。但值得期待的是,由于低温的广泛作用,在临床具有很强的应用潜力。

（一）低温与脑卒中

各种动物实验表明,低温可改善离子稳态并阻止或减慢许多破坏性的兴奋过程,例如 Ca^{2+} 离子内流、谷氨酸蓄积及其辅酶甘氨酸的释放等。并且,轻度低温可调节神经递质的释放。在局灶性脑缺血期间,神经递质释放在缺血发生的 $10\sim20$ 分钟内增加,在 60 分钟内达到峰值,在 $50\sim90$ 分钟内下降,然后在 $90\sim120$ 分钟内恢复到基线或大幅下降。轻度低温似乎可以钝化该过程,在某些情况下,可将其延迟 20 分钟。研究发现 $30\sim33℃$ 的低温可完全抑制谷氨酸的释放。由于神经递质的生物合成和摄取是温度依赖性的,因此低温降低了缺血后谷氨酸浓度的上升,并且明显延迟 Ca^{2+} 超载的发生,降低 ATP 消耗,改善细胞毒性水肿。所以,减少突触前谷氨酸的释放可能是低温神经保护的重要机制之一。

谷氨酸通过激活神经系统中 NMDA 和 AMPA 敏感的离子型谷氨酸受体来介导兴奋性突触传递。生理状态下,兴奋性传递介导信息处理并调控神经元可塑性。但是,谷氨酸受体的过度活化导致兴奋性毒性的发生。缺血性损伤后,大脑血液供应的中断导致氧气和葡萄糖的剥夺,从而能量代谢受损。细胞膜去极化和随后的电压门控性 Ca^{2+} 通道的激活增加了谷氨酸的释放。由于能量合成受损,谷氨酸的再摄取也受到干扰,这导致突触间隙谷氨酸的过量积累。离子型谷氨酸受体的持续过度激活导致神经元死亡,是细胞坏死的主要机制。最近的报道表明,低温治疗不仅可以防止谷氨酸的积累或释放,还可以通过调节 AMPA 受体的谷氨酸受体 2 亚基直接降低兴奋性毒性。脑卒中后,低温会显著降低脑中甘氨酸水平,后者是激活 NMDA 受体并加速 NMDA 受体功能的必要条件。此外,低温减少脑卒中后海马神经元上表达的 AMPA 和 NMDA 受体的数量,因此减小梗死体积。低温还可以通过减少兴奋性氨基酸的释放来减轻缺血性脑卒中后发生的弥散去极化现象。通过大脑中脑动脉闭塞引起的永久性局灶性脑梗死核心部位谷氨酸释放的比较分析表明,局灶性低温($33℃$)治疗明显减少了缺血核心区谷氨酸释放。整个研究的 120 分钟内,低温组的谷氨酸外释放显著降低,但从脑缺血后 50 分钟,谷氨酸释放从初始值 $5.22\pm1.3\mu mol/ml$ 上升到 $10.69\pm3.3\mu mol/ml$ 的峰值。低温治疗还下调了星形细胞上反向转运谷氨酸的谷氨酸转运蛋白 GLT-1。这一点特别重要,因为在严重的缺血条件下,谷氨酸受体可以功能性逆转以释放谷氨酸并引起进一步的神经损伤。类似于谷氨酸,低温还降低了脑缺血额大鼠的谷氨酸共激动剂甘氨酸的浓度以及梗死体积。另外,低温($31℃$)治疗也可通过抑制 NMDA 等受体一定程度抑制 Ca^{2+} 进入神经元,进而减轻了脑梗死损伤。缺血性脑卒中的动物模型中,利多卡因、河豚毒素、拉莫三嗪等药物均已显示出通过降低 ATP 消耗速率和减少缺血诱导的谷氨酸释放而提供抗缺血性脑卒中的保护作用。不幸的是,这些药物均未显示对人类缺血性脑卒中保护作用。另外,低温可维持脑 K^+ 稳态。神经组织的缺氧使细胞膜去极化,增加细胞外 K^+ 浓度。在由 N_2 引起的反复缺氧性昏迷中,反复性缺氧导致细胞维持 K^+ 稳态的能力下降,而低温对反复缺氧过程中的脑 K^+ 稳态具有保护作用,可能用于脑卒中或心脏病的治疗。学者们在急性缺血性脑卒中动物模型证明了低温组(30℃)动物,去极化次数以及梗死的程度和大小均显著降低。一些药物性低温诱导剂如二氢辣椒素同样可以通过诱导低温,对缺血性脑卒中产生保护。二氢辣椒素可减小缺血后梗死体积并改善神经功能。因此,多项研究结果显示低温治疗可能是治疗缺血性脑卒中和改善临床结局的潜在干预措施。

(二) 低温与癫痫

众所周知,癫痫通常使用药物治疗。但即使选择最有效的药物,仍然有超过 30% 的癫痫患者无法充分控制癫痫发作。对此类患者进行手术治疗,也并不能全部成功。自 1966 年以来,就已经报道低温可以减慢神经传导速度。1984 年,Orlowski 等发现伴有发热的癫痫患者在进行低温治疗后会停止发作。1998 年,Sartorius 和 Berger 在 22 例接受了术中低温度格林氏液的患者,发现低温治疗抑制了患者大脑皮质的局部癫痫发作。2006 年,Schmitt 等人确定电刺激诱导自发性癫痫持续大鼠模型中,发现低温(最低温度极限为29℃)抑制了癫痫发作,且联合地西泮治疗的效果更加明显。研究人员使用多种缺血缺氧性脑病(大鼠,绵羊和猪)和低温治疗的动物模型,以进一步确认低温对癫痫发作的抑制作用。结果表明,低温明显抑制了缺血缺氧性脑病引起的癫痫发作。在 2008 年,Corry 等人首先报道了难治性癫痫持续状态患者使用亚低温治疗的结果,研究表明亚低温抑制了癫痫发作。然后在 2013 年,Guilliams 等人也发现低温对难治性癫痫持续状态具有明显的治疗作用。2014 年,Orbach 等人对 224 例新生儿缺氧缺血性脑病进行了回顾性研究,他们发现低温具有抗癫痫发作的作用。这些研究表明,低温治疗为癫痫持续状态的临床相关替代疗法提供了更好的治疗策略。

在实验性小鼠模型中,深度低温(<30℃)治疗已被证明可以有效地中止癫痫持续状态,而轻度低温(32~34℃)治疗联合辅助性抗癫痫药在一些病例报道中被发现可以中止癫痫持续状态。低温联合苯二氮䓬类药物已被证明在癫痫持续状态成年大鼠模型中具有神经保护作用。后来,低温和苯二氮䓬类药物联合抗惊厥作用同样在癫痫持续状态的幼年动物模型中得到证明。

低温抑制癫痫发作的机制目前并不十分清楚,已有的研究证实低温会抑制或减少与癫痫持续状态相关的大量继发性破坏过程,包括兴奋性毒性、神经炎症、细胞凋亡、自由基产生、血脑屏障破坏以及直接抑制癫痫发作本身。据推测,低温的直接抗惊厥特性是由于对 Na^+ 通道的作用,以及调控突触后电压门控通道、干扰膜特性和离子泵、并改变突触前机制以减少兴奋性神经传递。相关机制研究发现低温减少癫痫发作后 NMDA(R1)受体表达,导致神经元凋亡和坏死明显减少。Volgushev 等发现不同温度对神经递质的影响是不一样的。在低温条件下,突触前膜兴奋性神经递质的释放减少,这有利于癫痫发作的终止。用无镁人工脑脊液和 4-氨基吡啶建立大鼠海马癫痫模型,并研究低温对癫痫样放电的影响。研究人员发现,低温会引起电压门控性 Na^+ 通道的改变,导致其功能丧失并影响神经元去极化,从而使癫痫样放电暂停。随后,Motamedi 等发现在 4-氨基吡啶模型中,持续的低温终止了海马和皮质神经元的癫痫样放电。同时记录CA1 和 CA3 锥体细胞中的双膜片钳显示,低温会阻断这些区域的动作电位,并干扰神经元的放电节律。影响低温抗癫痫作用的另一种机制涉及兴奋性谷氨酸受体(GluR)的表达。Borbely 等在 4-氨基吡啶诱导的大鼠癫痫模型中观察到离子型 GluR 受体结构和功能的变化,其中观察到 GluR1,GluR1(flop)和 NR2B免疫染色增加。在海马和齿状回的 CA1 区域观察到 GluR2 染色强度显著降低。在 CA1 区和齿状回中,海马神经元的钙渗透性也增加,这增加了神经元兴奋性并促进了癫痫,CA3 区域没有变化。从这些研究中,可以看出增加的 GluR1 和 GluR2 表达下调会影响神经元兴奋性,从而促进癫痫持续状态的发展。Yu 等以毛果芸香碱诱导的未成熟大鼠癫痫持续状态模型,研究低温是否可以作为一种辅助治疗方法来治疗小儿癫痫持续状态。他们通过毛果芸香碱诱导癫痫持续状态并维持 30~60 分钟,然后注射地西泮(10mg/kg 体重)和/或进行轻度低温治疗(核心温度降至 33℃)。实验发现在地西泮联合低温治疗组,癫痫持续状态后的峰值波幅度和频率明显低于单独使用地西泮治疗组。轻度的低温显著减少了发生坏死和凋亡的细胞数量。另外,癫痫持续状态上调 AMPA 受体亚基,下调 GluR2。然而,与地西泮单独治疗组相比,地西泮联合亚低温治疗 8 小时后,GluR1 的表达降低,而 GluR2 的表达增加。这些发现表明,亚低温可能通过调节谷氨酸受体的表达来进一步预防毛果芸香碱引起的未成熟大鼠的癫痫持续状态。

(三) 低温与 TBI

TBI 的管理旨在减轻继发性脑损伤,即早期病理事件,包括颅内高压、脑缺氧/缺血、能量功能障碍、非惊厥性癫痫发作和全身性损害。这些病理过程在神经外伤后几分钟到几小时开始,可能持续长达 72 小时或更长时间,并可能给患者的愈后带来更多负担。实验证据表明,使用温和的亚低温(定义为维持体温在 32~35℃)进行治疗可发挥重要的神经保护作用,并减轻 TBI 后的继发性脑损伤。在成年 TBI 患者中,温和的亚低温已在急性"早期"阶段用作预防性神经保护剂,并在亚急性"晚期"阶段用于控制脑水肿。因为,温和的亚低温可有效降低颅内压升高,是 TBI 患者难治性颅内高压的有效疗法。

由于直接的实质和血管破裂、急性血管痉挛以及创伤后血管拉伸和剪切作用,TBI 后早期可能会发生脑缺血/缺氧。非缺血性能量功能障碍、葡萄糖利用增加和脑过度糖酵解也很常见,可能导致底物耗竭和能量危机。谷氨酸盐的暴露会导致受体活化,从而导致 Ca^{2+} 大量涌入。细胞内 Ca^{2+} 浓度的升高会激活多种蛋白酶、脂肪酶和核酸内切酶,并增加一氧化氮和氧自由基。这加剧了线粒体的损伤和 DNA 改变,并通过 caspase 非依赖性和 caspase 依赖的途径导致坏死性和凋亡性细胞死亡。亚低温可以通过多种机制保护脑组织抵抗这种继发性损害,其中抑制兴奋性毒性是亚低温发挥神经保护作用的重要机制之一。研究显示亚低温可以减少 Ca^{2+} 离子内流以及兴奋性毒性氨基酸的积累和释放。

(四) 低温与 HIE

患有缺氧缺血性脑病(HIE)的婴儿的治疗通常是辅助性的,包括遵循最新的新生儿复苏计划指南 4 的复苏技术,维持葡萄糖、液体和电解质的体内稳态,维持二氧化碳分压在正常范围内,纠正低血压以及抗癫痫发作。在实验动物和患有 HIE 的婴儿中,已经研究了多种神经保护策略。这些包括体液限制、预防性苯巴比妥、氧自由基清除剂或拮抗剂、兴奋性氨基酸拮抗剂、一氧化氮合酶拮抗剂、钙通道阻滞剂、NMDA 受体阻滞剂、减少脑梗死的继发性水肿(地塞米松、呋塞米、过度换气和甘露醇)和低温治疗。尽管使用这些策略中的一些最初取得了令人鼓舞的结果(大多数是在实验动物中),但只有低温治疗似乎是一种安全有效的干预措施。

缺氧缺血性损伤期间维持适度(35.5℃)和深度(21℃ 和 28℃)低温可抑制组织病理学损伤并维持运动功能。缺血后低温治疗也是通过减轻继发性皮质细胞毒性水肿、皮质梗死和神经元丢失而产生神经保护作用。低温的最重要作用是减少脑能量代谢。缺氧缺血期间使大脑低温可改善能量代谢物的变化,从而减少大脑损伤。能量代谢物改善的潜在机制是降低大脑能量使用率并因此维持大脑 ATP 水平。低温还可以抑制谷氨酸的释放、保留内源性抗氧化剂并减少一氧化氮的产生、减少自由基的产生、改善蛋白质的合成、保留 N-乙酰天门冬氨酸、并降低谷胱甘肽水平。

由此可见,离子通道参与神经系统功能的方方面面,其功能紊乱与神经系统的多种疾病密切相关,而低温治疗的神经保护机制至少部分是通过促进病理性离子通道紊乱的恢复实现的,尽管现有的证据只是冰山一角,未来进一步的探索对低温保护的应用至关重要。

(安红　段云霞　罗玉敏)

参 考 文 献

[1] TSUI L C. The spectrum of cystic fibrosis mutations[J]. Trends Genet,1992,8(11):392-398.

［2］ WALLACE R H,WANG D W,SINGH R,et al. Febrile seizures and generalized epilepsy associated with a mutation in the Na$^+$-channel beta1 subunit gene SCN1B［J］. Nat Gene t,1998,19(4):366-370.

［3］ BAULAC S,GOURFINKEL-AN I,PICARD F,et al. A second locus for familial generalized epilepsy with febrile seizures plus maps to chromosome 2q21-q33［J］. Am J Hum Genet,1999,65(4):1078-1085.

［4］ ESCAYG A,MACDONALD B T,MEISLER M H,et al. Mutations of SCN1A,encoding a neuronal sodium channel,in two families with GEFS+2［J］. Nat Genet,2000,24(4):343-345.

［5］ PEIFFER A,THOMPSON J,CHARLIER C,et al. A locus for febrile seizures(FEB3)maps to chromosome 2q23-24［J］. Ann Neurol,1999,46(4):671-678.

［6］ LERCHE H,BIERVERT C,ALEKOV A K,et al. A reduced K+ current due to a novel mutation in KCNQ2 causes neonatal convulsions［J］. Ann Neurol,1999,46(3):305-312.

［7］ ESCAYG A,DE WAARD M,LEE D D,et al. Coding and noncoding variation of the human calcium-channel beta4-subunit gene CACNB4 in patients with idiopathic generalized epilepsy and episodic ataxia［J］. Am J Hum Genet,2000,66(5):1531-1539.

［8］ MORI K,MIYAZAKI M,IWASE H,et al. Temporal profile of changes in brain tissue extracellular space and extracellularion (Na(+),K(+)) concentrations after cerebral ischemia and the effects of mild cerebral hypothermia［J］. J Neurotrauma,2002, 19(10):1261-1270.

［9］ PTACEK L J,GEORGE A L,JR. ,GRIGGS R C,et al. Identification of a mutation in the gene causing hyperkalemic periodic paralysis［J］. Cell,1991,67(5):1021-1027.

［10］ MCCLATCHEY A I,VAN DEN BERGH P,PERICAK-VANCE M A,et al. Temperature-sensitive mutations in the Ⅲ-Ⅳ cytoplasmic loop region of the skeletal muscle sodium channel gene in paramyotonia congenita［J］. Cell,1992,68(4):769-774.

［11］ BULMAN D E,SCOGGAN K A,VAN OENE M D,et al. A novel sodium channel mutation in a family with hypokalemic periodic paralysis［J］. Neurology,1999,53(9):1932-1936.

［12］ PHILLIPS K F,DESHPANDE L S,DELORENZO R J. Hypothermia reduces calcium entry via the N-methyl-D-aspartate and ryanodine receptors in cultured hippocampal neurons［J］. Eur J Pharmacol,2013,698(1-3):186-192.

［13］ CHEN Q,CHOPP M,BODZIN G,et al. Temperature modulation of cerebral depolarization during focal cerebral ischemia in rats:correlation with ischemic injury［J］. J Cereb Blood Flow Metab,1993,13(3):389-394.

［14］ RODRIGUEZ E C,ROBERTSON R M. Protective effect of hypothermia on brain potassium homeostasis during repetitive anoxia in Drosophila melanogaster［J］. J Exp Biol,2012,215(Pt 23):4157-4165.

［15］ ORLOWSKI J P,ERENBERG G,LUEDERS H,et al. Hypothermia and barbiturate coma for refractory status epilepticus［J］. Crit Care Med,1984,12(4):367-372.

［16］ SARTORIUS C J,BERGER M S. Rapid termination of intraoperative stimulation-evoked seizures with application of cold Ringer's lactate to the cortex. Technical note［J］. J Neurosurg,1998,88(2):349-351.

［17］ SCHMITT F C,BUCHHEIM K,MEIERKORD H,et al. Anticonvulsant properties of hypothermia in experimental status epilepticus［J］. Neurobiol Dis,2006,23(3):689-696.

［18］ CORRY J J,DHAR R,MURPHY T,et al. Hypothermia for refractory status epilepticus［J］. Neurocrit Care,2008,9(2):189-197.

［19］ GUILLIAMS K,ROSEN M,BUTTRAM S,et al. Hypothermia for pediatric refractory status epilepticus［J］. Epilepsia,2013,54 (9):1586-1594.

［20］ ORBACH S A,BONIFACIO S L,KUZNIEWICZ M W,et al. Lower incidence of seizure among neonates treated with therapeutic hypothermia［J］. J Child Neurol,2014,29(11):1502-1507.

［21］ VOLGUSHEV M,KUDRYASHOV I,CHISTIAKOVA M,et al. Probability of transmitter release at neocortical synapses at different temperatures［J］. J Neurophysiol,2004,92(1):212-220.

［22］ MOTAMEDI G K,GONZALEZ-SULSER A,DZAKPASU R,et al. Cellular mechanisms of desynchronizing effects of hypothermia in an in vitro epilepsy model［J］. Neurotherapeutics,2012,9(1):199-209.

［23］ BORBELY S,DOBO E,CZEGE D,et al. Modification of ionotropic glutamate receptor-mediated processes in the rat hippocampus following repeated,brief seizures［J］. Neuroscience,2009,159(1):358-368.

第五节　亚低温神经保护免疫机制

一、正常情况下的免疫机制

（一）免疫系统的组成和基本功能

免疫系统是由免疫器官、免疫细胞（如淋巴细胞、树突状细胞、自然杀伤细胞、单核-巨噬细胞、粒细胞、肥大细胞等）及免疫分子（如免疫球蛋白、补体、膜分子及细胞因子等）组成，主要执行免疫功能。根据发生的时间顺序和功能差异，可将其分为中枢免疫器官和外周免疫器官，二者通过血液循环及淋巴循环互相联系并构成免疫系统的完整网络。人体自身的免疫器官包括骨髓、胸腺、脾脏和淋巴结等，其中中枢免疫器官包括骨髓和胸腺，又称为一级免疫器官；脾脏和淋巴结等称为外周免疫器官，是免疫细胞聚集和免疫应答发生的场所。

1. 中枢免疫器官　又称初级淋巴器官，是免疫细胞发生、分化、发育和成熟的场所。人类及其他哺乳动物的中枢免疫器官包括骨髓和胸腺。

骨髓（bone marrow）是各类血细胞的发源地，位于骨髓腔和骨松质网眼处，分为红骨髓和黄骨髓。在胎儿和幼儿时期，全部骨髓腔和骨松质网眼内均为红骨髓，其中含有大量不同发育阶段的多种血细胞，均具有造血功能。红骨髓由造血组织和血窦构成，其中含有多能干细胞，具有强大的分化能力，可以分化为原始血细胞、原始粒细胞和原始淋巴细胞等，造血组织主要由造血细胞和基质细胞组成，基质细胞及其所分泌的多种造血生长因子（如 IL-3、IL-4、IL-6、IL-7、SCF、GM-CSF 等）与细胞外基质共同构成了造血细胞赖以生存、生长发育和成熟的环境，称为造血诱导微环境。随着年龄的增长，脂肪组织逐渐替代红骨髓，成为黄骨髓，黄骨髓无造血能力。当人体大量失血或发生贫血时，黄骨髓可转化为红骨髓，进而重新执行造血功能。骨髓功能缺陷时，不仅会严重损害机体的造血功能，而且会导致严重的细胞免疫和体液免疫功能缺陷。如大剂量放射线照射可使机体造血功能和免疫功能同时受到抑制或丧失，这时只有移植正常骨髓才能重建造血和免疫功能。

胸腺（thymus gland）位于人体胸腔上纵隔的前部，呈扁条状，质地柔软，是 T 细胞分化、发育和成熟的场所。胸腺在出生后 2 年内会迅速生长，随后随年龄增长，在青春期时达到顶峰。成年人的胸腺组织会逐渐被脂肪组织取代，老年期胸腺体积明显缩小，胸腺微环境发生变化，T 细胞发育成熟减少，进而导致老年人的免疫功能减退。胸腺上皮细胞分泌的胸腺肽类分子包括胸腺素、胸腺肽、胸腺生成素等，可促进胸腺细胞增殖、分化和发育。来自骨髓、脾脏及其他部位的原始淋巴细胞在胸腺微环境中，通过阳性选择和阴性选择后，约 90% 不具有免疫能力的原始淋巴细胞转化为具有免疫能力的 T 淋巴细胞，这些 T 淋巴细胞离开胸腺经血液循环转移至身体各处的淋巴结和脾脏，并在那里增殖进而参与细胞免疫反应。

2. 外周免疫器官　又称次级淋巴器官，是成熟淋巴细胞（T 细胞、B 细胞）定居的场所，也是淋巴细胞对外来抗原产生免疫应答的主要部位。外周免疫器官主要包括脾脏、淋巴结等。

脾脏（spleen）是胚胎时期的造血器官，也是人体内最大的外周免疫器官。脾在结构上不与淋巴管道相连，也无淋巴窦，但含有大量血窦。表面覆盖有背膜，内部为质地柔软的髓质，可分为红髓和白髓。白髓为密集的淋巴组织，由许多个呈小结节状的脾小结节组成，脾小结中央为生发中心，是淋巴细胞的聚集区。T 淋巴细胞聚集区纵行于白髓内的小动脉周围。白髓的边缘区外侧的广大区域为红髓，由脾索和脾血窦组成。红髓由淋巴细胞、血窦及其他各种血细胞所构成。其中血窦彼此吻合成网，将淋巴组织分隔成不规则的条索状，称为脾索。脾索内含有白细胞、红细胞及 B 淋巴细胞等。脾脏是成熟淋巴细胞定居的场所，其中，B 淋巴细胞约占淋巴细胞总数的 60%，T 淋巴细胞约占 40%。脾脏也是淋巴细胞接受抗原刺激并发生免疫应答的重要部位,作为外周免疫器官,脾与淋巴结的主要区别为:脾是对血源性抗原产生免疫应答的主要场所,而淋巴结主要对由引流淋巴液而来的抗原产生应答。脾脏还可以合成分泌许多重要的生物活性物质,如补体成分和细胞因子等。脾脏还可以清除血液循环中衰老死亡的细胞。

淋巴结(lymph node)是结构最完备的外周免疫器官,位于人体淋巴管的通道上,广泛分布于全身非黏膜部位的淋巴通道汇集处。其表面覆盖有被膜,被膜上有许多淋巴结缔组织伸入淋巴结内,形成许多小梁,被称为淋巴结支架。淋巴结被膜内为实质,分为皮质区和髓质区两部分,其由淋巴组织构成,皮质的浅层有淋巴小结,中央被称为生发中心,其中主要含B淋巴细胞,皮质的深层又称副皮质区,主要含有T淋巴细胞,被称为胸腺依赖区。副皮质区有非连续状的毛细血管后微静脉,主要由内皮细胞组成。淋巴结是成熟T细胞和B细胞的主要定居部位,其中,T淋巴细胞约占淋巴结内淋巴细胞总数的75%,B细胞约占25%。淋巴结是淋巴细胞接受抗原刺激、发生适应性免疫应答的主要部位之一。存在于组织中的游离抗原经淋巴液进入局部引流淋巴结,可被副皮质区内的抗原提呈细胞(antigen presenting cell,APC)摄取,或抗原在组织中被APC摄取,随后APC迁移至副皮质区,将加工后的抗原肽提呈给T细胞,使部分T细胞活化、增殖,分化为效应T细胞;通过T-B细胞的相互作用,B细胞在浅皮质区大量增殖形成生发中心,并分化为浆细胞。淋巴结是淋巴液的有效过滤器,阻留淋巴液中的病原微生物、毒素或其他有害物等,将其吞噬消灭,清除抗原性异物,从而起到净化淋巴液、防止病原体扩散的作用。

3. 人体的免疫功能　免疫功能是机体识别和清除外来入侵抗原及体内突变或衰老细胞并维持机体内环境稳定的功能的总称。人体的免疫系统主要发挥三种功能:①免疫防御,阻止各种微生物的侵袭,清除以及消灭侵入机体的各种微生物及病原体。免疫防御功能过低或缺失,可发生免疫缺陷病;若免疫防御应答过强或持续时间过长,则在清除病原体的同时,也有可能导致机体的组织损伤或功能异常,如出现超敏反应等。②免疫自稳,通过清除衰老、死亡或损伤的细胞,以保证机体正常的组织及细胞代谢活动和功能。正常情况下,免疫系统被赋予了区别"自己"和"非己"的能力,因此对自身组织不会产生免疫应答,一旦免疫耐受被打破,会导致自身免疫病和过敏性疾病的发生。③免疫监视,机体正常的免疫反应可以清除由于各种致病因素(如物理、化学和病毒等因素)而产生的非正常突变细胞,正常情况下,免疫反应的结果对机体是有利的。但在某些特殊情况下(如变态反应、自身免疫性疾病等),也可产生不利的后果。而当免疫监视功能异常时,会导致突变细胞不断增生,进而导致肿瘤的形成。此外,免疫系统与神经系统和内分泌系统一起构成的神经-内分泌-免疫网络,对整个机体内环境的稳定具有重要作用。

(二) 体液免疫

人体内存在两种免疫反应——体液免疫和细胞免疫,分别由B淋巴细胞及T淋巴细胞产生。二者均为免疫活性细胞,在受到抗原刺激后,可发生免疫反应。人体内的T细胞生存期长,通常为100天左右,长可至数年,绝大部分的T细胞位于胸腺导管内,随着淋巴液从胸导管进入血液循环,分布在脾脏和各个淋巴结,又重新进入淋巴循环中,被称作再循环。T细胞在淋巴系统和心血管系统中反复循环流动,进而使得具有免疫活性的T细胞与进入体内的抗原物质广泛接触。而人体内的B细胞生存期短,一般为3~4天,其分布在淋巴结和脾脏内,主要在血液中流动。

1. 体液免疫的形成　体液免疫主要由B淋巴细胞负责参与完成。当人体受到抗原(如病原体或异种蛋白)刺激后,B淋巴细胞就会被激活。进而经过一系列细胞分裂和分化过程形成原浆细胞,随后继续分裂转化成浆细胞。浆细胞是机体合成特异性抗体的主要细胞,可以产生具有免疫作用的免疫球蛋白,浆细胞将免疫球蛋白释放入血,成为γ球蛋白的主要成分,具有免疫作用的球蛋白即为抗体。将人体内的抗体利用电泳技术分离后,按血浆浓度由高而低排列,分别为IgG、IgA、IgM、IgD和IgE。抗体通过特异性地与抗原结合,形成抗原-抗体复合物,被称为免疫复合物,从而使抗原失去对机体的危害作用。免疫复合物本身,并不会杀伤入侵细菌,免疫球蛋白会在抗原表面上做标记,起到识别抗原的作用,真正清除和杀伤抗原的是补体和某些辅助细胞,如巨噬细胞吞噬抗原抗体复合物。补体是一类蛋白酶的总称,其存在于正常人的血清中,与抗原抗体复合物结合后,能使其溶解。

2. 细胞免疫　在人体内,T 淋巴细胞和 B 淋巴细胞通常具有协同作用。多种抗原可同时刺激这两类细胞,从而引起细胞免疫和体液免疫。

T 淋巴细胞(T lymphocyte)起源于胸腺(thymus),故被称为 T 细胞。T 淋巴细胞接受抗原刺激后,经过一系列的细胞分裂与变化,可产生具有免疫活性的致敏淋巴细胞,当再一次接触抗原后,分泌的淋巴因子具有免疫活性,进而发挥细胞免疫的作用。其中研究比较多的淋巴因子有干扰素(interferon,IFN)、转移因子(transfer factor,TF)和淋巴毒素(lymphotoxin,LT)等,其成分多为多肽或蛋白质。干扰素可以抑制病毒繁殖;转移因子可使正常的 T 细胞转化成为致敏的淋巴细胞;淋巴毒素可以抑制和杀伤靶细胞。T 细胞缺陷既影响机体细胞免疫应答,也影响体液免疫应答,可导致多种病原微生物甚至条件致病菌(如卡氏肺囊虫或白色念珠菌)的易感性、抗肿瘤效应减弱等病理现象。细胞免疫的作用主要是防御细胞内的寄生细菌、真菌、原虫、寄生蠕虫或某些病毒的感染,也可预防自身恶性的肿瘤细胞和异体移植细胞。

3. T 淋巴细胞亚群　根据 T 细胞所处的活化阶段可分为初始 T 细胞、效应 T 细胞和记忆 T 细胞。根据 T 淋巴细胞是否表达 CD4 或 CD8,可将 T 细胞分为 $CD4^+$ T 细胞和 $CD8^+$ T 细胞。根据 T 淋巴细胞的不同功能,可分为辅助 T 细胞、细胞毒性 T 细胞和调节性 T 细胞。

初始 T 细胞是指从未接受过抗原刺激的成熟 T 细胞,处于细胞周期的 G0 期,存活期短,表达 CD45RA 和高水平的 L-选择素(CD62L),参与淋巴细胞再循环,主要功能为识别抗原。初始 T 细胞在外周淋巴器官内接受 DC 提成的 pMHC 刺激而活化,并最终分化为效应 T 细胞和记忆 T 细胞。

效应 T 细胞存活期短,除表达高水平的高亲和力 IL-2 受体外,还表达整合素,是行使免疫效应的主要细胞。效应 T 细胞主要向外周炎症部位或某些器官组织迁移,迁移后不再循环至淋巴结。

记忆 T 细胞可由效应 T 细胞分化而来,也可由初始 T 细胞接受抗原刺激后直接分化而来。当再次接受相同抗原刺激后可迅速活化,并分化为效应 T 细胞,介导再次免疫应答。记忆 T 细胞可表达 CD45RO 和黏附分子,并参与淋巴细胞再循环。没有抗原或 MHC 分子刺激,记忆 T 细胞仍可长期存活,并通过自发增殖维持一定数量。

CD4 在 60%~65% 的 T 细胞上表达,部分巨噬细胞和树突状细胞也可表达较低水平的 CD4。$CD4^+$ T 细胞可识别由 13~17 个氨基酸残基组成的抗原肽,受自身 MHC Ⅱ 类分子的限制,活化后分化成 Th 细胞。

CD8 在 30%~35% 的 T 细胞上表达,$CD8^+$ T 细胞可识别由 8~10 个氨基酸残基组成的抗原肽,受自身 MHC Ⅰ 类分子的限制,活化后将分化为细胞毒性 T 细胞,具有细胞毒性作用,可特异性杀伤靶细胞。

辅助 T 细胞(helper T cell,Th)均表达 CD4,一般情况下所称的 $CD4^+$ T 细胞即指 Th。没有受到抗原刺激的初始 $CD4^+$ T 细胞为 Th0。Th0 向不同谱系的分化受抗原性质和细胞因子等因素的调控,其中细胞因子的种类和各细胞因子之间的平衡是最重要的影响因素。例如,细胞内病原体和肿瘤抗原以及 IL-12、IFN-γ 可诱导 Th0 向 Th1 分化;普通细菌和可溶性抗原以及 IL-4 可诱导 Th0 向 Th2 分化;TGF-β 和 IL-4 诱导 Th0 向 TH9 分化;TGF-β 和 IL-6 诱导 Th0 向 Th17 分化。

细胞毒性 T 细胞(cytotoxic T lymphocyte,CTL)表达 CD8,一般情况下所称的 $CD8^+$ T 细胞即为 CTL。其主要功能为特异性识别内源性抗原肽-MHC Ⅰ 类分子复合物,进而杀伤靶细胞。杀伤机制有两种:①分泌穿孔素、颗粒酶、颗粒溶素等物质直接杀伤靶细胞;②通过表达 FasL 或分泌 TNF-α,分别与靶细胞表面的 Fas 或 TNF 受体(TNFR)结合,通过 Fas-FasL 途径或 TNF-TNFR 途径诱导靶细胞凋亡。CTL 在杀伤靶细胞的过程中自身不会受到伤害,且可连续杀伤多个靶细胞。

调节性 T 细胞(regulatory T cell,Treg)通常认为是 $CD4^+$ $CD25^+$ $Foxp3^+$ 的 T 细胞。Foxp3(forkhead box p3)是一种转录因子,是 Treg 的重要标志,也参与 Treg 的分化和功能。Treg 主要通过两种方式负调控免疫应答:通过直接接触抑制靶细胞活化或分泌 TGF-β、IL-10 等细胞因子抑制免疫应答。在免疫耐受、自身免疫病、感染性疾病、器官移植及肿瘤等多种疾病中发挥重要作用。

（三）中枢神经系统的免疫调控

免疫系统作为机体生理功能的实体系统之一，必然受控于中枢神经系统（central nervous system，CNS）。1977 年 Besedovsky 提出神经内分泌-免疫网络（NEI-N）学说，随后大量研究工作证实了该网络的存在。结构与功能的统一是机体各器官、各系统普遍遵循的规律。有实验通过破坏中枢神经系统的正常结构来观察免疫应答能力的变化，结果证实，完整的中枢神经系统是免疫系统功能维持正常的重要条件之一。中枢神经系统具有同时限制外周免疫成分进入，以及自身组织免疫活化的作用。关于中枢神经系统的免疫豁免特性目前主要有两种解释：①剧烈的膜内免疫反应会损伤神经元等不可再生的精细的细胞，适应性免疫（即免疫豁免）会赋予此类细胞更好的存活优势；②抗原通常会通过外周位点进入中枢神经系统，从而诱发外周淋巴反应，中枢神经系统则不需要再重新启动适应性免疫反应。各种复杂的免疫应答在免疫系统内部发生、发展、消退。中枢神经系统的免疫豁免特性部分依赖于血脑屏障，小胶质细胞和星形胶质细胞在其中也起到关键的作用。神经元在炎症反应中并非只充当被动角色，其许多分泌产物（如神经肽类）、膜蛋白（CD22、CD47）及细胞间黏附分子-5（intercellular cell adhesion molecule-5，ICAM-5）等在免疫调节反应中发挥重要作用。神经元大麻素受体的表达也可抑制炎症反应；神经元表达的主要组织相容性复合体（major histocompatibility complec，MHC）的表达水平很低，但可激活 Fas 配体通路促进 T 细胞凋亡；神经元还可通过控制微环境中的转化生长抑制因子-β（transforming growth factor-β，TGF-β）来调节 T 细胞分化。尽管中枢神经系统处于免疫豁免的环境，但同样会产生先天性和适应性免疫反应，一旦抗原进入中枢神经系统，所有免疫抑制因子都无法保护大脑和脊髓的免疫豁免状态不受到破坏。

中枢神经系统细胞可通过识别受体来激活先天性免疫反应（非特异性免疫反应），如 Toll 样受体（Toll-like receptors，TLRs），可与来自病原体或受损伤组织的损伤相关分子模式（damage associated molecular patterns，DAMPs）相结合，外源性入侵微生物及内源性信号均可结合 TLRs 启动中枢神经系统先天性免疫反应。损伤相关分子模式中的成分如热激蛋白、三磷酸腺苷、尿酸、染色质、硫氧还蛋白等还会辅助诱发炎症反应。发生炎症反应时，小胶质细胞、星形胶质细胞、神经元的 Toll 样受体表达水平会上调，与病原体结合后被激活，加快促炎因子的生成，Toll 样受体缺陷型小鼠在大脑中动脉阻塞后表现出低水平的促炎因子和改善了的神经功能评分，提示 Toll 样受体参与缺血性脑卒中的病理过程。

中枢神经系统中存在免疫豁免现象，但先天性和适应性免疫也依旧存在，且在清除感染性因子和损伤后的细胞碎片中发挥重要作用，同时也可促进组织修复。正常情况下，中枢神经系统中的免疫反应是平衡的，长期活化的免疫反应会对大脑起到破坏作用。

（四）中枢神经系统和免疫系统相互作用的联络机制——信号与通路

1. 胸腺-下丘脑轴　研究表明，胸腺素可作用于中枢神经系统，将免疫反应信息传递至下丘脑，故胸腺素可称为"免疫递质"。大鼠腹腔注射胸腺素后，血清皮质酮升高，股静脉插管给药后可使猴子的 ACTH 及 β-内啡肽含量升高，而将胸腺切除后的动物二者均显著下降。

Hall 团队等人系统地研究了胸腺素作为免疫递质的作用部位。通过检测胸腺素对离体肾上腺细胞的作用，发现在体外培养系统中，胸腺素对肾上腺细胞的 cAMP 含量或皮质酮合成无任何影响，对离体垂体组织结果与之类似，提示胸腺素的主要靶组织并非肾上腺或垂体。随后通过导管将胸腺素注入下丘脑前部，观察到肾上腺重量明显升高，皮质酮分泌增多。由此证实，体内存在胸腺-下丘脑-垂体-肾上腺轴。

2. 淋巴细胞-肾上腺轴　某些免疫活性细胞在适当的抗原刺激下，可产生大量淋巴因子和神经肽类物质，如 ACTH、内啡肽。此种神经肽类物质与来源于神经细胞的神经肽结构相近，功能类似，提示体内存在神经系统与免疫系统的共同通路。研究发现，将切除垂体的小鼠感染病毒后，其血清内的皮质酮仍呈时间依赖性变化，小鼠脾脏中可检测出 ACTH，此外发现，来源于脾脏的 ACTH 产生过程受血清皮质醇的反馈条件，提示免疫细胞产生的 ACTH 亦作用于肾上腺皮质，自此，构成林巴细胞-肾上腺轴。

胸腺-下丘脑轴与淋巴细胞-肾上腺轴共同组成 NEI-N 通路。免疫系统作为感觉器官，在受到多种抗原物质刺激后识别抗原,识别信息通过某些免疫产物(如胸腺素)或共同产物(如内啡肽、ACTH)传入中枢神经系统,随后中枢神经系统发送相应信号至免疫系统,通过淋巴细胞膜表面的受体发挥调节作用。

3. 去甲肾上腺素-血小板-5-羟色胺-淋巴细胞轴 有实验结果表明,6-羟基多巴胺损毁免疫器官的去甲肾上腺能神经改变免疫应答能力,提示去甲肾上腺素具有免疫调节作用。血小板所含的5-羟色胺占总含量的10%,其本身并无合成5-羟色胺的能力,主要依赖对5-羟色胺的主动摄取而保持血浆5-羟色胺浓度的相对稳定。血小板具有α和β-肾上腺能受体,受丰富的去甲肾上腺能神经支配。上述发现提示,NE可能通过与血小板结合而影响血小板摄取5-羟色胺的过程,从而改变血浆5-羟色胺的含量,来发挥免疫调控作用。现已证明,5-羟色胺对抗体反应具有直接效应。

(五) 中枢神经系统的免疫活性细胞及自身免疫

最开始的观念认为,在中枢神经系统内不能或很少发生免疫反应,因此大脑被称为"免疫反应的'特权部位'",其主要原因是血脑屏障(blood-brain Barrier,BBB)阻隔了中枢神经系统与免疫系统的接触,但随后有研究证明,硬脑膜中上矢状窦两侧存在淋巴管,大脑并非"特权部位",其本身存在复杂且严格的免疫应答调控,在健康大脑环境下,免疫反应维持在最低水平,这其中的精细调节,受中枢神经系统中多种具有免疫活性细胞的调控。免疫反应诱导的目的是清除病原体,修复和再生损伤组织,然而,过度的免疫反应会导致神经炎症,且参与到多种神经退行性疾病的进程。

中枢神经系统中具有免疫活性的细胞主要为小胶质细胞和星形胶质细胞。小胶质细胞在发育早期侵入并均匀地分布在整个中枢神经系统,形成潜在的保护性效应细胞网络,限制炎症反应。研究表明,中枢神经系统浸润型免疫细胞进入中枢神经系统后首先与星形胶质细胞接触,星形胶质细胞还可以抑制辅助T细胞的活化以及活性T细胞的增殖。

星形胶质细胞(astrocytes)是中枢神经系统中数量最多、分布最广、体积最大的一类固有神经胶质细胞,占所有神经胶质细胞数量的40%~50%,每一个星形胶质细胞的分枝会形成互不重叠的覆盖区域,与神经元和血管紧密接触组,其突起附着在血管内皮细胞的基膜上,参与血脑屏障的构成。当中枢神经系统紊乱,出现炎症反应时,星形胶质细胞会增加细胞因子、炎性因子的分泌,募集单核细胞或小胶质细胞到受损区域。这种状态的星形胶质细胞被称为活化性星形胶质细胞或反应性星形胶质细胞。研究显示,星形胶质细胞分泌的物质可以通过脑脊液进入淋巴管,证实星形胶质细胞参与中枢神经系统由各种损伤引发及外部病原体入侵的免疫反应,在中枢神经系统中的先天性和适应性免疫应答中具有重要功能。最新研究显示,反应性星形胶质细胞存在A1和A2两种不同类型。当大脑中发生炎症反应时,小胶质细胞首先被激活,并分泌炎性介质TNF-α。IL-1α和补体C1q,诱导星形胶质细胞转化成反应型星形胶质细胞A1s,A1s上调了破坏突触的多种经典补体级联基因,对神经元产生毒性;而A2s则是由大脑缺氧引发,可上调神经营养因子的表达(表3-1)。

表 3-1 星形胶质细胞表达的免疫分子

免疫分子	作用
主要组织相容性复合物Ⅰ(major histocompatibility complex-Ⅰ,MHC-Ⅰ)	参与自身免疫反应
细胞黏附分子Ⅰ(intercellular adhesion molecule-Ⅰ,ICAM-Ⅰ)	促进促炎因子表达
血管细胞黏附因子(vascular cell adhensionmoleceule,VCAM)	促进促炎因子表达
分化群40(cluster of differentiation 40,CD40)	促进细胞因子、趋化因子和神经毒性因子的产生
B7(B7-1,B7-2)	T细胞的活化与分化
CD1(CD1b)	为特定T细胞提呈抗原

在适应性免疫系统中,星形胶质细胞具有吞噬能力和抗原提升能力(表 3-1)。体外星形胶质细胞被 IFN-γ 刺激后能表达 MHC-Ⅰ 和 MHC-Ⅱ 抗原及共刺激分子,这在活化 T 细胞和呈递抗原十分重要。研究发现活化的星形胶质细胞膜上广泛表达 CD1 分子(尤其是 CD1b 分子),可以将脂质抗原呈递给特化的 T 细胞亚群,证实星形胶质细胞参与 T 细胞非肽抗原的呈递。此外,研究发现,其膜表面具有丰富的 Thy1 抗原,提示其与免疫活性细胞具有同源性。随后对星形胶质细胞表明Ⅰa 抗原的发现进一步证实星形胶质细胞可能为免疫协同细胞。正常情况下,星形胶质细胞不表达Ⅰa 抗原,在接受 T 淋巴细胞的信号分子(如 γ-干扰素)后,则可转变为Ⅰa 抗原阳性细胞,并证明小鼠星形胶质细胞可进行抗原提呈,诱导 T 淋巴细胞的增殖。有学者推测星形胶质细胞抗原提呈的过程可能是:抗原首先接触血脑屏障的内皮细胞,随后与星形胶质细胞的突起接触,被星胶转运提呈给 T 淋巴细胞,T 淋巴细胞受到抗原刺激后释放出多种淋巴因子,可进一步促进星形胶质细胞表面Ⅰa 抗原的表达而增强其抗原提呈能力。

当受到刺激时,星形胶质细胞还可以分泌促炎因子(如 IL-6 和 IL-1β)和抗炎因子(IL-10),还可以释放趋化因子(如 CCL2、CXCL1、CXCL10 和 CXCL12 等),在先天性免疫功能中起到直接或间接的免疫介质作用,可参与脑内免疫生理及病理反应,并且具有对各种细胞因子本身的应答能力。正常状态下,星形胶质细胞表达炎性因子、趋化因子、病原体相关分子模式(pathogen-associated molecular patterns,PAMPs)和损伤相关分子模式(damage-associated molecular patterns,DAMPs)的各种受体,受到刺激(如白细胞浸润或病原体入侵)后,星形胶质细胞被激活,具有了诱导多种其他受体和炎性介质的能力。此外,星形胶质细胞还表达与先天免疫和损伤监测相关的一系列模式识别受体,这些受体检测与中枢神经系统创伤和神经变性有关的感染性颗粒和损伤相关分子。最常见于先天免疫细胞中的 Toll 样受体(Toll-like receptor,TLRs),PAMPs 与星形胶质细胞上的 TLRs 结合后改变细胞因子分泌,细胞骨架蛋白的表达和黏附。

星形胶质细胞所发生的免疫反应也可能与慢性炎症相关的神经退行性疾病(如阿尔茨海默病)发展和加重有关。星形胶质细胞免疫功能的双面性使得其成为与炎症相关的脑病变(如脑卒中)的潜在治疗靶点。上述研究结果表明,星形胶质细胞可被视为脑内特化的免疫细胞。

小胶质细胞(microglia)是中枢神经系统内的固有免疫细胞,由血液中的单核细胞演化而来,属于单核吞噬细胞系,与外周单核细胞功能类似,也是神经炎症主要调节因素之一,能够持续不断地监视着脑部微环境,其作用相当于脑和脊髓内的巨噬细胞,是中枢神经系统的第一道也是最主要的一道免疫防线。小胶质细胞的细胞密度具有区域特异性,占据了人类大脑中所有细胞的 5%~20%,占胶质细胞群体总数的约 20%。抗原提呈是小胶质细胞最重要的免疫功能之一,其通过表达主要组织相容性抗原分子 MHC Ⅰ 和 MHC Ⅱ 将加工处理后的抗原呈递给 CD8⁺ T 细胞或 CD4⁺ T 细胞,随后触发主动免疫反应。在健康大脑中,MHC 分子在小胶质细胞中不表达或表达水平很低,当大脑损伤或感染时,小胶质细胞活化,MHC 分子表达便会显著增加。小胶质细胞的活化常伴随一些免疫相关标记分子的表达上调,例如 CD11b 和 CD68,二者也常作为小胶质细胞活化的免疫标记分子。活化的小胶质细胞会分泌多种细胞因子,参与免疫反应。

根据小胶质细胞分泌的细胞因子类型可将小胶质细胞分为 M1 型(经典激活型小胶质细胞,促炎作用)和 M2 型(替代激活型小胶质细胞,抗炎作用),M1 型小胶质细胞具有促炎作用,占活化的小胶质细胞的绝大多数,能够分泌大量促炎因子,如 IL-1β、TNF-1α 和 IL-6 等,会介导炎症反应,引起细胞凋亡,产生继发性损伤,具有明显的神经毒性作用。

M2 型小胶质细胞具有抑制炎症反应及组织修复等作用,在减轻神经炎症反应方面发挥重要作用,M2 型小胶质细胞可分为 3 种亚型,即 M2a、M2b 和 M2c,每种亚型有不同的细胞表面标记物和不同的生物功能。M2a 型主要参与细胞再生,M2b 型和 M2c 型主要参与吞噬和清除坏死组织。具有抗炎作用,会分泌抗炎因子如 IL-4、IL-10、IL-13 及 TGF-β 等,在促进炎症修复方面起到重要作用。TNF-α 是由小胶质细胞激活早期分泌的一种重要促炎因子,是炎症反应的启动物质,可促进小胶质细胞自身和星形胶质细胞释放更多细胞因子和炎性介质,形成细胞因子网络,产生神经毒性作用或通过激活受体引起细胞凋亡。IL-10

是小胶质细胞分泌的一种抗炎因子,通过抑制多种炎性因子(如 TNF-α、IL-1 和 IFN-γ)进而缓解炎症反应,诱导 M1 型小胶质细胞向 M2 型转变。因此,小胶质细胞/巨噬细胞在中枢神经系统中的作用可被看作一把双刃剑,激活的小胶质细胞能够吞噬细胞残渣,并进行抗原提呈、分泌细胞因子参与免疫应答反应,清除病原体。然而,小胶质细胞过度激活会导致中枢神经系统发生慢性炎症,进而加重大脑损伤。正因如此,把握小胶质细胞免疫反应是防止神经炎症反应发生的关键。

免疫活性细胞之间的相互作用也是中枢神经系统免疫反应中不可或缺的一部分。早在 2005 年,已有研究报道发现小胶质细胞和星形胶质细胞在正常大脑中存在紧密连接,神经血管单元概念的提出也进一步证实了该观点,中枢神经系统在受到创伤、缺血缺氧、感染等损伤刺激时,小胶质细胞激活早于星形胶质细胞,并促进星形胶质细胞活化,也可促进远距离小胶质细胞的活化,或抑制小胶质细胞的过度激活。

有学者通过利用实验性变应性脑炎(experimental autoimmune encephalomyelitis,EAE)模拟中枢神经系统神经炎症发现,驱动脱髓鞘损伤炎症过程的巨噬细胞实际上来自浸润的单核细胞,而非脑组织中的常驻免疫细胞——小胶质细胞。与浸润到脑组织的单核/巨噬细胞相比,脑组织的常驻小胶质细胞促炎基因表达水平很低。在一个实验性变应性脑炎研究中,研究者使用 CX3CR(小胶质细胞表面标志)和 CCR2(浸润的单核细胞表面标志)区分小胶质细胞和浸润的单核/巨噬细胞,同时通过结合电子显微镜形态学分析和基因表达谱分析,探讨浸润的髓系细胞的作用,结果发现,浸润的髓系细胞在脱髓鞘损伤中具有促炎作用,而脑组织中的常驻小胶质细胞更具惰性和维持稳态作用。浸润的经典 CCR2+单核细胞是介导血脑屏障通透性改变的主要单核细胞类型,并可见于许多其他中枢神经系统损伤和神经炎症模型中。研究指出,CCR2+单核细胞聚集在创伤性脑损伤(traumatic brain injury,TBI)受损部位,且 CCR2+特异性敲除的局部创伤性脑损伤小鼠模型可显示出更小的损伤面积。通过在创伤性脑损伤小鼠模型中使用 CCR2+特异性抑制剂能够降低 CCR2+单核/巨噬细胞的聚集,且此现象与认知能力的提高相关联,且在脑缺血动物模型和淀粉样蛋白斑相关的神经变性动物模型中均能发现,单核细胞迁移到损伤的脑组织区域中。在实验性变应性脑炎模型中,CCR2+单核细胞缺失会降低疾病严重程度,提示 CCR2+单核细胞在中枢神经系统神经损伤和自身免疫中有重要作用。与小胶质细胞一样,这些浸润的单核/巨噬细胞的作用也具有多重性。研究发现,抑制 CCR2+单核细胞进入中枢神经系统会导致小胶质细胞慢性活化和临床康复延迟。该模型中浸润的单核/巨噬细胞能够抑制具有促炎作用的小胶质细胞,提示其能够提供一种抗炎微环境。中性粒细胞是中枢神经系统自身免疫中另一主要的浸润髓系细胞。中性粒细胞是早期效应细胞,自身可产生多种促炎因子,如 TNF-α、IL-6、IL-1β。中性粒细胞在疾病发生发展特别是血脑屏障功能失调中具有重要作用,中性粒细胞在炎症早期即通过血脑屏障进入中枢神经系统,提示中性粒细胞在疾病初期具有重要作用。血脑屏障功能障碍在空间上与中性粒细胞进入脑组织相关。清除中性粒细胞也可以减少单核细胞或小胶质细胞分化为表达 HLA-DR 的抗原呈递细胞(APCs),提示中性粒细胞在驱动早期中枢神经系统自身免疫和神经炎症中另一个重要作用。

(六) 免疫炎症在缺血性脑卒中的作用

在脑组织发生缺血缺氧后的数小时,神经细胞缺血死亡,释放"危险信号",激活脑内固有免疫反应,从而促进细胞炎性因子、趋化因子、活性氧和一氧化氮等神经毒性物质的产生,介导血脑屏障破坏以及一系列炎症级联反应;与此同时,脑血管内皮细胞黏附分子表达增高,免疫炎症细胞如多形核中性粒细胞、淋巴细胞和单核巨噬细胞等穿过血管内皮细胞进入脑组织,通过识别脑内中枢神经系统所暴露的抗原,激活适应性免疫反应,会进一步介导神经元二次损伤,进而使神经功能缺损加重;机体为减轻中枢神经系统内的免疫反应,通过负反馈的作用引起卒中后外周免疫抑制反应,会增加卒中后感染的发生率。

缺血性脑卒中发生后由于血流灌注不足,脑组织代谢所需要的氧气、葡萄糖匮乏,能量产生不足,会导致代谢性毒性产物堆积在脑组织局部,如兴奋性毒性产物、氧化应激产物、炎症介质和酸性代谢产物等,引起广泛的神经元死亡;神经元死亡后会通过释放损伤相关分子模式(DAMPs),如 ATP、高迁移率组蛋白 B

（HMGB1）、S100B、缺氧诱导因子1α（HIF-1α）等，诱发产生固有免疫炎症反应；小胶质细胞膜上模式识别受体（PRR）的激活，会促进细胞炎性因子如肿瘤坏死因子α（TNF-α）、白介素1β（IL-1β）的产生，同时星形胶质细胞及血管内皮细胞可通过释放IL-17、颗粒酶、穿孔素、活性氧等共同造成脑内炎症环境；氧化应激产生的基质金属蛋白酶（MMP）可使血脑屏障内皮细胞之间的紧密连接蛋白密度降低，星形胶质细胞上的水通道蛋白（AQP）表达增加，进一步加重脑水肿，细胞内骨架蛋白的改变同样改变了细胞外周间隙。

1. **免疫细胞的变化** 脑组织缺血缺氧后，活化的星形胶质细胞反应性增生形成胶质瘢痕，抑制轴突再生；此外，星形胶质细胞也可表达细胞因子、iNOS、趋化因子等炎性因子介导免疫炎症反应，加重神经损伤。但也有研究表明，星形胶质细胞形成的胶质瘢痕可将损伤组织与尚可存活的脑组织分隔，防止梗死体积进一步扩大，在缺血急性期，可减轻兴奋性毒性代谢产物的产生，分泌神经营养因子。单核细胞对于缺血后脑组织的影响与脑卒中的不同阶段直接相关：急性缺血性脑卒中后的数分钟至1小时，小胶质细胞被缺血的神经元释放的DAMPs激活，演变成巨噬细胞的形态，活化的小胶质细胞会释放细胞因子和趋化因子等，发挥免疫炎症的作用，在卒中后1~2天会渗入脑组织，3~7天达到高峰。

2. **免疫炎症介质的变化** 缺血性脑卒中发生后黏附分子（如细胞间黏附分子1、血管细胞黏附分子1整合素、E-选择素）表达上调，黏附分子的增加使外周免疫细胞进一步侵入脑组织，增加中枢神经系统炎症，介导二次损伤。缺血性脑卒中发生后脑血管内皮细胞以及浸润的中性粒细胞可分泌MMP-9，介导血脑屏障的破坏，研究证据表明，血浆MMP水平可预测卒中患者预后。TNF-α和IL-1β由脑内固有小胶质细胞及循环渗入的单核巨噬细胞分泌，在缺血性脑卒中患者外周血和脑脊液中均表达增高，可介导脑梗死后炎症反应及卒中进展；IL-10在脑组织缺血后的病理生理过程中，通过抑制炎症因子的合成、抗细胞凋亡等机制发挥抗炎、脑保护作用。中枢神经系统星形胶质细胞、小胶质细胞、神经元也可以合成补体，在缺血性脑卒中模型脑组织中发现有补体成分的激活，甘露糖结合凝集素（MBL）基因敲除的小鼠与野生型相比其梗死体积、炎性细胞浸润、神经功能缺损均减轻，甘露糖结合凝集素降表达的脑卒中模型小鼠补体成分C3、C4和C反应蛋白水平较低，3天后的神经功能缺损更小。

（七）亚低温在啮齿类动物实验中的免疫机制研究

大量基于啮齿类动物的研究结果证明亚低温治疗具有显著的脑保护作用，温度在33~35℃最为适宜，温度过低易引起并发症。亚低温可通过抑制脑缺血后白细胞黏附、聚集和浸润，阻断脑缺血后的炎症级联反应，从而起到神经保护作用。以下将针对亚低温治疗的免疫机制进行阐述。

1. **啮齿类动物脑缺血模型亚低温对免疫细胞的影响** 炎症学说在复苏后神经功能损伤中占有重要的地位。目前研究表明，脑组织缺血再灌注后的炎症反应主要来自小胶质细胞的局部激活，部分来自血管壁聚集的白细胞释放的炎症细胞因子的作用。缺血性脑卒中发生后，兴奋性氨基酸（谷氨酸、天冬氨酸、甘氨酸和多巴胺）大量释放，其中谷氨酸作为主要的兴奋性毒性神经递质，过度刺激缺血半暗带区域的神经元，引起兴奋性毒性，是缺血性神经元损伤的主要诱发因素。其兴奋性毒性主要通过激活神经元细胞膜上的受体依赖性阳离子通道，如谷氨酸盐与离子型N-甲基天冬氨酸受体（N-methyl-d-aspartate receptor，NMDA），导致细胞内Na^+和Ca^{2+}增加。胞内Na^+浓度过高会引起过量水分进入细胞，导致神经细胞毒性水肿及细胞死亡；胞内Ca^{2+}浓度过高会引起线粒体功能异常、蛋白酶激活、活性氧增加及一氧化氮的释放，从而导致神经元死亡。星形胶质细胞主要表达人类中的兴奋性氨基酸转运蛋白-1（excitatory amino acid transporters-1，EAAT-1）、啮齿动物中相应的胶质谷氨酸/天冬氨酸转运体（the glial glutamate/aspartate transporter，GLAST）以及谷氨酸转运蛋白-1（glutamate transporter-1，GLT-1），其中谷氨酸转运蛋白-1是前脑最主要的谷氨酸清除剂，占脑组织中谷氨酸摄取总量的90%以上，可以将细胞外多余的谷氨酸吞噬进胞内，减轻炎症反应，降低兴奋性损伤。星形胶质细胞主要表达人类中的兴奋性氨基酸转运蛋白-1（excitatory amino acid transporters-1，EAAT-1）、啮齿动物中相应的胶质谷氨酸/天冬氨酸转运体（the glial glutamate/aspartate transporter，GLAST）以及谷氨酸转运蛋白-1（glutamate transporter-1，GLT-1），其中谷氨酸转运蛋白-1是前脑最主要的谷氨酸清除剂,占脑组织中谷氨酸摄取总量的90%以上,可以将细胞外多余的谷氨酸吞噬进胞内,降低兴奋性损伤。研究表明亚低温治疗可以通过增加星形胶质细胞对谷氨酸的摄取来发挥神经保护作用。Seo团队等人通过比较常温(37℃)和亚低温(33℃)条件下经氧糖剥夺处理的星形胶质细胞蛋白质组学特征后发现,亚低温组星形胶质细胞所表达的谷氨酸受体与常温组相比上调近1.5倍,提示亚低温条件下星形胶质细胞谷氨酸能信号转导增强,且在体外研究中进一步发现,亚低温条件下谷氨酸表达降低的同时24小时神经元凋亡数量与常温条件下相比也明显减少。上述研究结果证实,亚低温治疗可以增强活化星形胶质细胞对具有潜在兴奋性毒性氨基酸的摄取能力,降低缺血缺氧后细胞内过量的兴奋性氨基酸,抑制神经炎症,减轻细胞兴奋性毒性,从而发挥神经保护作用。

脑缺血后活化的星形胶质细胞会形成胶质瘢痕,其肥大交错的突起会形成物理障碍,并分泌抑制性细胞因子(硫酸软骨素蛋白多糖)发挥化学抑制作用,从而抑制神经元发生并影响神经功能恢复。在脑缺血急性期,星形胶质细胞之间的缝隙连接持续开放,促凋亡和促炎因子等在细胞之间扩散,会使梗死体积进一步变大。多项研究基于啮齿类卒中模型的实验表明,亚低温治疗可以调节星形胶质细胞相关细胞因子的表达,降低炎症反应,促进神经元新生,改善脑缺血后神经功能恢复,从而发挥神经保护作用。水通道蛋白是一种对水具有选择性通透功能的膜通道蛋白家族,目前已发现有13种水通道蛋白,即水通道蛋白0~水通道蛋白12,其分布具有相对的组织特异性,其中水通道蛋白4和水通道蛋白5主要在星形胶质细胞的终足上丰富表达,可以直接调控脑组织内的水平衡。超微结构显示在脑水肿早期主要表现为星形胶质细胞肿胀,提示其为脑水肿发生发展过程中的重要因素之一。亚低温治疗能够通过影响星形胶质细胞对水通道蛋白的表达来发挥神经保护作用。有学者利用大鼠大脑中动脉缺血模型通过3mg/kg氯丙嗪和异丙嗪(1:1)联合诱导低温的方式将大鼠脑部温度降至32~34℃持续约6小时,随后发现与常温组(37℃)相比,亚低温组大鼠星形胶质细胞活化减少,水通道蛋白4水平与常温组(37℃)相比明显降低。体外实验结果发现,亚低温(32℃)可以显著降低小鼠原代星形胶质细胞上水通道蛋白5的表达,且水通道蛋白5在星形胶质细胞的胞浆及胞膜发生免疫荧光染色共染,证实水通道蛋白5确由星形胶质细胞表达。以上研究结果均提示,亚低温可以诱导星形胶质细胞下调水通道蛋白的表达,减少由经星形胶质细胞膜进入细胞内的水含量,从而减轻细胞毒性脑水肿,发挥神经保护作用。然而,有学者通过培养人类原代皮质星形胶质细胞进行体外研究发现,亚低温组(32℃)水通道蛋白4的mRNA表达量与常温组(37℃)相比增加了近156%,其作用机制可能依赖于瞬时感受器电位香草酸受体4(transient receptor potential vanilloid,TRPV4)钙通道和钙调蛋白的激活。实验结果的不同可能与动物种属与实验模型不同有关,因为小鼠和大鼠基因不同于人类同源物。

此外,多项研究表明,亚低温治疗可通过影响星形胶质细胞形态,抑制其活化,降低炎症反应,发挥神经保护作用。有学者通过利用线栓法制备永久性大鼠局灶性脑缺血模型后,利用冷却线圈植入法选择性地将大鼠脑部温度降低至约33℃(亚低温组),并持续6小时,随后观察到亚低温组活化的星形胶质细胞数量明显减少,且在缺血半暗带区域可观察到更加完整的血脑屏障。体外研究进一步发现,大鼠原代星形胶质细胞经氧糖剥夺后再经常温(37℃)复氧后仍存在显著的细胞肿胀、突起增粗缩短、细胞间连接断裂,多数细胞呈纤维样改变,少数细胞脱落成悬浮状,且出现分离现象;而经亚低温(32℃)干预后的星形胶质细胞死亡数量明显轻于对照组,且病变程度得到显著改善。随后通过对比不同温度条件下星形胶质细胞在受到划痕损伤后的形态和活性后发现,与常温组(37℃)相比,亚低温组(33℃)的星形胶质细胞突起明显减少,细胞凋亡率明显降低,证实亚低温能显著抑制星形胶质细胞的活化、增生及凋亡。由此可以看出,处于亚低温状态时的星形胶质细胞活化程度明显被抑制,在形态上主要表现为突起减少、肿胀程度减轻等。当脑组织受到损伤后,神经元缺失的同时会伴随星形胶质细胞的活化增生,其活化后过度增生形成胶质瘢痕,产生硫酸软骨蛋白多糖(chondroitin sulfate proteoglycan,CSPG)等生长抑制因子,可抑制轴突生成和神经发生,释放促炎因子,进而损伤轴突,并形成一种物理屏障,阻碍再生轴突跨越病变区域。因此,亚低温抑制星形胶质细胞过度活化增生,减轻炎症反应,发挥神经保护作用。

2. 亚低温对啮齿类动物脑缺血模型免疫因子的影响 脑组织缺血缺氧后所发生的炎症反应是一个级联反应,会产生一系列脑损害作用。缺血的脑组织局部会产生 TNF-α、IL-1β 和 IL-6 等一系列细胞因子,进而激活脑血管内皮细胞使其表达黏附分子,如细胞间黏附分子(ICAM-1)和选择素等,黏附分子介导内皮细胞与白细胞相互作用,使白细胞黏附于内皮细胞,随后穿过内皮细胞,浸润到缺血脑组织中。Deng 团队将大鼠脑缺血 2 小时,在缺血和再灌注的同时,分别给予两组全身亚低温处理和常温处理,在 1 天和 3 天后检测相关免疫细胞和免疫炎症因子表达情况,结果发现,低温组和延迟低温组中性粒细胞、单核细胞/小胶质细胞、ICAM-1 均较常温组显著减少。Luan 团队通过向血管内注入冰盐水建立脑缺血后脑局部亚低温,结果表明,局部亚低温后 ICAM-1 的表达显著降低,提示亚低温能够使 ICAM-1 mRNA 上调,抑制白细胞聚集和浸润。Wang 团队研究发现,在大鼠局灶性缺血模型缺血期进行 33℃ 亚低温治疗干预后,脑组织再灌注后的白细胞聚集被显著抑制,进一步研究发现,亚低温干预能阻断 ICAM-1 的过度表达,进而减轻由脑组织缺血缺氧而产生的炎症反应,且通过用单克隆抗体直接阻断 ICAM-1 后可得到同样的效果,进一步证实,亚低温治疗可通过阻断 ICAM-1 过度表达而减轻炎症反应,进而发挥神经保护作用。

Yanagawa 团队利用小鼠脑缺血再灌注模型,将缺血脑组织在亚低温和常温条件下分别培养 48 小时后发现,亚低温组 IL-6 mRNA 水平与常温组相比显著降低,而 IL-1α mRNA 与常温组相比显著上升。随后有学者通过 Wistar 大鼠大脑中动脉缺血再灌注模型研究了梗死核心区细胞因子表达,发现亚低温组缺血再灌注后梗死核心区皮质内单核细胞趋化蛋白-1 的含量显著低于常温组,而 IL-1β 和 TNF-a 的含量无明显变化。

Webster 团队利用双侧颈动脉结扎模拟的大鼠全脑缺血模型发现,亚低温处理(33℃)能够在抑制海马区小胶质细胞激活的基础上,进一步降低 NF-κB 的易位及激活,且进一步研究表明,亚低温处理后小胶质细胞释放的 IL-6、IL-10 和 NO 水平与常温组相比显著降低,提示亚低温治疗能减轻炎症反应。Koda 团队将高迁移率族蛋白(HMGB1)作为早期炎症指标,通过大脑中动脉缺血模型进行再灌注后亚低温治疗,结果发现,亚低温组 HMGB1 的水平显著降低,且单纯亚低温治疗或亚低温联合麻醉剂均可降低再灌注后 24 小时大鼠脑皮质的 IL-1β、IL-6、IL-10、TNF-α 和 ICAM-1 的水平。

热休克蛋白(heat shock protein,HSP)是细胞在发生脑缺血损伤时产生的应激蛋白,其对细胞具有重要的保护作用。按分子量大小主要分为 HSP27、HSP70、HSP90 等,其中 HSP70 是预测受损神经元能否存活的敏感指标之一。在局灶性缺血脑组织中,梗死核心区仅内皮细胞既有 HSP70 的诱导又有蛋白的翻译合成,而神经元则无 HSP70 蛋白合成,缺血半暗带区神经元会出现 HSP70 蛋白表达增加。研究显示,HSP70 可通过抑制 NF-κB 的降解和直接抑制 NF-κB 进入细胞核来降低 NF-κB 的核转录活性,从而减少 IL-1、VCAM、iNOS、TNF-α 等炎症因子的表达,降低炎症反应,发挥脑保护作用。NF-κB 是 Sen 等最先从 B 淋巴细胞核抽提物中检测到的一种能和免疫球蛋白 κ 轻链基因增强子 κB 序列特异性结合的核蛋白因子,广泛存在于中枢神经系统中。在健康大脑中,NF-κB 与其抑制分子以无活性形式存在于胞浆中,当发生脑缺血早灌注损伤后 NF-κB 可被 IL-1β、VCAM-1、iNOS、TNF-α 等炎症因子刺激而活化,并使 NF-κB 与其抑制分子分离,进入细胞核后又进一步诱导 IL-1β、VCAM-1、iNOS、TNF-α 等炎症因子的表达,从而造成恶性循环,对缺血脑组织造成损害。亚低温处理脑缺血再灌注损伤后 HSP70 表达增加与 TNF-α、NF-κB 表达减少可能存在关系。研究者利用大鼠局灶性脑缺血再灌注损伤模型,分别测定假手术组、对照组和亚低温组(33℃)HSP70、NF-κB 表达水平和凋亡细胞百分率,结果发现亚低温组 HSP70 表达水平显著高于对照组,凋亡细胞百分率则明显低于对照组,本研究还发现,大鼠局灶性 CIR 后 NF-κB 表达水平明显高于假手术组;亚低温组 NF-κB 表达水平和凋亡细胞百分率显著低于对照组,提示亚低温的抗损伤神经细胞凋亡作用可能与其下调 NF-κB 表达有关。

啮齿类动物的亚低温实验结果,更趋向于亚低温能够通过调整机体炎症应答,增加抗炎因子,进而降低机体的炎症反应,从而保护脑组织及全身器官,降低死亡率。然而国内外的文献报道结果不一,也有研究结果趋向于亚低温并不会影响体内炎症因子的水平。综合考虑，亚低温调节机体的免疫调节作用复杂，结果的不同可能与不同动物模型、亚低温的方法、亚低温的延迟时间、亚低温作用的时间长短、亚低温达到的具体温度等方面有关。在啮齿类动物脑缺血模型中，从缺血脑组织局部到外周免疫系统，从免疫炎症细胞到免疫炎症介质，亚低温治疗均有显著影响，而这一影响对于缺血性脑卒中的病理发展具有重要作用。目前，针对亚低温治疗对于缺血再灌注后脑组织的炎症反应值得更多更深入的研究。亚低温治疗的免疫靶点从炎症介质层面到炎症细胞层面均有所覆盖，通过抑制不好的炎症反应，如抑制 M1 型小胶质细胞活性、降低淋巴细胞的中枢浸润，来增加亚低温治疗的神经保护作用可能值得更多的研究。因此，从基础研究的角度分析，针对亚低温参与缺血性卒中后的免疫炎症反应机制进行研究，可以为缺血性脑卒中的治疗提供免疫靶点。

（王露苓　徐率立　罗玉敏）

参 考 文 献

［1］ 邵同先,雷万军,赵文增,等. 低温医学［M］. 北京:人民军医出版社,2013.

［2］ 朱彤波. 医学免疫学［M］. 成都:四川大学出版社,2017.

［3］ CEÑA V,JÁTIVA P. Nanoparticle crossing of blood-brain barrier:A road to new therapeutic approaches to central nervous system diseases［J］. Nanomedicine(Lond),2018,13(13):1513-1516.

［4］ BIRKNER K,LOOS J,GOLLAN R,et al. Neuronal icam-5 plays a neuroprotective role in progressive neurodegeneration［J］. Front Neurol,2019,10:205.

［5］ AZAM S,JAKARIA M,KIM IS,et al. Regulation of toll-like receptor(tlr) signaling pathway by polyphenols in the treatment of age-linked neurodegenerative diseases:Focus on tlr4 signaling［J］. Front Immunol,2019,10:1000.

［6］ DELA CRUZ CS,KANG MJ. Mitochondrial dysfunction and damage associated molecular patterns(damps) in chronic inflammatory diseases［J］. Mitochondrion,2018,41:37-44.

［7］ MILDNER A,SCHMIDT H,NITSCHE M,et al. Microglia in the adult brain arise fromly-6chiccr2^{+} monocytes only under defined host conditions［J］. Nat Neurosci,2007,10(12):1544-1553.

［8］ YAMASAKI R,LU H,BUTOVSKY O,et al. Differential roles of microglia and monocytes in the inflamed central nervous system［J］. J Exp Med,2014,211(8):1533-1549.

［9］ GYONEVA S,KIM D,KATSUMOTO A,et al. Ccr2 deletion dissociates cavity size and tau pathology after mild traumatic brain injury［J］. J Neuroinflammation,2015,12:228.

［10］ GREENHALGH AD,ZARRUK JG,HEALY LM,et al. Peripherally derived macrophages modulate microglial function to reduce inflammation after cns injury［J］. PLoS Biol,2018,16(10):e2005264.

［11］ PIERSON ER,WAGNER CA,GOVERMAN JM. The contribution of neutrophils to cns autoimmunity［J］. Clin Immunol,2018,189:23-28.

［12］ TERASAKI Y,LIU Y,HAYAKAWA K,et al. Mechanisms of neurovascular dysfunction in acute ischemic brain［J］. Curr Med Chem,2014,21(18):2035-2042.

［13］ LIU Z,CHOPP M. Astrocytes,therapeutic targets for neuroprotection and neurorestoration in ischemic stroke［J］. Prog Neurobiol,2016,144:103-120.

［14］ PARK J,KIM JH,SUK K,et al. Selective brain hypothermia augmenting neuroprotective effects of decompressive craniectomy for permanent middle cerebral artery infarction in a rat model［J］. World Neurosurg,2019,121:181-190.

［15］ WANG L,JIANG J,DU L,et al. The prognostic value of serum pregnancy-associated plasma protein a,s100 and high sensitivity c-reactive protein in acute ischemic stroke patients without heparin administration［J］. Clin Biochem,2014,47(16-17):187-191.

第四章

亚低温神经保护的临床应用

第一节　缺血性脑血管疾病

脑卒中是我国位居第一位的致死和致残性疾病,是位居世界各国第二位的致死性疾病。《中国脑卒中防治报告 2019》显示,我国 40~74 岁居民首次脑卒中标化发病率平均每年增长 8.3%。40 岁以上居民脑卒中标化患病率由 2012 年的 1.89% 上升至 2018 年的 2.32%,据此推算我国 40 岁以上居民脑卒中现患人数 1 318 万,每年 196 万人因脑卒中死亡。我国一项 31 个省(自治区、直辖市)155 个城市的流行病学调查发现,急性缺血性脑卒中(acute ischemic stroke)占我国所有脑卒中的 70% 以上。

一、急性缺血性脑卒中的常规管理

(一) 急性缺血性脑卒中的诊断

绝大多数急性缺血性脑卒中是由脑组织供血动脉急性闭塞,导致其供血的脑组织缺血缺氧,神经元电活动丧失。如果血供不能及时恢复,脑组织最终会发生不可逆的坏死。因为脑组织几乎无糖原等能量储备,其能量来源主要依赖于血流中葡萄糖的有氧代谢,所以脑组织对缺血和缺氧性损害十分敏感。当脑组织完全缺血后数秒钟内就会出现因神经元电活动丧失导致相应的神经功能缺损,脑组织完全缺血后数分钟,神经元会发生跨膜离子电位消失,神经元发生不可逆坏死。因此,急性缺血性脑卒中发生后,通过静脉溶栓、机械取栓等及时有效的血流再通治疗使闭塞的脑血管再通、缺血的脑组织恢复血供,对患者的预后改善至关重要。

急性缺血性脑卒中的诊断流程一般包括以下方面:第一步,识别是否为急性脑卒中,排除其他非血管性疾病;第二步,通过头颅 CT 平扫或 MRI 影像学检查,明确是否为缺血性脑卒中,排除出血性脑卒中及其他病变;第三步,通过查体及神经功能评价量表,评估病情的严重程度;第四步,逐条核对静脉溶栓和机械取栓等血管内治疗的适应证和禁忌证,评估患者是否能符合受静脉溶栓和机械取栓治疗;第五步,根据患者的病史、神经系统查体、辅助检查对卒中进行定位和定性分析,并查找脑卒中危险因素,尽早开始康复锻炼和二级预防治疗。头颅 CT 平扫和 MRI 影像学检查在急性缺血性脑卒中诊断中至关重要。头颅 CT 平扫检查快速、方便,有着较好的组织分辨率的优点;其缺点是在急性缺血性脑卒中发病后的数小时内常不能显示病灶,而且很难发现位于大脑底部以及后颅窝处的病变组织。头颅 MRI 检查有多种成像序列和更好的组织分辨率,DWI 序列可在急性缺血性脑卒中发生后数分钟显示出病灶;其缺点是检查时间较 CT 长,且患者体内及检查室内不能有金属等磁性物体,限制了临床中监护仪和呼吸机等医疗设备在检查室内的使用,因此,头颅 MRI 在部分急性缺血性脑卒中患者的检查中受到限制。头颅 CT 和 MRI 不仅能够显示脑组织情况,还能够无创地对脑血管进行显像,有助于快速定位闭塞的脑血管;另外 CT 和 MRI 灌注成像能够显示脑组织的血流灌注情况,为缺血区域和半暗带区域的定性提供依据,这些为机械取栓等急诊血管内治疗时筛选合适的患者提供了帮助。

不同部位脑组织的缺血可以导致不同的临床症状,急性缺血性脑卒中常表现为:一侧肢体(伴或不伴面部)麻木或无力,口角歪斜、言语不清或言语理解困难,双眼向一侧凝视,单侧或双侧视力丧失或视物模糊,眩晕伴呕吐等局灶性神经功能缺损体征。少部分急性缺血性脑卒中患者表现为意识障碍、精神症状或癫痫为首发症状疾病,但是这些症状的比例显著低于脑出血、蛛网膜下腔出血、静脉窦血栓形成等其他脑血管疾病。

（二）急性缺血性脑卒中的临床常规治疗

急性缺血性脑卒中的一般处理措施包括呼吸道管理、心脏监护、体温管理、血压和血糖管理等。这些基础措施的实施和其他疾病相似,但也有特别之处。具体请参见《中国急性缺血性脑卒中诊治指南2018》。下面简要介绍急性缺血性脑卒中的抗血小板治疗、静脉溶栓治疗和机械取栓等血管内治疗。

1997年发表的CAST试验和IST试验分别纳入21 106例和19 435例缺血性脑卒中患者,探讨了急性缺血性脑卒中发病48小时内口服阿司匹林的临床疗效。结果发现阿司匹林仅轻度增加了症状性颅内出血的发生率,但是显著降低了随访期末的病死率,减少了急性缺血性脑卒中的复发率。因此,若无禁忌,所有急性缺血性脑卒中患者均应在急性期每日口服阿司匹林160~300mg,急性期后改为每日100mg的二级预防剂量。部分轻型卒中和TIA高危患者会在发病早期出现神经缺损症状加重或复发。在我国进行的CHANCE试验旨在探讨,NIHSS≤3的轻型卒中和ABCD2≥4的高风险TIA患者使用阿司匹林联合氯吡格雷治疗的疗效,结果表明阿司匹林联合氯吡格雷治疗21天后改用单抗治疗可以显著减少90天内的卒中复发风险,同时不增加出血风险。在国外进行的POINT试验也得到了和CHANCE研究类似的结果。近期发表的THALES研究发现,对于NIHSS≤5的轻型卒中或高危TIA患者,使用阿司匹林联合替格瑞洛治疗30天后改用单抗治疗,较单用阿司匹林显著降低了30天内的卒中复发风险和死亡风险,但是阿司匹林联合替格瑞洛组的出血风险较单用阿司匹林组高。基于以上研究结果,对于轻型卒中和TIA患者,可以考虑在发病早期短时间使用阿司匹林联合氯吡格雷或替格瑞洛双重抗血小板治疗。但是,需要注意的是,为了使氯吡格雷或替格瑞洛快速起效,使用这两种药物时首次给药均需给予负荷剂量(氯吡格雷300mg,替格瑞洛180mg)用药。

静脉溶栓治疗是急性缺血性脑卒中急性期快速恢复血流灌注的重要治疗手段。常用的静脉溶栓药物有阿替普酶、尿激酶和替奈普酶,其中阿替普酶静脉溶栓治疗急性缺血性脑卒中的证据最为充分。NINDS试验结果表明,急性缺血性脑卒中发病3小时内阿替普酶静脉溶栓治疗组3个月后的神经功能完全或接近完全恢复者的比例显著高于安慰剂对照组,两组的病死率相似,而阿替普酶治疗组的症状性颅内出血发生率高于对照组。ECASS Ⅲ试验进一步研究了发病3~4.5小时的急性缺血性脑卒中患者使用阿替普酶静脉溶栓的疗效,结果表明阿替普酶静脉溶栓治疗组3个月后神经功能完全或接近完全恢复者的比例显著高于安慰剂对照组;阿替普酶治疗的颅内出血发生率高于对照组,但两组间的死亡率和其他严重不良反应发生率无显著差异。我国"九五"攻关课题"急性缺血性脑卒中6小时内的尿激酶静脉溶栓治疗"试验研究了尿激酶静脉溶栓治疗急性缺血性脑卒中的疗效。该试验分为2个阶段,第一阶段开放试验初步证实了国产尿激酶的安全性,确定了尿激酶使用剂量为100万~150万IU;第二阶段为多中心随机、双盲、安慰剂对照试验,结果显示发病6小时内的急性缺血性脑卒中患者接受尿激酶(剂量100万IU和150万IU)溶栓治疗具有良好的安全性和有效性。但因为缺乏进一步的高质量研究,尿激酶静脉溶栓不被国外的指南所推荐。与阿替普酶和尿激酶不同的是,替奈普酶不需要维持用药,可以在10秒内。通过静脉团注法快速给药,这有利于患者静脉溶栓后的转运和桥接治疗。EXTEND-IA TNK是一项在澳大利亚和新西兰进行的包含13个中心的多中心随机对照临床研究,共纳入了202例发病≤4.5小时的颈内动脉、基底动脉或大脑中动脉闭塞准备进行机械取栓的患者,旨在评价机械取栓前的两种静脉溶栓药物(阿替普酶和替奈普酶)的有效性和安全性。其中101例患者被随机分配到替奈普酶组(0.25mg/kg,最大量25mg),另外101例患者被随机分配到阿替普酶组(0.9mg/kg,最大量90mg)。两组基线期资料没有统计学差异。试验的主要终点是在最初造影评估时闭塞血管的成功再灌注率(mTICI 2b/3 或无需机械取栓)。试验采用了非劣效性和优效性两种检验方法。结果表明,替奈普酶组 22% 的患者成功再灌注明显优于对照组 10% 的患者成功再灌注(非劣效检验 $P=0.002$,优效性检验 $P=0.03$);替奈普酶组 90 天的功能预后较对照组更好(mRS 中位数 2:3,OR 1.7,95%CI 1.0~2.8,$P=0.04$);并且替奈普酶的安全性良好,不差于阿替普酶。2019 年《美国 AHA/ASA 急性缺血性脑卒中管理指南》推荐:目前尚未证实以 0.4mg/kg 的剂量单次静脉推注替奈普酶的效果优于或不劣于阿替普酶。但对于轻度神经功能障碍且不伴有颅内大血管闭塞的患者,可以考虑应用替奈普酶替代阿替普酶(推荐等级Ⅱb,证据水平 B-R,新推荐)。近期发表的 EXTEND-IA TNK Part 2 则对比了不同剂量替奈普酶静脉溶栓的疗效。结果表明在颅内大血管闭塞缺血性脑卒中患者中,与 0.25mg/kg 相比,0.40mg/kg 的替奈普酶在血管内血栓切除术前并未显著改善脑再灌注。研究结果表明,在计划进行血管内血栓切除的大血管闭塞性缺血性脑卒中患者中,0.40mg/kg 剂量的替奈普酶与 0.25mg/kg 剂量相比没有优势。

颅内大动脉急性闭塞所致的急性缺血性脑卒中症状重、预后差。对于这部分患者,单纯静脉溶栓的再通率极低。2015 年发表的 5 项大型随机对照试验和随后的荟萃分析结果一致表明:经过筛选的发病 6 小时内的前循环颅内大动脉急性闭塞所致急性缺血性脑卒中病患者,在静脉溶栓基础上桥接机械取栓治疗,可以显著改善患者 3 个月的良好预后比例,且症状性脑出血发生率未显著增加。随后,各国指南均推荐前循环颅内大动脉急性闭塞所致急性缺血性脑卒中患者,在静脉溶栓的基础上联合第二代取栓装置进行机械取栓治疗。2017 年发表的 DAWN 试验和 2018 年发表的 DEFUSE-3 试验则分别研究了临床症状学不匹配的情况下和多模影像学检查不匹配的情况下,对发病 6 小时后的前循环颅内大动脉急性闭塞所致急性缺血性脑血管病患者实施机械取栓疗效。结果表明经过梗死核心和缺血半暗带筛选的前循环颅内大动脉急性闭塞所致急性缺血性脑血管病患者,发病 6 小时后的机械取栓能够显著改善患者的临床预后,且不增加患者不良反应的发生率。但是,后循环颅内大动脉急性闭塞所致急性缺血性脑血管病患者的机械取栓试验,一直未得到阳性的研究结果。目前已经完成的后循环机械取栓试验有 BASICS 试验和 BEST 试验,这 2 项研究虽然提示机械取栓组可能有更好的临床预后趋势,但是均未从主要终点上证实后循环机械取栓治疗的有效性。BAOCHE 试验(NCT02737189)是目前唯一一项正在进行中的关于后循环取栓临床疗效的随机对照临床试验,它旨在探讨发病 6~24 小时内的后循环颅内大动脉急性闭塞所致急性缺血性脑血管病患者,患者被 1:1 随机分配至机械取栓与最佳药物治疗。对两组的疗效进行对比,目前已经完成超过 50% 的预期入组数量。

总之,随着近年来急性缺血性脑卒中研究的不断深入,急性缺血性脑卒中患者的临床治疗有了较大的进步。如上所述,急性期的抗血小板治疗、静脉溶栓治疗和机械取栓等血管内治疗显著地改善了患者的临床预后。但是,即使在目前最佳的治疗情况下,仍有近 50% 的患者预后不佳。如静脉溶栓后仍有近 60% 的患者预后不佳,经过筛选的机械取栓患者术后血管再通率高达 80% 以上,且后循环颅内大动脉急性闭塞所致急性缺血性脑血管病患者的临床治疗仍是世界难题。这提示我们仍需要在目前急性缺血性脑卒中急性期的抗血小板治疗、静脉溶栓治疗和机械取栓治疗等的基础上,探讨新的治疗策略,进一步改善患者的临床预后。

(三) 亚低温神经保护治疗

脑缺血发生后,早期的有效神经保护治疗可以保护缺血半暗带,为随后的血流再通治疗提供更多的时间和机会。血流再通后的有效神经保护治疗可以进一步减轻缺血再灌注损伤。因此,寻找有效的神经保护药物和策略至关重要。但是,目前所有在实验室中发现有效的神经保护药物,其神经保护作用在临床研究中并未得到证实。治疗性亚低温是目前实验室中发现的最强的神经保护方法,基础研究发现,治疗性亚低温几乎可以作用于缺血发生后的所有分子通路,从多个机制和靶点发挥强大的神经保护作用。并且,治疗性亚低温也是临床研究证实对心肺复苏后全脑缺血患者唯一有效的治疗方法,已经写入各国指南,并在临床中广泛推广使用。因此,治疗性亚低温在急性缺血性脑卒中所致的局灶性脑缺血中也有着广阔的应用前景。

二、缺血性脑卒中的全身低温

低温神经保护是一个古老的话题,最初的亚低温神经保护可以追溯到远古社会。考古研究发现古埃及、古希腊和古罗马人对战争中脑外伤患者进行低温治疗。基于现代实验室动物实验研究,证实亚低温良好的神经保护效果,几十年来多项研究关注于治疗性亚低温在急性缺血性脑卒中的治疗作用。基础研究发现,亚低温可以作用于脑缺血发生后的多条通路,从而发挥强大的神经保护作用,而传统的神经保护药物仅作用于一条或数条神经保护通路。随着多种神经保护药物临床转化研究的失败,国内外许多学者致力于治疗性亚低温在急性缺血性脑卒中的神经保护研究。随着近年来静脉溶栓和机械取栓技术在急性缺血性脑卒中的推广和临床应用,血流再通基础上的治疗性亚低温也成为热门研究方向。

(一)全身低温治疗急性缺血脑卒中的研究现状

急性缺血性脑卒中发生后,脑梗死体积与患者的临床预后和病死率高度相关。然而多数临床研究并未关注于亚低温治疗对脑梗死体积变化的影响。目前只有有限的临床证据表明,治疗性亚低温具有减少急性缺血性脑卒中患者脑梗死体积的趋势。一项单臂的临床研究评价了前循环大血管急性闭塞所致缺血性脑卒中患者术后低温治疗的疗效,所有纳入的患者发病均在 4.5 小时内,且 ASPECT 评分≤5 分。该研究最终纳入 18 例患者,结果表明患者基线期和亚低温治疗后的梗死体积中位数分别为 130.2ml 和 110.6ml。但由于该研究为单臂研究,未设定对照组,该研究不能充分说明亚低温治疗对患者脑梗死体积的影响。

在一项随机对照临床可行性研究中,18 例急性缺血性脑卒中患者接受了亚低温治疗,22 例患者接受了标准药物治疗。采用 DWI 对脑梗死体积进行定量评估研究发现,低温治疗组和对照组的脑梗死体积增长分别为 $90.0\% \pm 83.5\%$ 和 $108.4\% \pm 142.4\%$,而低温治疗充分的患者脑梗死体积平均增长 $72.9\% \pm 95.2\%$。

几项临床研究表明治疗性亚低温有改善急性缺血性脑卒中临床预后的趋势。一项小样本随机对照研究对比了亚低温治疗对发病 6 小时内的急性缺血性脑血管病的疗效。患者被 1∶1 随机分配至亚低温治疗组和对照组,亚低温治疗组进行 12 小时的亚低温治疗,目标核心体温为 35.5℃ 以下。结果表明虽然亚低温治疗组患者不良反应较多,但是 3 个月后亚低温治疗降低了不良预后(mRS 4~6)的患者比例。亚低温治疗组和常温治疗组的不良预后发生率分别为 22% 和 44%。另外一项临床研究纳入了 10 例 NIHSS 15 分以上的急性缺血性脑卒中患者。患者接受了平均 32℃ 的亚低温治疗 12~72 小时,结果表明亚低温治疗组和对照组的 mRS 评分分别为 3.1±23 和 4.2±1.6,亚低温治疗组患者 mRS 评分呈下降的趋势,但该研究并不具有统计学差异。我国的一项小样本随机对照研究纳入了 33 例发病 48 小时内的大面积脑梗死患者,其中 16 例患者被随机分配到亚低温治疗组,17 例患者被随机分配到对照组。亚低温治疗组的患者使用血管内低温将核心体温降至 33℃ 或 34℃,并维持至少 24 小时,对照组的患者接受最佳药物治疗并维持正常核心体温。结果表明,6 个月后亚低温治疗组和对照组良好预后(mRS 0~3)的比例分别为 43.8% 和 23.5%,亚低温治疗有改善患者长期临床预后的趋势,但两者相比并无统计学意义($P = 0.282$)。对 6 个月时仍然存活的患者进行亚组分析,亚低温治疗组和对照组存活患者中良好预后的比例分别为 87.5% 和 40.0%($P = 0.066$)。这项研究表明,低温虽然没有降低患者的死亡率,但是有改善患者预后的趋势。亚低温作为急性大面积脑梗死患者的治疗措施,值得进一步在大样本临床试验中验证。一项前瞻性队列研究纳入了韩国 2 个医学中心的急性缺血性脑卒中患者,其中 1 个中心常规对急性缺血性脑卒中患者进行亚低温治疗,而另一个医学中心则按照指南在常温下对患者进行最佳药物治疗。最终该研究纳入了 39 例亚低温治疗的急性缺血性脑卒中患者和 36 例常规药物治疗的急性缺血性脑卒中患者。结果表明,亚低温治疗组的患者脑水肿的发生率、脑出血转化的发生率显著低于对照组,而良好预后的比例显著高于对照组患者,3个月时亚低温治疗组和对照组,mRS 0~2的比例分别为45%和23%($P=0.017$),mRS 0~1的比例分别为31%和8%($P=0.015$)。校正基线期的混杂变量后,亚低温治疗是患者良好预后的独立预测因素。我国的一项研究则利用磁共振PWI/DWI筛选发病6小时内的急性缺血性脑卒中患者,PWI/DWI不匹配体积达20%以上的患者,被随机分配至亚低温治疗联合阿替普酶静脉溶栓治疗组、单纯静脉溶栓治疗组或常规抗血小板药物治疗组。结果表明亚低温治疗显著改善了患者的长期功能预后($P=0.017$)。

但是,也有部分临床研究并未发现亚低温治疗可以改善急性缺血性脑卒中的预后。ICTuS试验随机纳入了58例急性缺血脑卒中患者,其中28例患者接受了血管内亚低温治疗,30例患者接受最佳药物常温治疗。亚低温治疗组除了2例患者因为设备故障未达到亚低温治疗,其余患者均达到了目标体温,核心体温平均达标时间为67分钟。结果表明,3个月后18%的亚低温治疗组患者和24%的常温治疗组患者预后良好(mRS 0~1),亚低温治疗组6例患者死亡,对照组5例患者死亡。亚低温治疗显著增加了患者肺炎的发生率,14例亚低温治疗组患者发生肺炎而对照组3例患者发生肺炎($P=0.001$),但是肺炎并不影响3个月的mRS评分结果($P=0.32$)。该研究表明亚低温用于急性缺血性脑卒中的安全性和可行性。虽然亚低温治疗组的肺炎发生率显著增加,但是并不影响患者的良好预后。ICTuS 2试验是一项大型随机对照临床研究,计划纳入1600例急性缺血性脑卒中患者。这些患者被随机分配至亚低温治疗组和常温治疗组。亚低温治疗组在ICTuS试验低温的措施上进一步增加了快速灌注4℃低温生理盐水的速度,以期更快地达到目标核心体温。该研究在纳入120例患者后提前终止,最终亚低温治疗组纳入63例患者,常温治疗组纳入57例患者。90天时,33%的低温治疗组患者和38%的常温治疗组患者预后良好(mRS 0~1)。两组的不良反应发生率无显著差异,亚低温治疗组19%的患者发生肺炎,常温治疗组10.5%的患者发生肺炎。亚低温治疗组和常温治疗组的死亡率分别为15.9%和8.8%。近期发表的一项在德国6个卒中中心进行的一项随机对照临床研究,旨在探讨亚低温联合去骨瓣减压术对大面积脑梗死患者的临床疗效。该研究最终纳入50例发病72小时的急性脑梗死患者后,因为安全性而提前终止。其中26例患者被随机分配至亚低温治疗组,24例患者被分配至常温治疗组。亚低温治疗组的目标核心体温为33℃。结果表明在14天内,46%的亚低温治疗组患者至少发生了1种严重不良反应,对照组至少发生1种严重不良反应的比例为29%($P=0.26$)。12个月后,亚低温治疗组和常温治疗组严重不良事件的发生率分别为80%和43%($P=0.05$),死亡率分别为19%和13%($P=0.70$)。在有效性终点方面,亚低温治疗组和常温治疗组14天NIHSS评分中位数分别为25(17~37)和22(16~33),格拉斯哥昏迷评分中位数分别为9(4~11)和11(7~12),mRS评分的中位数均为5(5~5),均无统计学差异。该研究表明,对于大面积脑梗死的患者,去骨瓣减压术联合亚低温治疗并没有降低患者的死亡率,但是却有增加患者严重不良反应的风险。在丹麦进行的一项随机对照临床研究中,17例患者被随机分配到亚低温治疗组,14例患者被随机分配到对照组。其中45%的患者接受了静脉溶栓治疗。结果表明亚低温治疗后患者肺炎发生率增高,亚低温治疗组和对照组的肺炎发生率分别为35%和7%。亚低温治疗组4例患者发生大面积脑梗死,对照组1例患者发生大面积脑梗死。亚低温治疗组1例患者发生无症状性脑出血,对照组2例患者发生无症状性脑出血。两组的死亡率无统计学差异,分别为12%和7%。90天时,亚低温治疗组的mRS为3.0(1~6),对照组为1.5(1~6)。

(二)全身低温治疗急性缺血性脑卒中的研究方向

可以看出,虽然不少研究发现亚低温治疗急性缺血性脑卒中有改善临床预后的趋势,但是多数研究在亚低温减小梗死体积和改善临床预后方面并未得出统计学差异。目前仅以一项全身性亚低温临床研究表明亚低温治疗有减小脑梗死体积的趋势,但是该研究并未得到统计学差异。

在上述研究中,不少研究都发现亚低温治疗有改善患者临床预后的趋势,但是多数研究并未得到统计学差异。目前仅有2项研究发现,与对照组相比,亚低温治疗显著地改善了急性缺血性脑卒中患者的临床预后。有趣的是,这2项得到阳性研究结果的研究均是在阿替普酶静脉溶栓的基础上,进一步探讨亚低温的治疗效果。这提示了血流再通基础上亚低温治疗可能增强了亚低温的临床疗效。随着静脉溶栓和机械取栓在临床中的推广应用,临床中可有更为高效的血流再通治疗技术。在血流再通的基础上,亚低温对急性缺血性脑卒中患者的临床疗效值得进一步研究。目前针对亚低温治疗急性缺血性脑卒中的临床研究样本量均较小,目前纳入样本量最大的是ICTuS 2试验,该研究也仅纳入了120例患者。样本量小可能是众多研究发现亚低温有效的趋势但是未得出统计学差异的重要原因之一。除此之外,在目前亚低温治疗急性缺血性脑卒中的临床研究中,不同研究纳入患者标准不同,基线期患者的病情严重程度不同,所以不同研究采用了不同的功能学评价标准,如mRS 0~1、mRS 0~2、mRS 0~3等。这些临床研究的异质性限制了对这些小样本研究的荟萃分析,不利于为今后的临床研究提供有价值的启示。

动物实验结果研究提示,亚低温治疗时,快速达到目标核心体温对于神经保护作用至关重要。目前全身低温多采用血管内亚低温治疗技术,受限于目前亚低温技术的发展,患者的核心体温在亚低温治疗后数小时才能达到目标温度。脑缺血发生后,脑组织常常会在数分钟到数小时内发生不可逆的坏死,随后会发生细胞凋亡和自噬等病理反应。因此,目前亚低温治疗的技术限制也可能是亚低温神经保护治疗临床转化困难的原因之一。已有部分研究通过静脉快速输注低温生理盐水来辅助快速降温,但是大量液体快速输注的安全性和有效性还需要进一步的研究来证实。

因此,今后亚低温治疗急性缺血性脑卒中的临床研究应该更加关注于血流再通基础上的亚低温治疗,关注于更早期、更快速的亚低温治疗。不同临床研究应该倾向于选用相对统一的临床评价标准,并且应该用头颅影像学检查和临床功能预后等多个指标对亚低温的临床疗效进行评价。

（三）全身亚低温治疗急性缺血性脑卒中的关键参数和技术

全身亚低温通过降低核心体温达到降低脑温的目的。目前临床常用的全身亚低温治疗急性缺血脑卒中的方法有血管内亚低温、表面低温和静脉注射低温生理盐水等。表面低温通过风扇、冰毯、低温盐水或酒精擦拭或低温床垫等措施,通过降低人体皮肤表面的温度而逐渐降低核心体温。表面低温操作简单方便,经济实惠,但是降温效率较差。血管内低温通过股静脉或锁骨下静脉插管,通过体外循环降低人体回心自体血的温度而达到降低核心体温的效果。与表面低温相比,血管内低温降温更加迅速和精确,常常能够在数小时内将患者核心温度降低至目标值,同时可能通过对人体核心体温的监测,反馈自动调节低温生理盐水循环的流速和流量,有助于长时间精确地降温。由于血管内低温通过血管内操作进行,临床中在低温的过程中可以同时对患者的皮肤体表进行保温,有助于避免或降低寒战等并发症的发生。临床中也可以将不同的低温治疗方法结合使用,从而避免不良反应,增加疗效。

ReCCLAIM试验证实了急性缺血性脑卒中患者动脉溶栓后使用经静脉低温导管进行全身亚低温治疗的可行性。该研究共纳入20例急性缺血性脑卒中患者进行静脉血管内亚低温治疗,这些患者基线期的ASPECT评分为5~7分,NIHSS评分均大于13分。该研究观察了亚低温治疗期间的肺炎、深静脉血栓、心律失常和颅内出血的发生率。这些患者在入组后64±50分钟达到了33℃的目标核心体温。3例患者出现了颅内出血,其中1例患者为症状性颅内出血,与该中心既往病例对比研究发现,亚低温治疗降低了颅内出血的发生率（OR值为0.09,95%置信区间为0.02~0.56,$P<0.01$）。肺炎的发生率为25%,菌血症发生率为5%,深静脉血栓形成发生率为5%,尿路感染的发生率为20%。6例患者因为放弃治疗而死亡,90天时30%的患者预后良好。该研究初步证实了血管内亚低温治疗梗死核心大的急性脑梗死患者动脉溶栓治疗后的安全性。一项纳入50例急性缺血性脑卒中患者的临床研究对比了5种亚低温治疗方法:①30ml/kg的4℃乳酸林格氏液快速输注加上冰毯表面低温;②水循环的冰毯低温,一个冰毯置于身体下面,一个冰毯置于身体上面;③空气循环冰毯,置于身体下面;④凝胶包被的体外降温系统,包括置于背部、腹部、双侧大腿部的温度交换垫;⑤由股静脉插至下腔静脉的导管,内循环低温生理盐水。以上5种亚低温方法,每种方法治疗10例患者。结果表明静脉血管内低温的方法最为可靠,可以准确地将患者核心体温控制在目标温

度。而体表低温系统降温相对缓慢且控温效果差。

血管内低温可以通过闭环环路的导管与血液进行热量交换从而使核心体温下降,也可通过导管将低温的液体直接输入体循环中达到降温效果。根据导管放置的部位不同,又可分为静脉血管内低温和动脉血管内低温。Merrill等对比了闭合环路的导管低温和临床中常用的不同低温输注导管的关注流量、导管留置部位等对低温效果的影响。结果表明,与闭合环路的血管内低温相比,低温灌注导管的降温效果更强,当灌注导管以更高流量灌注时,低温效果更强,患者可以达到更低的核心体温。

在亚低温治疗和复温期间,可以通过膀胱温度、直肠温度或食管温度检查核心体温的变化。临床中亚低温用于急性缺血性脑卒中患者治疗时,亚低温的神经保护作用有赖于患者脑温的下降。但是一个难以解决的临床问题是核心体温并不等同于脑温,且目前缺乏无创且准确的脑温监测方法。在一项计算机模拟人体试验中,作者发现使用血管内全身亚低温治疗后,患者不同脑组织的温度一致;而冰帽低温仅降低了脑皮质的温度,冰帽低温后脑皮质温度下降至33℃,而脑深部温度高于36℃;而颈部低温时脑温与颈部皮肤有较大关系,当颈部皮肤干燥时,脑深部温度为35.8℃,而当颈部皮肤湿润时,脑深部温度为32.8℃。一项研究对比了大脑中动脉供血区急性脑梗死患者核心体温和脑温的关系,纳入该研究的20例患者均采用冰毯进行亚低温,将患者核心体温控制在33℃,并维持48~72小时。同时使用有温度传感器的有创颅内压检测仪对脑温和颅内压进行检查。研究结果表明,所有患者的脑温均超过核心体温1℃以上,最高的患者脑温比核心体温高2.1℃。这提示我们在亚低温治疗时,要认识到核心体温达标并不代表患者脑温的达标。但是由于这些研究的样本量较小,对这些研究结果的解读也应该谨慎,需要进一步地扩大样本量的研究来证实这些研究的结果。

新的无创脑温监测方法为更精确地测量脑温提供了可能。磁共振光谱成像可以通过测量脑组织中水分子和N-乙酰天冬氨酸的变化来反映脑组织温度变化。一项临床研究纳入了31例健康志愿者,结果表明使用1.5T或3T场强的磁共振借助磁共振光谱分析测量脑温的变异性极小,这提示磁共振光谱成像有可能用于临床研究中脑温的无创监测。在另外一项研究中,Thrippleton等证实,3T场强比1.5T场强的磁共振检测脑温的敏感性更好,能检测到很小的脑部温度改变。

动物实验研究表明,在脑缺血发生前或脑缺血发生时即开始亚低温治疗能够产生更好的神经保护治疗效果。但是这一实验室亚低温研究方案难以临床转化。因为急性缺血性脑卒中的患者常常在发病数小时后才能到达医院进行治疗,这一临床实际情况限制了亚低温的临床应用和治疗效果。虽然临床中亚低温治疗急性缺血性脑卒中的最佳持续时间尚不清楚,但是全脑缺血模型表明,低温持续时间和亚低温的治疗效果相关,更长时间的低温可以带来更好的低温神经保护效果。动物实验表明,更长时间的低温治疗可以代偿亚低温治疗延迟带来的影响。虽然理论上讲,更长持续时间的低温治疗可能带来更好的神经保护效果,但是临床中患者难以耐受长时间的低温,患者的不良反应会随着低温时间的延长而显著增加。在一项纳入18例急性缺血性脑卒中患者的临床研究中,所有患者通过体表低温使核心体温降至32℃并维持12~72小时,结果表明随着低温时间的延长,患者的不良反应发生率逐渐增加。动物研究表明,在脑缺血发生24小时后的低温治疗仍然能够有神经保护作用。临床研究也同样发现,对于心搏骤停患者,及时延迟低温,如果低温时间能够维持12小时或24小时以上,亚低温治疗同样能够发挥神经保护作用。临床中,急性缺血性脑卒中亚低温治疗的最佳持续时间尚不清楚,根据现有的证据,临床实践中需要平衡延长亚低温治疗时间带来的神经保护作用获益和亚低温治疗时间延长后并发症增加的风险。

亚低温治疗急性缺血性脑卒中的最佳温度尚不明确。在一项经典的基础研究中,大脑中动脉栓塞模型大鼠分组接受33℃、34℃、35℃、36℃、37℃一共5个不同温度的亚低温治疗。通过对梗死体积和炎症反应进行研究,该研究发现亚低温的最佳温度为34℃。在临床中,当患者核心温度降至33℃以下后,患者内环境会发生较大改变,此时需要更深的镇静,同时低温会引起自体自发性产热反应,患者会出现血管过度收缩和寒战,从而对抗机体降温至目标温度。同时,寒战可以通过直接和间接的机制影响亚低温的神经保护效果,寒战可以在短时间内通过肌肉收缩快速产生大量热量,从而使体温升高影响降温效果。正常情况下,人体寒战和血管收缩的阈值分别为 35.5℃ 和 36.5℃,这些机体产热反应常伴有交感神经激活,引起高血压和心动过速。静脉注射哌替啶或口服丁螺环酮,同时采取皮肤保温的措施可以降低寒战反应,改善患者的主观不适症状。因为患者的不良反应发生率与核心体温降低密切相关,核心体温越低不良反应越多。因此目前临床研究中多将核心温度控制在 33~35℃。临床研究表明,清醒的患者通过降低体表温度将核心体温降至 35℃ 或通过血管内低温将核心体温降至 33℃ 是可行的。

亚低温治疗急性缺血性脑卒中患者的复温过程也会显著影响亚低温治疗的效果。例如,过快的复温会引起血管快速扩张和颅内压反射性增高,可能会增加患者的死亡率。过快的复温也可能会引起体温反射性增高,增加弥散性血管内凝血的发生率。对于颅内压增高的患者和亚低温治疗时间长的患者,复温应该更加缓慢。但是缓慢的复温过程也从整体上增加了患者亚低温治疗的总体时间,从而也增加了患者并发症的发生率。1998 年,Schwab 等对大脑中动脉恶性脑梗死患者,采用冰毯体表低温结合低温盐水血管内灌注和冰水洗浴,将患者核心温度降低至 33℃ 并维持 48~72 小时。研究者发现,亚低温治疗可以显著降低脑梗死急性期和亚急性期的颅内压,但是却增加了肺炎的发生率。2001 年,该研究团队进一步研究发现如果患者复温时间小于 16 小时,患者的颅内压将会在复温后显著增加,因此作者推荐更加缓慢的复温。Steiner 等也对亚低温治疗患者复温速度和颅内压的关系进行了研究。18 例大脑中动脉恶性脑梗死患者通过体表冰毯低温并维持 72 小时,该组患者的平均复温时间为 59 小时。结果表明复温速度与患者的颅内压($P=0.002$)和脑灌注压($P=0.017$)改变显著相关。因此,临床中亚低温治疗急性缺血性脑卒中患者时,要严格控制患者的复温速度,患者的复温速度要同时参考患者的基础生理情况和亚低温治疗的时间。

如上所述,亚低温治疗急性缺血性脑卒中患者可能给患者带来获益,但是亚低温治疗患者也会有出现并发症的风险。急性缺血性脑卒中亚低温治疗时常见的并发症包括:心血管系统并发症如低血压、心动过缓、心律失常和心肌梗死等;免疫系统并发症如白细胞数量降低和 T 细胞活性降低,从而使各种感染如肺炎、尿路感染的发生率增加;亚低温过程中的机械通气和镇静也可增加患者感染的风险;低温可以降低血小板功能,延长凝血时间,导致出血等并发症;低温可以引起钾离子向细胞内转移,导致低钾血症,低磷酸血症,低温还可以导致患者胰岛素抵抗,导致患者内环境紊乱。上述多数亚低温治疗的相关并发症均与亚低温的目标温度密切相关。例如,当核心温度低于 30℃ 时,心脏并发症发生率会显著增加;当核心温度低于 33℃ 时,凝血系统并发症会显著增加。亚低温治疗的相关并发症也与低温维持时间密切相关。一项研究发现,亚低温治疗 6 小时没有增加患者感染并发症的发生率。血管内快速输注冰盐水的亚低温治疗方法难以控制降温的程度和速度,且可能增加患者循环血量的风险。血管内亚低温治疗装置降温效果更好,但是却有增加感染、出血、深静脉血栓形成的风险。2001 年 Georgiadis 等通过对 6 例大面积脑梗死患者进行血管内亚低温治疗,将这些患者核心体温降至 34.5℃ 并维持 67 小时±13 小时,初步证实亚低温治疗的可行性。但是血管内亚低温治疗却带来肺炎、心动过缓、心律失常、低钾血症和血小板减少症等并发症,但未观察到凝血功能障碍和股静脉穿刺血肿。体表低温有寒战和皮肤坏死的风险。尽管亚低温治疗有上述并发症的风险,但是一项随机对照研究纳入了 31 例患者表明,亚低温治疗并不增加患者住院时间。

总之,亚低温用于治疗急性缺血性脑卒中,其神经保护作用来自患者脑温的降低,而全身低温后脑温降低的同时也会导致全身各个器官温度的下降。全身亚低温治疗的多数并发症均与核心温度下降有关。并且有研究表明,人体脑温会普遍高于核心体温,这也为全身亚低温治疗增加了难度。因此,急性缺血性脑卒中发生后,最为理想的亚低温治疗策略是仅仅保持脑温降低甚至仅使缺血区域的脑组织低温,而全身核心温度保持正常。这样就能够在发挥亚低温脑保护效果的同时最大程度地降低其不良反应。

三、急性缺血性脑卒中的选择性亚低温治疗

选择性亚低温的目的是选择性地降低脑组织或缺血脑组织的温度,而维持正常的核心体温。选择性亚低温能够显著降低亚低温治疗期间核心体温下降带来的不良反应,是未来急性缺血性脑卒中亚低温治疗研究的重要方向。目前临床常用的选择性亚低温治疗方法包括头颈部的冰帽低温、选择性鼻咽部低温和选择性动脉内低温。

冰帽低温通过低温的帽子覆盖于头颅表面,操作简便。但是由于头皮血流丰富且有颅骨的隔热作用,冰帽是否能够达到理想的降低脑温作用仍然很有争议。在一项计算机模拟人体试验中,作者发现使用血管内全身亚低温治疗后,患者不同脑组织的温度一致;而冰帽低温仅降低了脑皮质的温度,冰帽低温后脑皮质温度下降至33℃,而脑深部温度高于36℃。Neimark等使用定量的低温模型发现,单纯的冰帽低温不足以降低深部脑组织的温度。研究者进一步发现冰帽低温结合颈部低温有助于使脑组织达到亚低温。这些结果在脑外伤患者亚低温治疗中得到证实,一项研究使用了冰帽低温结合颈部循环低温使脑组织的温度降低至33~35℃,而核心体温无显著变化。尽管上述的冰帽低温和颈部低温简单易行,但是这样的体表低温常常降温缓慢,需要较长时间才能使脑温达到目标温度,甚至不能使脑温达到目标温度。此外,体表低温后不能准确地控制脑温,在复温过程中不能有效地控制复温速度等,这些都限制了其在临床中的广泛使用。

人体鼻腔内血流丰富,黏膜表面积大,且与脑循环距离近。这些生理条件为通过鼻腔低温达到降低脑温提供了可能性。通过向鼻腔内持续喷入低温冷却剂和氧气的混合物可以降低鼻腔内部和脑组织温度。在一项随机对照研究,96例心搏骤停的患者被随机纳入鼻腔低温治疗组,104例患者纳入对照组。结果发现两组患者7天内的不良反应无统计学差异,且鼻腔内低温可以在平均34分钟后使骨膜温度降低至34.2℃。另外一项前瞻性观察性研究使用同样的鼻腔内低温技术治疗了10例急性脑卒中患者,结果表明鼻腔内低温可以在1小时内使患者的脑温下降平均1.21℃。在一项纳入15例脑外伤患者的临床研究中,鼻腔内低温能够安全有效地降低脑组织温度,鼻腔内低温使脑温和核心体温分别下降1.4℃±0.4℃和1.1℃±0.6℃。目前的研究结果初步表明,鼻腔内低温能够安全有效地降低脑组织温度,且对全身核心体温无显著影响。但是由于鼻腔接近于深部脑组织,可能有助于降低脑干等深部脑组织的温度,鼻腔内低温对大脑皮质的降温效果还需要进一步的研究来证实。

选择性动脉内低温通过向颈动脉或大脑中动脉内灌注低温生理盐水,可以在数分钟内使脑组织温度下降至32℃,且在脑温下降的同时可以保证全身核心温度无显著变化。在一项动物模型研究中,King等发现通过在颈动脉内插入降温导管可以快速地降低脑组织温度,同时对动物的核心体温无显著影响,与对照组相比,这种降温方法降低了脑梗死体积。在一项前瞻性的研究中,26例发病8小时内取栓患者接受了脑动脉内注射4℃低温生理盐水选择性亚低温,结果表明急性缺血性脑卒中患者的脑温在数分钟内下降了2℃以上。在亚低温过程中患者的核心体温保持恒定并且患者未发现治疗相关的不良反应。该研究初步表明,机械取栓后的选择性亚低温安全可行。在另外一项队列研究中,45例取栓后的患者接受了350ml 4℃低温生理盐水脑动脉内灌注选择性低温治疗。结果表明在灌注过程中和灌注后,患者的核心体温无显著变化。与对照组相比,选择性亚低温治疗显著降低了患者的最终脑梗死体积,且两组间的不良反应发生率无显著变化。但是该研究不是随机对照研究,且在低温生理盐水灌注期间未对脑温的变化进行监测。机械取栓后的脑动脉内灌注选择性亚低温治疗急性缺血脑卒中仍需要进一步的研究。

四、展望

随着多种神经保护药物的临床转化失败,亚低温治疗急性缺血脑卒中越来越受到关注。基础研究中亚低温多靶点、多通路的神经保护作用为其临床转化研究提供了希望。在心搏骤停等全脑缺血损伤中,亚

低温治疗的神经保护作用已经得到临床证实并广泛应用,这也为亚低温治疗急性缺血性脑卒中造成的局灶性脑损伤提供了很好的借鉴作用。由于研究对象不同、脑缺血轻重不同、低温的方法和低温的策略不同,目前关于亚低温治疗急性缺血性脑卒中的临床研究结果尚不一致。目前认为,全身亚低温治疗急性缺血性脑卒中,在神经保护的同时也会带来明显的不良反应,这些不良反应可能部分抵消了其治疗作用。随着技术的进步,近年来开展的多项选择性亚低温研究,为减轻亚低温治疗后核心体温下降带来的不良反应带来了新的曙光。另外,随着近年来以机械取栓为代表的血管内治疗技术突飞猛进地发展,急性缺血性脑卒中的临床治疗进入血管再通治疗新时代,这也为亚低温治疗提供了新的机遇,血流再通基础上的亚低温神经保护为亚低温的临床突破提供了新的希望。

(吴川杰　段云霞　马瑾)

参 考 文 献

[1] WU S,WU B,LIU M,et al. Stroke in china:Advances and challenges in epidemiology,prevention,and management[J]. Lancet Neurol,2019,18:394-405.

[2]《中国脑卒中防治报告》编写组. 中国脑卒中防治报告 2019 概要[J]. 中国脑血管病杂志,2020,17:272-281.

[3] WANG W,JIANG B,SUN H,et al. Prevalence,incidence,and mortality of stroke in china:Results from a nationwide population-based survey of 480 687 adults[J]. Circulation,2017,135:759-771.

[4] 中华医学会神经病学分会,中华医学会神经病学分会脑血管病学组. 中国急性缺血性脑卒中诊治指南 2018[J]. 中华神经科杂志,2018,51:666-682.

[5] Cast:Randomised placebo-controlled trial of early aspirin use in 20,000 patients with acute ischaemic stroke. Cast(chinese acute stroke trial)collaborative group[J]. Lancet,1997;349:1641-1649.

[6] The international stroke trial (ist):A randomised trial of aspirin,subcutaneous heparin,both,or neither among 19435 patients with acute ischaemic stroke. International stroke trial collaborative group[J]. Lancet,1997,349:1569-1581.

[7] WANG Y,WANG Y,ZHAO X,et al. Clopidogrel with aspirin in acute minor stroke or transient ischemic attack[J]. The New England journal of medicine,2013,369:11-19.

[8] JOHNSTON SC,EASTON JD,FARRANT M,et al. Clopidogrel and aspirin in acute ischemic stroke and high-risk tia[J]. The New England journal of medicine,2018,379:215-225.

[9] CAMPBELL BCV,MITCHELL PJ,CHURILOV L,et al. Tenecteplase versus alteplase before thrombectomy for ischemic stroke [J]. The New England journal of medicine,2018,378:1573-1582.

[10] POWERS WJ,RABINSTEIN AA,ACKERSON T,et al. Guidelines for the early management of patients with acute ischemic stroke:2019 update to the 2018 guidelines for the early management of acute ischemic stroke:A guideline for healthcare professionals from the american heart association/american stroke association[J]. Stroke,2019,50:e344-e418.

[11] CAMPBELL BCV,MITCHELL PJ,CHURILOV L,et al. Effect of intravenous tenecteplase dose on cerebral reperfusion before thrombectomy in patients with large vessel occlusion ischemic stroke:The extend-ia tnk part 2 randomized clinical trial[J]. Jama,2020,323:1257-1265.

[12] GOYAL M,MENON BK,VAN ZWAM WH,et al. Endovascular thrombectomy after large-vessel ischaemic stroke:A meta-analysis of individual patient data from five randomised trials[J]. Lancet,2016;387:1723-1731.

[13] BERKHEMER OA,FRANSEN PS,BEUMER D,et al. A randomized trial of intraarterial treatment for acute ischemic stroke [J]. The New England journal of medicine,2015,372:11-20.

[14] CAMPBELL BC,MITCHELL PJ,KLEINIG TJ,et al. Endovascular therapy for ischemic stroke with perfusion-imaging selection [J]. The New England journal of medicine,2015,372:1009-1018.

[15] GOYAL M,DEMCHUK AM,MENON BK,et al. Randomized assessment of rapid endovascular treatment of ischemic stroke [J]. The New England journal of medicine,2015,372:1019-1030.

[16] JOVIN TG,CHAMORRO A,COBO E,et al. Thrombectomy within 8 hours after symptom onset in ischemic stroke[J]. The New England journal of medicine,2015,372:2296-2306.

［17］ SAVER JL,GOYAL M,BONAFE A,et al. Stent-retriever thrombectomy after intravenous t-pa vs. T-pa alone in stroke［J］. The New England journal of medicine,2015,372;2285-2295.

［18］ 中华医学会神经病学分会,中华医学会神经病学分会脑血管病学组,中华医学会神经病学分会神经血管介入协作组. 中国急性缺血性脑卒中早期血管内介入诊疗指南 2018［J］. 中华神经科杂志,2018,51;683-691.

［19］ NOGUEIRA RG,JADHAV AP,HAUSSEN DC,et al. Thrombectomy 6 to 24 hours after stroke with a mismatch between deficit and infarct［J］. The New England journal of medicine. 2018,378;11-21.

［20］ ALBERS GW,MARKS MP,KEMP S,et al. Thrombectomy for stroke at 6 to 16 hours with selection by perfusion imaging［J］. The New England journal of medicine,2018,378;708-718.

第二节　出血性脑血管疾病

一、概述

出血性脑血管病是脑血管病的一种重要类型,其发病率与地区分布有关,整体上占全部脑血管病的 10%~40%。据估算,在世界范围内,每年约有 410 万新发出血性脑血管病患者。出血性脑血管病由颅内动脉破裂所引起,可分为脑出血和蛛网膜下腔出血。本章主要针对低温治疗用于出血性脑血管病患者救治的情况做详细论述。

二、颅内动脉瘤蛛网膜下腔出血

(一) 简介

蛛网膜下腔出血指颅内病变血管破裂,血液直接流入蛛网膜下腔从而引起的一系列临床综合征。颅内动脉瘤破裂是蛛网膜下腔出血的主要病因,约占全部蛛网膜下腔出血病例的 85%。颅内动脉瘤好发于脑底面,多位于动脉壁上的薄弱部位,并随着循环血压的升高而不断向外扩张。尽管这种扩张最终是否将导致动脉瘤的破裂是难以预知的。但可以预料的是,动脉瘤一旦破裂则意味着巨大的灾难。根据既往研究的报道,由颅内动脉瘤破裂所引起的出血事件以及由此产生的并发症的整体死亡率在 8.3%~66.7% 之间。动脉瘤破裂出血相关事件的死亡率在不同人种之间存在着较大差异,亚洲人群远低于欧美人群。

虽然破裂的颅内动脉瘤十分凶险,但好在并非所有动脉瘤均会破裂。事实上,颅内动脉瘤并不罕见。根据既往文献报道,每千人中约有 2~90 人存在未破裂的颅内动脉瘤,另一项使用全脑血管造影检查统计得到的结果为 6%。决定某个动脉瘤破裂与否的原因是复杂的,包括年龄、性别、人种、动脉瘤的直径、部位、Willis 环结构以及瘤内是否存在直接的血流冲击等在内的多种因素有关。在这些因素中,动脉瘤直径与破裂与否的关联最为密切。对于直径小于 10mm 的动脉瘤,其年破裂风险为 0.05%;而对于直径大于 25mm 的动脉瘤,其诊断之后一年内的破裂风险高达 6%。

颅内动脉瘤的破裂意味着动脉内的血液将流入血管外的区域,一般情况下将造成弥漫性蛛网膜下腔出血,偶尔也可能伴随出现脑室内出血,较罕见的情况为脑实质出血。这些流入血管外区域的血液将陆续形成血凝块,从而对脑组织造成损害。然而,动脉瘤破裂的另一个更加严重的后果是其打破了颅内血液循环的稳态,使脑血管的自动调节功能受损,诱发损伤性级联反应,而脑血管功能障碍又会反过来导致神经元的缺血损伤。循环系统对动脉瘤破裂的病理生理反应是使供给到脑组织的血液大幅减少,而这又将诱导脑组织出现低氧损伤。脑组织对低氧环境极为敏感,低氧会诱导已受损神经元发生坏死和凋亡,导致危及生命的脑水肿以及使患者出现神经功能缺损症状。目前,临床上主要使用两种评分量表对蛛网膜下腔出血患者病情的严重程度加以评估,即 Hunt-Hess 评分量表和 WFNS(World Federation of Neurological Sciences)评分量表。这两种量表均将动脉瘤蛛网膜下腔出血患者分为 5 个等级。一般而言,4 级和 5 级的蛛网膜下腔出血患者预后不良,而 1~3 级的患者预后尚可。

未破裂的颅内动脉瘤通常情况下是无症状的,除非其体积已经大到足够压迫周围的神经或脑组织。未破裂颅内动脉瘤偶尔出现的症状可能包括头痛、癫痫、视觉缺失以及面部疼痛等。突发的难以忍受的严重头痛可能是动脉瘤性蛛网膜下腔出血的先兆。动脉瘤手术相关并发症的致死率、致残率高达 15%,这些并发症的发生原因尚不清楚,但通常包括术中对脑组织的牵拉性损伤、短暂脑血管闭塞以及术中动脉瘤破裂等。因此,是否积极干预未破裂的颅内动脉瘤存在一定的争议。来自荷兰的一项关于成本效益分析的研究结果表明,患者的预期寿命、动脉瘤的破裂风险以及对未经治疗的动脉瘤的认识程度是决定未破裂动脉瘤治疗成本效益的主要因素。

（二）常规治疗方式

开颅动脉瘤夹闭或介入治疗术中使用弹簧圈栓塞动脉瘤是颅内动脉瘤患者接受的常规治疗术式,但具体选择哪种治疗方式通常取决于患者的一般情况、动脉瘤的具体位置以及医生的个人经验。对于已破裂动脉瘤的外科治疗,临床医生所要解决的一个重要问题是预防并处理术中及术后由于脑血管痉挛或偶然发生的供血动脉短暂闭塞所引发的脑缺血事件。正如前文所提到的,伴随脑组织缺氧而来的脑水肿是一种紧急情况,必要时需行去骨瓣减压术以防止脑疝对患者生命所构成的威胁。然而不可避免的是,无论是脑梗死还是去骨板减压术均会使患者出现一定程度的神经功能缺损症状。

（三）术中低温治疗对颅内动脉瘤患者的神经保护作用

实际上,早在 20 世纪 50 年代,人们就曾尝试在术中对患者采取深度低温(低于 28℃)治疗以保护脑组织免受手术所引发的损伤。但由于深度低温治疗同时容易引发较为严重的并发症,因而这项技术始终未能获得广泛认可。有学者认为低温治疗将使患者预先处于一个易于感染的状态从而导致住院时间的延长。有研究表明,皮肤在低温状态下对细菌的抵抗能力减弱。除潜在的感染风险增加外,低温治疗还可能导致心电活动异常,从而诱发心律失常甚至心搏骤停。80 年代,有学者提出了可替代深度低温的亚低温治疗概念,由此,人们对于低温治疗的热情被重新点燃。亚低温治疗的降温目标为 32~35℃,具体的降温方法、低温治疗开始时间、持续时间以及复温策略等尚无统一定论。

目前,大量的基础研究结果已经证实了低温治疗对脑缺血损伤的神经保护作用。低温治疗可抑制卒中动物模型脑组织中的炎症相关损伤性级联反应并发挥保护血脑屏障的作用,其也可抑制与脑缺血损伤进程相关的某些生物活性物质的表达,有利于脑保护。此外,大量研究结果表明,低温治疗可减轻由脑缺血所引发的脑水肿。临床研究也已报道,术中轻度低温治疗可减少由多形核白细胞产生的活性氧中间体,从而减轻炎性反应对细胞的损害。总之,在机制上,低温治疗是一种多靶点、全流程的神经保护方式。

那么,低温治疗的神经保护作用是否同样可在颅内动脉瘤患者中得到体现呢?早在 20 世纪 90 年代,来自欧美的学者便开展了第一项旨在探讨低温治疗对颅内动脉瘤患者神经保护作用的临床研究。该研究实际上是一项试验性研究,一方面是为了评价上述患者在接受动脉瘤夹闭术期间同时接受低温治疗的可行性以及安全性,另一方面也是为了得到一手数据,建立标准,总结经验,为今后更大规模的随机对照临床研究奠定基础。该研究从 1994 年 10 月 31 日启动至 1996 年 7 月 23 日结束,共计纳入了来自 5 家医疗中心的 114 位伴或不伴有蛛网膜下腔出血并接受动脉瘤夹闭术治疗的颅内动脉瘤患者。采用信封随机的方式,上述患者分别被随机分配至低温治疗组或常温治疗组。低温治疗组患者通过外敷冰毯(温度设定为 20℃)的方式降温,对经由静脉输注的液体及麻醉气体不予加热,患者核心体温的目标温度为 33.5℃;常温治疗组患者通过外敷热毯(温度设定为 38℃)的方式保温,同时,外周静脉输注的液体以及麻醉气体也被加热至 37℃,患者核心体温的维持目标为 36.5℃。从结果上看,对于伴有蛛网膜下腔出血的动脉瘤患者,与常温治疗组相比,术中接受低温治疗的患者术后 24 小时及 72 小时的神经功能恶化比例更低(21% vs 37%~41%),出院回家比例更高(75% vs 57%)且良好预后的比例更高(71% vs 57%);对于不伴有蛛网膜下腔出血的颅内动脉瘤患者,低温治疗组与常温治疗组在预后方面则无明显差异。接受低温治疗的患者并未展现出更高的残疾率及死亡率。研究人员由此得出结论,颅内动脉瘤患者接受动脉瘤夹闭术期间同时接受低温治疗是可行且安全的。然而,值得注意的是,在该研究中有部分体型肥胖的患者未能很好地被降至目标温度,这可能与肥胖患者具有更大的体表面积有关,因此,该研究的结论并不适用于体型肥胖的患者群体(超过110kg)。根据该研究提供的数据,研究人员推断,未来的多中心随机对照临床研究大约需要招募300~900位动脉瘤蛛网膜下腔出血患者方可用于评价低温治疗在此情况下是否可以展现神经保护作用。

6年后,该团队终于兑现承诺并完成了这项大型随机对照临床研究。这项名为 Intraoperative Hypothermia for Aneurysm Surgery Trial(IHAST)的研究迄今为止仍是探讨术中低温治疗对颅内动脉瘤患者神经保护作用的最重要的临床研究。该研究纳入了来自30家医疗中心的1 001位接受开颅动脉瘤夹闭术治疗的颅内动脉瘤蛛网膜下腔出血患者,这些患者的WFNS评分均在1~3级之间。基于前一项研究的经验,IHAST研究将体型肥胖的患者(体重指数超过35)排除在外。入组的患者同样被随机分配至低温治疗组或常温治疗组。被分配至低温治疗组的患者通过外敷冰毯的方式进行降温,低温治疗的目标温度为33℃;常温治疗组患者的目标温度被设定为36.5℃。该研究的主要结局终点为术后90天的格拉斯哥预后评分。从结果上看,66%的低温治疗组患者和63%的常温治疗组患者在最终随访时获得良好预后(格拉斯哥预后评分1分),两组之间无统计学差异(OR,1.14;95%CI,0.88~1.48;P=0.32)。此外,两组患者在重症监护室住院时间、整体住院时间、死亡率(均为6%)、出院率等方面同样无显著统计学差异。值得注意的是,低温治疗组患者菌血症的发生率略高于常温治疗组患者(5% vs 3%;P=0.05)。IHAST研究并没有得出预期的结果,其中的原因是复杂的。比如,低温治疗组患者的降温速率过慢(多数患者经5个小时的诱导低温过程才被降至目标温度),近半数低温治疗组患者的体温仅在动脉瘤夹夹闭的即刻方才达标。动脉瘤夹夹闭已经属于手术的中期步骤,在此之前已经进行了多种可能造成脑组织缺血损伤的操作,而由于降温速率过慢等原因使得低温治疗在术者进行上述操作的过程中未能充分发挥神经保护作用。根据实验方案的设定,低温治疗组患者在最后一枚动脉瘤夹夹闭完成后即进入复温阶段,这意味着低温治疗的持续时间仅为从放置第一枚动脉瘤夹开始至放置最后一枚动脉瘤夹结束。患者接受低温治疗的持续时间平均仅有5~6小时,持续时间过短可能也是低温治疗未能展现神经保护作用的原因之一。另外,该研究的复温阶段相对较短,这意味着复温速率过快,其可能增加了患者颅内压升高的风险。该研究将格拉斯哥预后评分作为主要结局终点,但这种评分方式对于蛛网膜下腔出血患者仍稍显粗糙,加之该评分量表也不能对患者的认知功能进行评价,因此,该研究或许难以捕捉到由低温治疗带来的些许益处。此外,IHAST研究仅纳入了WFNS评分1~3级的蛛网膜下腔出血患者,而将病情相对较重的患者排除在外,因而其结论也不能拓展至全部蛛网膜下腔出血的患者中。

2017年,来自韩国的学者在病情相对严重的蛛网膜下腔出血患者中再次验证了低温治疗的有效性。该研究是一项随机对照临床研究,纳入了2016年2月至2015年5月间于韩国蔚山大学医院接受动脉瘤夹闭术或弹簧圈栓塞治疗的22位由动脉瘤破裂引起的蛛网膜下腔出血患者,这些患者的 Hunt-Hess 分级均为4~5级且改良 Fisher 分级评分均在3~4分之间。患者被随机分配至低温治疗组或对照组。低温治疗通过置于下腔静脉的低温导管或外敷冰毯的方式实现,低温治疗的开始时间为动脉瘤夹闭或栓塞完成后的即刻,目标温度为34.5℃,持续时间为48小时,复温阶段采取较慢的复温速率(0.5℃/12小时),直至体温恢复至36.5℃。最终,18.1%的低温治疗组患者和36.4%的对照组患者发生血管痉挛,36.3%的低温治疗组患者以及45.6%的对照组患者出现延迟性脑缺血症状。3个月时,54.5%的低温治疗组患者以及9%的对照组患者获得良好预后(改良 Rankin 量表评分0~3分;P=0.089)。对照组1个月时的死亡率为36.3%,而低温治疗组术后1个月时无患者死亡(P=0.090)。作者认为,作为一项试验性研究,该研究的样本量较少,因而无法得出低温治疗明确有效的结论。然而,上述结果至少可以反映出低温治疗确实可以降低动脉瘤蛛网膜下腔出血患者血管痉挛以及延迟性脑缺血的发生风险,且具有改善中重度蛛网膜下腔出血患者远期预后的趋势。

由此可见,虽然我们已经发现低温治疗可能具有改善动脉瘤蛛网膜下腔出血患者预后的潜在价值,但目前仍没有一项大规模随机对照临床研究能够真正取得阳性结果。我们认为,未来的临床研究仍需拓展实验思路,改进实验方案,进一步评估低温治疗对动脉瘤蛛网膜下腔出血患者的有效性。

三、脑出血

(一) 简介

在世界范围内,脑出血约占全部卒中病例的 30%。脑出血患者发病 1 个月时的死亡率约为 40%,而 1 年的死亡率则为 54%。虽然脑出血的发病率以及致死率居高不下,但目前仍无有效的应对策略,脑出血的最佳治疗方式始终存在争议。

基于众多基础研究取得的阳性结果,使用神经保护药物用于脑出血患者的救治一直是该领域的研究热点。这些研究主要关注神经保护药物对脑出血后出现的继发性脑损伤是否具有保护作用。在这些药物中,铁螯合剂去铁敏、Ⅶ因子以及他汀类药物均在基础研究领域取得了不错的效果,然而,多中心临床研究却无一例外地未能证明神经保护药物对脑出血患者的有效性。包括血肿体积、部位、血肿周围水肿、占位效应、中线移位以及脑疝在内的诸多因素均决定了脑出血患者具有较高的致死致残率。除血肿向外周扩张外,脑室内出血以及发热也被认为是影响脑出血患者功能结局的重要因素。脑出血患者多伴有发热,大量证据表明发热对急性脑损伤患者具有不利影响。Rincon 等人发现,发热与自发性脑出血患者血肿体积增长以及不良预后独立相关。脑出血患者早期血肿体积增长的机制是复杂的。凝血酶形成、促炎介质释放、血脑屏障破坏以及促凋亡信号通路上调等机制均可通过激活炎性级联反应及交感神经系引发脑出血后的组织损伤。此外,补体的激活和兴奋性毒性神经递质的释放也将加重细胞膜的损害。然而,上述潜在的损伤机制均会因发热而加重,这便解释了发热与脑出血患者不良预后的关联。相反,低温治疗目前已被证实可影响上述病理性损伤进程,因而从机制上对脑出血患者存在一定的神经保护作用。

(二) 低温治疗对脑出血动物模型的神经保护作用

2017 年,Lyden 等人对已发表的旨在评价低温治疗对脑出血动物模型神经保护作用的基础研究进行了全面分析,并采用 meta 分析的方式量化评估了低温治疗发挥神经保护作用的具体机制。经严格筛选,这项 meta 分析最终纳入了 18 项质量上乘的基础研究进行统计学分析。根据该研究的统计结果,低温治疗显著减轻了实验动物的脑组织含水量($OR, -1.69; 95\%CI, -2.36 \sim -1.48; P<0.0001$)以及血脑屏障泄露程度($OR, -88.47; 95\%CI, -115.55 \sim -61.39; P<0.0001$),这表明低温治疗可明显减轻血肿周边的水肿体积并保护血脑屏障。水肿体积的减轻以及血脑屏障的保护带来的直观结果便是实验动物行为学功能水平的改善。低温治疗显著提高了实验动物的行为学功能评分($OR, 16.031; 95\%CI, 7.054 \sim 25.008; P<0.001$)。然而,低温治疗未能发挥减轻血肿体积的作用。这些结果提示我们,低温治疗发挥神经保护作用的关键可能在于抑制继发性损伤的进程,而非对血肿的直接作用。

同年,来自奥地利的 Fischer 等人撰写了一篇系统综述,详细回顾了将低温治疗用于脑出血动物模型的基础研究。根据 Fischer 等人的分析,共有 6 项基础研究评估了低温治疗对血肿体积变化的影响。在这 6 项研究中,有 5 项研究未能发现血肿体积的变化。一项研究在脑出血后的 12 小时开始诱导低温,持续 48 小时后停止,结果发现低温治疗可减少血肿体积。另有 2 项诱导脑出血动物体温升高的研究同样未能发现发热对血肿体积的影响。另一方面,共有 11 项研究评估了低温治疗对血肿周围水肿的影响。除一项研究外,其余研究均报道了低温治疗对减轻血肿周围水肿具有一定疗效。有 8 项研究评估了低温治疗对血脑屏障的保护作用。虽然这 8 项研究分别采用了不同的降温方式(局部低温/系统低温),但这些结果均一致表明低温治疗可提升脑出血后血脑屏障的完整性。与常温治疗相比,低温治疗显著下调了基质金属蛋白酶-9(MMP-9)和水通道蛋白-4(AQP-4)的表达水平,同时上调了紧密连接蛋白的表达水平。在低温治疗对炎性反应的作用方面,有 7 项研究进行了深入探讨。这 7 项研究均发现低温治疗可减轻脑出血后的炎性反应,其具体机制为低温治疗使得多型核白细胞的浸润程度减轻,同时白细胞介素-β(IL-β)以及肿瘤坏死因子(TNF)的表达水平下降。然而,将实验动物置于高温环境中诱导其发热却也并未增强炎性反应。探讨低温治疗对脑出血动物模型神经功能预后影响的研究有 11 项,然而,这些研究的结果却不尽相同。整体而言,局部低温治疗和系统性低温治疗对实验动物神经功能预后的影响微乎其微。与之相符的是,诱导实验动物体温升高同样未能引起预后的变化。一项研究结果认为,脑出血发生 12 小时后开始给予低温治疗可改善实验动物的预后水平。

由此可见,近年来的相关基础研究结果均表明,低温治疗对脑出血动物模型具有减轻血肿周围水肿体积、保护血脑屏障以及减轻炎性反应的作用。多数研究未能发现低温治疗对血肿体积的直接影响。低温治疗对实验动物神经功能预后的提升作用也未能被充分证实。造成研究结果存在差异的原因是多方面的,可能与实验动物种类、脑出血模型构建方式、低温治疗的深度、开始时间、持续时间以及作用方式等因素有关。我们希望未来将有更多的科研团队关注于低温治疗对脑出血的神经保护作用,以便开展设计更加精良、机制更加深入的基础研究进一步论证上述结论。

(三)低温治疗对脑出血患者的神经保护作用

一种治疗方式存在的意义是服务于临床患者。鉴于低温治疗潜在的神经保护作用,一些科研团队逐步开始将低温治疗用于脑出血患者的临床研究。2010 年,一项仅纳入 12 位脑出血患者的研究结果发表于 *Stroke* 杂志。这是一项试验性研究,前瞻性地招募了幕上脑出血体积超过 25ml 的患者并对其进行低温治疗,同时又从既往数据库中挑选出与低温治疗组患者病情特点相近的 25 位患者构成对照组。低温治疗组患者发病 3~12 小时开始接受低温治疗,持续 10 天,之后以 0.5℃/24 小时的速率开始复温,直至体温恢复正常。依照试验方案的设定,低温治疗通过血管内降温的方式实现,核心体温的降温目标为 35℃。根据该团队的报道,低温治疗组患者的核心体温在短时间内便从最初的 37.3℃±1℃ 被降至 35.3℃±0.2℃。而 35℃ 的目标温度在此后 10 天的治疗期内均被较好地维持且体温未出现明显的波动。接受低温治疗的患者也没有发生颅内压显著上升(颅内压水平超过 20mmHg 且持续 15 分钟以上)事件。在血肿体积方面,低温治疗组与对照组患者的基线期血肿体积分别为 58ml±29ml 和 57ml±31ml,两组患者的血肿在 14 天的观察期内均被逐渐吸收,但无吸收速率方面的差异。然而,在血肿周围水肿的体积方面,低温治疗展现出了强大优势。两组患者基线期的水肿体积相近(53ml±43ml vs 40ml±28ml;$P=0.26$),但在随后 14 天的观察期内,低温治疗组患者的水肿体积没有明显变化($P=0.9$),与之相反的是,对照组患者的水肿体积显著增加($P<0.001$)。这种现象表明,低温治疗显著减轻了脑出血患者血肿周围水肿体积的增加程度($P=0.035$)。在并发症发生率方面,低温治疗组患者的肺炎发生率为 100%,对照组则为 76%。在死亡率方面,接受低温治疗的患者无人在院内死亡,而在对照组中,则有 24% 的患者因水肿导致的占位效应以及随后的脑疝而在院内死亡。3 个月时,低温治疗组患者同样无人死亡,此外,66% 的低温治疗组患者获得了 3~4 分的改良 Rankin 量表评分,其余患者的改良 Rankin 量表评分则为 5 分;与之形成鲜明对比的是,28% 的对照组患者在 3 个月随访时死亡,而在存活的对照组患者中,有高达 61% 的患者的改良 Rankin 量表评分为 5 分。

该研究是探讨低温治疗对脑出血患者神经保护作用的首项临床研究,虽然这项试验性研究仅纳入了 12 位患者,也未能真正发现低温治疗对脑出血患者预后的改善作用,但其中的一些结果仍令人感到兴奋。研究人员选择幕上出血体积超过 25ml 的患者作为受试对象,选择 35℃ 作为降温目标,选择 10 天作为低温治疗周期,选择血管内低温作为降温方式,这些关键参数的选择均体现出该团队的专业性,研究人员对低温治疗的相关细节具有深刻的认知。出血体积超过 25ml 通常意味着患者的病情相对更重,血肿周围水肿的体积也相对更大,因而也更容易体现出低温治疗的优势;35℃ 的降温目标在一定程度上减小了低温治疗相关副作用的发生风险,虽然接受低温治疗的全部患者均发生了肺炎,但肺炎发生率在同时接受机械通气治疗的患者中本就偏高,对照组 76% 的肺炎发生率便是佐证,况且肺炎尚可通过抗生素的干预得到积极治疗;10 天的低温治疗持续时间可以覆盖脑出血后发生的绝大多数继发性损伤进程,并在脑水肿的高峰期充分发挥抑制作用;血管内低温的降温方式则具有更高的降温效率,对旨在维持较长时间低温状态的患者尤其适合。该研究最大的发现在于接受低温治疗的脑出血患者无人死亡,而来自既往数据库的对照组患者则有 28% 的死亡率。虽然受到研究性质和样本量的限制,我们无法通过上述研究结果断言低温治疗可降低脑出血患者的死亡风险,但这项研究的意义仍旧重大,它启迪着未来更多的科研团队投入到低温治疗的研究领域中。

3 年后,该团队在前一项研究的基础上进一步招募了 13 位脑出血患者接受低温治疗,并进行了更长时间的随访。由此,低温治疗组患者的人数与来自既往数据库的对照组患者人数相等,同为 25 人。低温治疗组患者的入组标准及低温治疗的具体参数设定同前。根据该团队的报道,两组患者脑出血发生后血肿体积和血肿周围水肿体积的变化规律与前一项研究相同。发病 3 天起,低温治疗组患者血肿周围水肿的体积便开始显著低于对照组。肺炎仍是低温治疗组患者最常见的并发症,发生率为 96%。3 个月时,低温治疗组患者的死亡率为 8.3%,对照组为 16.7%;1 年时,低温治疗组的死亡率为 28%,对照组为 44%。整体而言,该研究作为 2010 年首项低温治疗研究的重要补充,获得的结果大致同前。然而,这项研究仍不足以证实低温治疗对脑出血患者的神经保护作用,我们依然渴望获得大型多中心随机对照临床研究的结果。

令人欣喜的是,该研究团队同期已经正式启动一项随机对照临床研究进一步验证低温治疗对脑出血患者的神经保护作用。作为该领域内第一项Ⅱ期随机对照临床研究,这项名为 CINCH(cooling in intracerebral hemorrhage)的研究计划招募来自德国及奥地利 9 家医疗中心的 50 位脑出血患者。研究方案及低温治疗的实施方案与该团队既往开展的两项试验性研究有所不同。CINCH 研究计划纳入出血量在 25~64ml 的基底节或丘脑出血且发病时间在 6~18 小时内的患者。低温治疗组患者接受低温治疗的目标温度仍为 35℃,但持续时间改为 8 天,降温方式仍为血管内低温。该研究的主要结局终点设定为 CT 影像学检查上的病灶体积(血肿及血肿周围水肿)以及 30 天死亡率,次要结局终点包括院内死亡率、90 天及 180 天死亡率、改良 Rankin 量表评分以及 Barthel 评分等。该研究从 2011 年 1 月启动,至今已近 10 年,想必也已接近尾声,我们十分期待这项研究结果的公布。另外一项名为 TTM-ICH(Targeted Temperature Management after Intracerebral Hemorrhage)的Ⅱ期单中心随机对照临床研究方案也已公布多年。这项研究同样计划招募 50 位血肿体积超过 15ml 的脑出血患者随机接受低温治疗或常温治疗。与 CINCH 的研究方案不同的是,在 TTM-ICH 研究中,低温治疗组的降温目标为 32~34℃,持续时间为 72 小时,常温治疗组患者同样接受 72 小时的目标温度管理以使体温维持在 36~37℃。患者随后则以 0.05~0.1℃/h 的速率进入复温阶段,直至体温恢复至正常。该研究的主要结局终点是严重不良反应的发生率,次要结局终点则为临床预后的相关比例等。由此可见,CINCH 研究和 TTM-ICH 研究分别采用不同的降温策略,并站在各自的角度观察低温治疗对脑出血患者的疗效。届时,这两项研究结果的发表一定会极大地丰富我们对低温治疗用于脑出血患者救治方面的认知。

一项由国人主持的低温治疗研究曾于 2002 年发表于《中华医学杂志》。这项研究纳入了哈尔滨医科大学附属第一医院神经内科的 40 位脑出血患者,并按 1:1 的比例对其进行低温治疗或常规治疗。低温治疗组患者通过医用可控式半导体保护制冷仪进行预设温度为 6℃ 的局部低温治疗。最终,低温治疗组患者的脑水肿体积较常规治疗组在发病 1 周及 2 周时有着显著减轻,且基于欧洲卒中神经功能评分的预后水平也较常规治疗组有显著改善。根据以上结果,作者认为局部低温治疗可减轻脑水肿,并对脑出血周围组织具有保护作用。

四、展望

在过去的 20 年间,来自世界各地的科研团队纷纷选择低温治疗作为研究方向,探索其对于包括卒中、心搏骤停、新生儿缺血缺氧性脑病以及创伤性脑损伤在内的多种神经系统疾病的神经保护作用。大量基础研究结果表明,低温治疗并非通过单一机制发挥神经保护作用,其所提供的神经保护作用可贯穿多种神经系统疾病的多个阶段,这些发现甚至使得低温治疗一跃成为最具临床转化前景的神经保护方式。

对于出血性脑血管病,低温治疗发挥神经保护作用的关键在于其可对血肿周围组织的损伤进程进行调控,从而实现保护的效果。另一方面,低温治疗纷繁复杂的调控机制使得其具体疗效通常难以预测,伴随低温治疗而来的众多不良反应或将抵消或超过其所提供的积极的保护作用,从而使得低温治疗无效。以上观点有待 CINCH 研究和 TTM-ICH 研究的结果作出解答。

低温治疗领域未来的研究一方面仍需回归基础,继续深入探讨低温治疗的神经保护机制;另一方面需要从临床出发,不断尝试新型的低温治疗方式以最大程度地减少患者不良反应的发生风险,并在此基础上确定低温治疗的最佳温度、开始时间、持续时间以及复温速率等关键参数。我们相信低温治疗对脑出血患者的价值将会得到验证。

(吴隆飞　卫慧敏　吴川杰)

参 考 文 献

[1] COLLABORATORS G B D S. Global, regional, and national burden of stroke, 1990-2016: a systematic analysis for the Global Burden of Disease Study 2016[J]. Lancet Neurol, 2019, 18(5): 439-458.

[2] LI L R, YOU C, CHAUDHARY B. Intraoperative mild hypothermia for postoperative neurological deficits in people with intracranial aneurysm[J]. Cochrane Database Syst Rev, 2016, 3(3): CD008445.

[3] POON M T, FONVILLE A F, AL-SHAHI SALMAN R. Long-term prognosis after intracerebral haemorrhage: systematic review and meta-analysis[J]. J Neurol Neurosurg Psychiatry, 2014, 85(6): 660-667.

[4] HEMPHILL J C, 3RD, GREENBERG S M, ANDERSON C S, et al. Guidelines for the Management of Spontaneous Intracerebral Hemorrhage: A Guideline for Healthcare Professionals From the American Heart Association/American Stroke Association[J]. Stroke, 2015, 46(7): 2032-2060.

[5] YANG J, ARIMA H, WU G, et al. Prognostic significance of perihematomal edema in acute intracerebral hemorrhage: pooled analysis from the intensive blood pressure reduction in acute cerebral hemorrhage trial studies[J]. Stroke, 2015, 46(4): 1009-1013.

[6] LAUER A, PFEILSCHIFTER W, SCHAFFER C B, et al. Intracerebral haemorrhage associated with antithrombotic treatment: translational insights from experimental studies[J]. Lancet Neurol, 2013, 12(4): 394-405.

[7] URDAY S, KIMBERLY W T, BESLOW L A, et al. Targeting secondary injury in intracerebral haemorrhage--perihaematomal oedema[J]. Nat Rev Neurol, 2015, 11(2): 111-122.

[8] CHOI H A, BADJATIA N, MAYER S A. Hypothermia for acute brain injury--mechanisms and practical aspects[J]. Nat Rev Neurol, 2012, 8(4): 214-222.

[9] MELMED K R, LYDEN P D. Meta-Analysis of Pre-Clinical Trials of Therapeutic Hypothermia for Intracerebral Hemorrhage[J]. Ther Hypothermia Temp Manag, 2017, 7(3): 141-146.

[10] FISCHER M, SCHIEFECKER A, LACKNER P, et al. Targeted Temperature Management in Spontaneous Intracerebral Hemorrhage: A Systematic Review[J]. Curr Drug Targets, 2017, 18(12): 1430-1440.

[11] DAI D W, WANG D S, LI K S, et al. [Effect of local mild hypothermia on expression of aquaporin-4 following intracerebral hemorrhage in rats][J]. Zhonghua Yi Xue Za Zhi, 2006, 86(13): 906-910.

[12] GAO D, DING F, LEI G, et al. Effects of focal mild hypothermia on thrombin-induced brain edema formation and the expression of protease activated receptor-1, matrix metalloproteinase-9 and aquaporin 4 in rats[J]. Mol Med Rep, 2015, 11(4): 3009-3014.

[13] KOLLMAR R, STAYKOV D, DORFLER A, et al. Hypothermia reduces perihemorrhagic edema after intracerebral hemorrhage[J]. Stroke, 2010, 41(8): 1684-1689.

[14] STAYKOV D, WAGNER I, VOLBERS B, et al. Mild prolonged hypothermia for large intracerebral hemorrhage[J]. Neurocrit

Care,2013,18(2):178-183.

[15] NIELSEN N,WETTERSLEV J,CRONBERG T,et al. Targeted temperature management at 33 degrees C versus 36 degrees C after cardiac arrest[J]. N Engl J Med,2013,369(23):2197-2206.

[16] CLIFTON G L,VALADKA A,ZYGUN D,et al. Very early hypothermia induction in patients with severe brain injury (the National Acute Brain Injury Study:Hypothermia Ⅱ):a randomised trial[J]. Lancet Neurol,2011,10(2):131-139.

[17] AZZOPARDI D,STROHM B,MARLOW N,et al. Effects of hypothermia for perinatal asphyxia on childhood outcomes[J]. N Engl J Med,2014,371(2):140-149.

第三节　创伤性颅脑损伤

一、简介

创伤性脑损伤(traumatic brain injury,TBI)好发于年轻人,严重危害着人类的生命安全。有数据表明,在世界范围内,每年约有1 000万人受到创伤性脑损伤的影响;近年来,人们逐渐意识到创伤性脑损伤的严重危害,政府部门不仅加大了对相关诊疗行为的支持力度,与此同时也提升了对创伤性脑损伤相关基础研究及临床研究的经费投入。

在过去的几十年间,相关研究的开展逐渐揭示出创伤性脑损伤的病理生理机制。大量的动物研究均很好地模拟并复制出创伤性脑损伤患者的发病过程。这些基础研究结果共同表明:创伤性脑损伤是一种机制复杂且可不断恶化进展的疾病。有学者甚至认为,创伤性脑损伤是人体"最复杂器官的最复杂疾病"。事实上,创伤性脑损伤患者仍会经历一系列继发性损伤进程,而这些继发性损伤的出现则可能进一步加重原发性损伤,从而形成恶性循环。因此,虽然预防创伤性脑损伤的发生是减轻公共医疗卫生负担最直接且最有效的举措,但遏制创伤性脑损伤的继发性损伤进程才是切实提升患者预后的关键。

二、原发性损伤与继发性损伤

正如前文所述,创伤性脑损伤的致病过程可分为原发性损伤和继发性损伤。原发性损伤即创伤发生瞬间所造成的损伤,而继发性损伤则代表原发性损伤发生后接踵而至的一系列其他损伤。继发性损伤主要包括脑水肿,其会进一步导致颅内压水平升高以及脑灌注压水平下降,从而造成脑缺血事件的发生。后续发生的这种"级联反应"从原发性损伤出现后的数分钟至数小时开始,一直可持续数天甚至数周的时间。基础研究结果表明,由兴奋性神经递质累积、细胞内钙离子超载以及激酶级联反应等导致的持续性神经兴奋过度可在损伤发生后的数分钟内出现,而不同区域的脑组织在生理学上却存在着温度上的细微差异,这种差异则可能会加重损伤程度。持续作用时间较长的继发性脑损伤过程包括线粒体功能障碍、自由基的产生、血脑屏障的破坏、细胞膜的扩散受限以及促炎因子的释放等。理论上,这些后续发生的损伤过程是可被预防或减轻的。

三、发热对创伤性脑损伤的不良影响

在临床中,我们经常发现创伤性脑损伤患者在发生原发性损伤后的数小时至数天内会出现发热的症状,而这种情况一旦出现,往往提示着患者将有更长的住院时间以及更差的功能预后。大量研究结果表明,创伤性脑损伤后的发热会加重继发性脑损伤,从而导致损伤体积增加、弥漫性轴索损伤以及颅内压升高,直接影响创伤性脑损伤患者的长期预后水平。研究人员首先在脑缺血模型中发现温度升高可进一步损伤已经受损的脑组织。而在创伤性脑损伤领域,研究人员通过基础研究证实,与正常体温组相比,诱导创伤性脑损伤模型大鼠体温升高可加重实验动物的脑组织损害程度并诱导不良神经功能预后的发生。研

究人员还认为这项实验结果提示，脑损伤后的脑组织升温可通过加重轴突以及微血管损伤等机制提升患者的致死率及致残率。既往研究也已经证实，创伤性脑损伤后的发热可加重兴奋性毒性物质释放、自由基生成、细胞凋亡以及各种炎症相关级联反应的发生。在炎症反应方面，有学者发现，创伤后脑损伤的发热可促使多形核白细胞外渗到已受损的脑组织中，这一过程与组织内促炎因子表达水平的提升有关。上述研究结果均表明脑损伤后的发热是有害的，这也提示我们预防脑损伤后的发热，即目标温度管理（targeted temperature management，TTM），或许会对创伤性脑损伤患者有所帮助。实际上，目标温度管理目前也经常用于神经重症患者的救治。

最近，也有一些研究探讨了发热对轻度创伤性脑损伤实验动物的影响。有学者构建了轻度创伤性脑损伤动物模型进行研究，他们发现，将脑温升至39℃并维持4小时的高温状态将显著增加实验动物脑组织的病理损害程度。而在后续的一项研究中，有人使用类似的实验动物模型发现高温将导致轻度创伤性脑损伤动物出现长期认知功能损害，而这一现象在正常体温组并不存在。上述研究结果具有重要意义，因为程度相对较轻的创伤性脑损伤在实际生活中更为常见，足球运动员、拳击手、军人等均是轻度创伤性脑损伤（脑震荡）的高危人群，而这类人群又经常进行高强度体育活动，这将不可避免地导致核心体温以及脑温的升高，从而进一步加剧创伤性脑损伤的危害。一些研究已经发现，人体在气候温暖的环境下进行锻炼时颈静脉血的温度可升至39℃。最近的一项基于大鼠模型的研究结果表明，温度升高同样可加剧轻度创伤性脑损伤实验动物的神经炎症反应。因此，除较为严重的创伤性脑损伤患者可能需要接受目标温度管理外，程度相对较轻的创伤性脑损伤或脑震荡患者也可能需要有针对性地接受目标温度管理，以使得这些更为常见且相对温和的损伤对脑组织的危害降至最低。

四、低温治疗对创伤性脑损伤的神经保护作用

基础研究的阳性结果是进一步探讨低温治疗对创伤性脑损伤患者神经保护作用的前提。因此，基于上述研究结果，一些科研人员逐渐开始探索低温治疗对创伤性脑损伤患者的神经保护作用。在这一节中，我们将逐一介绍这些临床试验并给出我们的见解。

（一）低温治疗用于创伤性脑损伤患者神经保护的主要机制

1. 控制颅内压　尽管最新研究结果表明，不同人对于颅内压升高的耐受程度不同，但一般认为，颅内压水平超过20mmHg即可被定义为颅内压升高。在创伤性脑损伤发生后，患者由于血肿扩大、脑水肿以及脑自动调节功能受损而更易于发生颅内压升高。一项回顾性临床研究的结果表明，颅内压升高与神经功能恶化以及不良预后相关。然而，虽然颅内压水平的升高已被证实与更差的临床预后相关，但我们仍不清楚颅内压升高是反映了创伤性脑损伤后的病理生理过程还是一种可以用于反映患者临床病程的独立预测因子。来自 Brain Trauma Foundation 的最新指南推荐，需要对颅内压水平超过22mmHg的患者进行干预（ⅡB级推荐），因为颅内压超过22mmHg与死亡率的上升相关。对于颅内压水平过高的患者，临床医生通常采取渐进式的治疗策略进行干预，即从无创到有创的方法（床头抬高、渗透性脱水降颅内压以及最终的外科干预）。

低温治疗是另一种控制脑水肿并降低颅内压的方法。诸多研究结果已经证实了低温治疗用于控制颅内压升高的有效性。一项纳入了8项随机对照临床研究的 meta 分析结果表明，对于重症创伤性脑损伤患者，即使这些患者对一线降颅内压的治疗方式不敏感，低温治疗同样可降低这部分患者的颅内压，这体现出低温治疗强大的降颅内压效果。然而，我们尚不清楚通过低温治疗降低颅内压是否可以真正改善创伤性脑损伤患者的功能结局。为了进一步探讨这一问题，来自欧洲的研究人员进行了一项名为 Eurotherm3235 的临床研究。该研究是一项大型多中心随机对照临床研究，纳入了存在难治性颅高压（即颅内压水平超过20mmHg且持续时间超过5分钟）的重症创伤性脑损伤患者。这些患者被随机分配至低温（32~35℃）治疗组或对照组。在低温治疗组中，患者的核心体温需被降至可使颅内压水平不超过

20mmHg 的最高温度,低温治疗至少应持续 48 小时并且尽可能持续较长时间以使颅内压水平被控制在目标范围内。此外,对于经治疗后颅内压仍不能降至目标水平的患者,可采用巴比妥治疗以及去骨瓣减压治疗等进一步控制患者的颅内压水平。该研究的主要结局终点被设定为 6 个月时的扩展格拉斯哥预后评分。从结果上看,与对照组相比,的确更少的低温治疗组患者需要进行额外的干预以使颅内压降至目标水平,然而,该研究却仍由于安全性问题而被提前终止。主要结局终点以及不良反应发生率等结果均提示低温治疗组患者的预后更差。综上所述,虽然 Eurotherm3235 研究进一步验证了低温治疗对于创伤性脑损伤患者颅内压降低的有效性,但颅内压的降低是否可真正转化为更好的神经功能预后仍需进一步研究。

2. 免疫调节 作为原发性损伤的结果,中枢神经系统和周围神经系统均会发生强烈的炎性级联反应。大量的基础研究以及临床研究结果表明,这种级联反应的特征是细胞因子表达水平的上升。对创伤性脑损伤动物模型的分析结果显示,受损区域脑组织中存在强烈的炎性反应。而在创伤性脑损伤患者中,一些促炎因子,如白介素-1(IL-1)、白介素-6(IL-6)以及肿瘤坏死因子(TNF)等,在脑脊液以及外周血中的表达水平也显著上升。

研究表明,中度创伤性脑损伤后的低温治疗可提高脑实质中生长相关蛋白(GAP-43)的表达水平。而 GAP-43 又被认为是神经生长的标志,因此,研究人员认为,低温治疗可能促进了创伤性脑损伤后的神经修复。此外,研究人员同时发现,低温治疗组中 IL-6 以及细胞因子信号 3(SOCS-3)的表达水平降低。SOCS-3 是一种关键调节因子,其表达水平的上升可抑制细胞损伤后的存活与生长。此外,该研究结果也与既往研究相符,即创伤性脑损伤后的低温治疗可降低患者血浆中 IL-6 的表达水平。然而,鉴于细胞内级联反应的复杂性,未来仍需进一步探讨低温治疗对创伤性脑损伤的作用价值。

3. 抑制代谢水平 与将低温治疗组患者的体温无差别地降至同一水平的传统低温治疗不同,有学者开展了一项探索性研究,对受试者采用基于代谢率水平的个体化低温治疗。在这项研究中,低温治疗的目标在于患者的代谢率被降至同一水平而非体温被降至同一水平。该研究是一项单盲的随机对照临床研究,纳入了重症创伤性脑损伤患者,这些患者被随机分配至治疗组与对照组。在治疗组中,患者需通过低温治疗使代谢率降至 50%~60% 的水平,维持 5 天;而在对照组中,患者同样接受低温治疗,但该组的低温治疗仅将患者的体温降至 32~35℃ 而未考虑代谢率情况,该组的低温治疗持续时间同样为 5 天。该研究的主要结局终点为死亡率。根据研究人员所报告的结果,基于代谢水平的低温治疗组患者死亡率比低温对照组患者更低,差别存在显著性(15.91% vs 34.09%;$P=0.049$)。虽然该研究是一项仅纳入了 88 位患者的小样本研究,但仍取得了令人鼓舞的结果。值得注意的是,在 42 位完成了基于代谢水平的低温治疗组患者中,有 4 位患者最终退出研究,2 位患者放弃治疗,另有 2 位患者死亡。基于上述结果,研究人员正在积极招募受试者以开展更大规模的临床研究。

4. 目标温度管理 一些学者认为,低温治疗所提供的神经保护作用来自对患者体温升高的控制。如前文所述,发热在重症创伤性脑损伤患者中极为常见,且可加重继发性脑损伤的危害。体温或局部脑温的小幅波动即可影响神经损伤后的生存状态。为进一步评估发热对创伤性脑损伤患者预后的影响,有学者进行了一项回顾性研究。该研究将创伤性脑损伤患者依据体温水平分为正常体温组(36.3~37.2℃)、轻度发热组(37.3~38.0℃)、中度发热组(38.1~39.0℃)以及高度发热组(>39.0℃)。结果发现,各组患者间无论在死亡率还是不良预后(定义为严重残疾、植物状态或死亡,格拉斯哥预后评分 1~3 分)患者比例方面均存在显著的统计学差异,且上述比例随患者体温的升高而增加。这些结果提示我们,创伤性脑损伤后的发热可对患者产生不良影响,其影响程度与具体发热程度以及持续时间有关,具体机制与继发性损伤进程有关。

严格避免体温升高与传统的退热治疗不同,后者仅在患者体温升高时通过退热治疗的方式降低体温,而前者即为目标温度管理,即通过人为干预的方式将患者体温维持在一定的合理区间内,以减轻继发性损伤带来的不良影响。

2016年,有学者比较了低温(32~34℃)治疗与目标温度管理(35.5~37℃)对重症创伤性脑损伤患者6个月格拉斯哥预后评分的影响。虽然他们未能发现两组在不良预后患者比例以及死亡率方面的差异,但低温治疗组患者的不良反应发生率却显著高于目标温度管理组,这意味着低温治疗不但未能体现出优势,反而可能对患者造成不良影响。虽然该研究取得的结论看似合理,但我们仍应谨慎解读,因为实验方案要求患者应在创伤发生后的6个小时内达到目标温度,但在低温治疗组中仍有超过半数(65%)的患者花费了6个小时以上的时间才被降至目标温度。同期进行的另一项名为Brain Hypothermia(B-HYPO)的研究也未能发现低温治疗组患者与目标温度管理组患者在预后方面存在差异。然而,B-HYPO研究的事后分析结果表明,对于病情相对较重的创伤性脑损伤患者(Abbreviated Injury Scale评分3~4分),目标温度管理相比低温治疗显著降低了死亡率(9.7% vs 34.0%;$P = 0.02$),且在一定程度上提高了患者良好预后的可能性(64.5% vs 51.1%;$P = 0.26$)。这一结果也与一项系统综述的结果吻合,为避免发热而对创伤性脑损伤患者进行的目标温度管理似乎更有利于最终的预后结局。近期的一项观察性队列研究则为我们进一步提供了相关数据。在这项研究中,创伤性脑损伤患者被分为两组:体温控制组与对照组。体温控制组包括接受正常体温治疗(<37℃)以及接受低温治疗(<35℃)的患者;对照组则不接受物理降温治疗,而是在临床需要的情况下接受退热的药物治疗。两组患者出院时的格拉斯哥预后评分未见明显差异。

(二) 创伤性脑损伤患者接受低温治疗的相关临床研究

如前文所述,大量基础研究结果均表明,低温治疗对于创伤性脑损伤动物模型具有明确的神经保护作用。基于这些令人兴奋的研究成果,一些意在探讨低温治疗对创伤性脑损伤患者神经保护作用的单中心试验性临床研究展开了。

实际上早在1993年,一项仅纳入46位重症创伤性脑损伤患者(格拉斯哥预后评分4~7分)的Ⅱ期临床研究便取得了阳性结果。根据早期研究方案,这些患者被随机分配至低温治疗组(32~33℃)和常温治疗组(37℃)。低温治疗组患者在低温治疗持续48小时后以4℃/h的速率复温。随访3个月时,低温治疗提升了该组患者16%良好预后的可能。同年,另一团队的研究同样取得了喜人的结果。该研究纳入了40位重症闭合性脑外伤患者随机接受低温治疗或常温治疗。使用冰毯及冷盐水洗胃的方式对低温治疗组患者进行降温,这些患者的体温首先被降至32~33℃,维持24小时后复温至37~38℃;而常温治疗组患者的体温则被维持在37~38℃。结果发现,低温治疗期间,低温治疗组患者的颅内压水平降低了40%,脑血流量降低了26%。随访3个月时发现,低温治疗组中有12/20的患者最终获得良好预后(中度残疾/轻度残疾/无残疾),而在常温治疗组中,这一比例仅为8/20。此外,两组患者在并发症发生率方面并无差异。4年后,该团队在 *The New England Journal of Medicine* 上报道了他们最新的研究结果。这项研究将82位重症闭合性脑外伤患者随机分配至低温治疗组与常温治疗组,低温治疗和常温治疗方案与4年前的研究相同。随访12个月时发现,62%的低温治疗组患者以及38%的常温治疗组患者获得了良好预后(中度残疾/轻度残疾/无残疾)。作者由此得出结论,对于重症创伤性脑损伤且格拉斯哥预后评分5~7分的患者,中度低温治疗24小时可加速神经功能恢复且可能提升患者预后。

上述单中心小样本临床研究的结果均表明低温治疗对于创伤性脑损伤患者的神经保护作用是存在的。基于这些激动人心的发现,一些多中心大样本的随机对照临床研究陆续展开了,然而这些大型临床研究却并未能像前期研究一样得出喜人的结果。

这项名为National Acute Brain Injury Study:Hypothermia(NABIS:H)的研究是第一项有关低温治疗用于创伤性脑损伤患者的多中心临床研究。来自美国多家医疗机构的392位创伤性脑损伤患者随机接受了标准治疗或低温治疗。根据预先设定的实验方案,低温治疗通过体表降温进行,目标温度设定为33℃,持续时间为48小时,低温治疗应在患者外伤发生后的6小时内启动。该研究最终未能证实低温治疗可改善创伤性脑损伤患者6个月的格拉斯哥预后评分。此外,低温治疗组患者还具有更高的低血压发生率以及更长的并发症相关住院时间。然而即便如此,研究人员仍有两个意想不到的发现:一是在低温治疗组中,颅内压升高的患者比例较低;二是在入院时即已被降至目标低温状态的低温治疗组患者相比标准治疗组患者的预后更好,但二者由于样本量限制等原因未能展现出显著的统计学差异($P=0.09$)。之后的事后分析结果发现,同样对于这部分特殊人群,年龄在45岁及以下的低温治疗组患者具有比同龄的标准治疗组患者更好的预后($P=0.02$)。虽然这些意外发现增加了人们对低温治疗的认识,但NABIS:H研究整体的阴性结果仍使学术界颇感意外。通过进一步对研究数据进行分析,有人认为,低温治疗在NABIS:H研究中未能取得对创伤性脑损伤患者神经保护作用的关键在于低温治疗期间发生的低血压事件。有研究表明,创伤性脑损伤患者对血压的波动颇为敏感,而低温治疗引起的低血压则可显著提升患者不良预后甚至死亡的风险。另一个主流观点认为,在NABIS:H研究中,低温治疗组患者被降至目标温度的时间距外伤发生时间过长,换言之,低温治疗启动时间过晚。虽然研究方案设定为外伤发生6小时内启动低温治疗,但该组患者实际被降至目标体温的时间距外伤发生已超过了8小时。我们有理由相信,患者最终实现低温状态的时间可能已明显滞后于多数继发性损伤的级联反应开始时间。因此,低温治疗的神经保护作用未能完全覆盖住全部的继发性损伤。此外,作者还提到,不同中心入组的患者在预后水平上存在显著差异,即在较大中心接受治疗的患者预后更好。这可能是因为各家中心对患者血压的管理以及对低温治疗的熟悉程度方面存在差异。

吸取了第一项研究的经验,Clifton等人在对实验方案进行针对性修改后开展了NABIS:H Ⅱ研究。该研究同样为一项多中心随机对照临床研究,招募了来自美国和加拿大6家医疗中心的重症创伤性脑损伤患者。与前一项研究不同,NABIS:H Ⅱ研究对患者的外伤发生时间以及年龄进行了严格限定,要求所纳入患者的外伤发生至随机时间不超过2.5小时,且要求患者的年龄在16~45岁之间。6个月随访时,低温治疗组中有31/52的患者出现不良预后(严重残疾、植物状态或死亡),而在常温治疗组中这一比例则为25/56(RR,1.08;95%CI,0.76~1.53;$P=0.67$)。该研究最终仍因未能证实低温治疗的神经保护作用而被提前终止。研究人员综合分析以上两项研究数据后发现,对于开始治疗时间较早且行去骨瓣减压治疗的创伤性脑损伤患者,低温治疗可产生较好的效果;与之相反,对于已经出现弥漫性轴索损伤的患者,低温治疗似乎缺乏疗效。然而即便如此,这两项研究也未能验证低温治疗对创伤性脑损伤患者的有效性。

实际上,在NABIS:H研究开展的同时,一些类似研究也在如火如荼地进行当中,但NABIS:H研究仍是探讨低温治疗对创伤性脑损伤患者神经保护作用的最重要的研究,代表了当代的最高水平。这一方面是源于该研究精良的设计方案,另一方面是源于该研究相对较大的规模。因此,该研究结果也是后续meta分析的主要数据来源,其中有两项meta分析最为著名。一项meta分析并未发现低温治疗可显著减少创伤性脑损伤患者的死亡率,但其对于改善患者随访期间的格拉斯哥预后评分则可能具有一定价值(OR,0.75;95%CI,0.56~1.01;$P=0.06$)。这项meta分析共纳入了包括NABIS:H研究在内的8项研究的748位患者,考虑到纳入NABIS:H研究中患者数量众多,NABIS:H研究的阴性结果可能主导了这项meta分析。另一项meta分析则纳入了来自12项研究的1 069位创伤性脑损伤患者,NABIS:H研究的患者数量约占该meta分析总体患者数量的34%。作者最终发现,与常温治疗相比,低温治疗可降低创伤性脑损伤患者19%的死亡风险(95%CI,0.69~0.96)以及22%的不良预后风险(95%CI,0.63~0.98)。同年发表的内容相近的meta分析为何结果相悖? 一些学者认为,在前一项meta分析中患者人数较少且所纳入的研究入排标准以及低温治疗方案存在较大差异,尤其是涉及颅内压水平的研究。由于颅内压水平在一定程度上可反映出创伤性脑损伤患者的病情严重程度,因此,对颅内压水平正常患者的统计学分析应有别于颅内压升高的患者。不加分辨地将两类人群合并进行分析增加了患者群体的异质性,这可能是导致两项meta分析结果不同的根本原因。

以上两项meta分析的发表时间距今已超过15年,随着近年来更多科研团队深入到低温领域探讨低温治疗对创伤性脑损伤患者的神经保护作用,我们已经获得了更多的数据。因此,一些学者再次汇总分析了目前已有的数据,从而进行了meta分析。首先,有学者于2009年发表于*Cochrane*数据库的meta分析纳入了当时 23 项临床研究(共计 1 614 位创伤性脑损伤患者)。对质量相对较低的研究进行分析后发现,低温治疗的确可降低上述患者的死亡以及不良预后风险。然而,汇总高质量研究的结果后,上述有效性便不再有统计学意义。因此,这项 meta 分析未能得出低温治疗对创伤性脑损伤患者整体有效的结论。2014 年的一项 meta 分析则为低温治疗用于创伤性脑损伤患者的救治增添了些许证据。然而,与 2009 年发表于 *Cochrane* 数据库的 meta 分析相似,该结论的得出仅限于对一些低质量研究数据的汇总,并无代表性。同年,另一项 meta 分析通过对截止至 2012 年 12 月以来收录于 *PubMed*、*Medline*、*Springer*、*Elsevier Science Direct*、*Cochrane* 以及 *Google scholar* 数据库的低温治疗相关研究汇总分析后发现,相比常温治疗,低温治疗倾向于将创伤性脑损伤患者的死亡风险(RR,0.86;95%CI,0.73~1.01;$P=0.06$)以及不良预后风险(RR,1.21;95%CI,0.95~1.53;$P=0.12$)降低。但鉴于以上 P 值处于边界状态,这项 meta 分析也未能得出低温治疗明确有效的结论,然而,针对患者人种的亚组分析结果则提示,低温治疗可显著减少来自亚洲的创伤性脑损伤患者的死亡率(RR,0.60;95%CI,0.44~0.83;$P=0.002$),而对美国患者的死亡率则无明显影响(RR,1.07;95%CI,0.83~1.39;$P=0.61$),其中的原因可能来自人种差异。2017 年,Cochrane 数据库发表了对 2009 年 meta 分析的更新。这项分析纳入了来自 37 项研究的 3 110 位患者,其中 9 项研究是自 2009 年 meta 分析发布以来的新研究,5 项研究是被上一代 meta 分析排除的研究。然而令人遗憾的是,作者认为所纳入的研究在包括入组人群、低温治疗持续时间、随访周期等关键参数在内的异质性过大,因而无法进行数据汇总,最终自然也无法得出低温治疗有效的结论。作者呼吁学术界未来应开展更高质量的临床研究,为低温治疗的神经保护作用进一步增添证据。就目前掌握到的证据而言,低温治疗尚不应被用于临床研究以外的创伤性脑损伤患者的常规治疗中。由此可见,验证低温治疗对创伤性脑损伤患者神经保护作用的工作依旧任重而道远。

在另一方面,人们在 NABIS:H 研究的事后分析中发现,对于年龄较低的患者群体,低温治疗组患者的预后通常更好。众所周知,与成人相比,儿童对危险的识别能力以及防护经验相对不足,因而更容易发生创伤性脑损伤。那么,低温治疗是否会对这类特殊人群具有一定的神经保护作用呢?相关的代表性研究结果于 2008 年发表于 *The New England Journal of Medicine*。该研究同样属于一项多中心随机对照临床研究,纳入了来自 3 个国家 17 家医疗中心 225 位年龄在 18 岁以下的创伤性脑损伤患儿。患儿在外伤发生 8 小时内随机接受温度设定为 32.5℃ 持续时间为 24 小时的低温治疗或 37℃ 的常温治疗。6 个月时,31% 的低温治疗组患儿以及 22% 的常温治疗组患儿预后不良(RR,1.41;95%CI,0.89~2.22;$P=0.14$);此外,低温治疗组患儿的死亡率也相对更高(21% vs 12%;RR,1.40;95%CI,0.90~2.27;$P=0.06$)。作者在文中承认低温治疗启动时间过晚且持续时间相对较短可能是该研究未能取得阳性结果的主要原因。如前文所述,低温治疗的神经保护作用或许未能完全覆盖继发性损伤的全部进程。吸取前人经验,一项名为 Cool Kids 的 Ⅲ 期临床研究展开了。Cool Kids 研究的实验方案选用更早的低温治疗启动时间(6 小时内)、更长的低温治疗持续时间(48~72 小时)、更慢的复温速率(12~24 小时)以及更加严格的患者管理策略。然而令人遗憾的是,该研究仍由于未能取得低温治疗明确有效的结论而在期中分析仅纳入 77 位患儿的情况下即告终止。最终,15% 的低温治疗组患儿以及 5% 的常温治疗组患儿在 3 个月时死亡($P=0.15$)。同一时期在北美及澳洲进行的另一项研究也不出意料地得出了与 Cool Kids 研究类似的结果。在 764 位因创伤性脑损伤入住儿童重症监护病房的患儿中,仅有 92 人符合入组条件,55 人最终入组。12 个月时,低温治疗组有 17% 的患儿预后不良,13% 的患儿死亡;而常温治疗组有 12% 的患儿预后不良,死亡率为 4%。考虑到上述研究入组率较低的实际情况以及经改良的实验设计方案仍未能证实低温治疗对创伤性脑损伤患儿的有效性,作者认为,未来研究更需要对入组患儿进行严格分层,以期低温治疗对某类特殊患儿产生有效的神经保护作用。

最新且规模相对较大的低温治疗研究是 2018 年 12 月发表于 *JAMA* 杂志的一项名为 Prophylactic Hypothermia Trial to Lessen Traumatic Brain Injury(POLAR)的多中心随机对照临床研究。该研究招募了来自澳大利亚、新西兰、法国、瑞士、沙特阿拉伯以及卡塔尔共 6 个国家的 511 位重症创伤性脑损伤患者,其中有 266 位患者被随机分配至低温治疗组,其余的 245 位患者则被随机分配至常温治疗组。低温治疗组的降温目标为 33℃,持续时间为 72 小时至 7 天(取决于颅内压水平上升的幅度),而后则是缓慢的复温过程;常温治疗组的目标温度为 37℃,必要时可使用冰毯维持体温恒定。该研究的主要结局终点设定为 6 个月时的良好预后情况,即扩展格拉斯哥预后评分 5~8 的患者比例。最终,有 466 位患者完成了主要结局终点的随访评估。低温治疗组患者接受低温治疗的启动时间较既往研究的 6~8 小时也有了极大改进,外伤发生距低温治疗启动时间的中位数仅为 1.8 小时(IQR,1.0~2.7),复温阶段的中位时间为 22.5 小时(IQR,16~27)。6 个月时,48.8% 的低温治疗组患者以及 49.1% 的常温治疗组患者获得良好预后,两组间仍无显著的统计学差异(RR,0.99;95%CI,0.82~1.19;$P=0.94$)。两组患者肺炎的发生率分别为 55% 和 51.3%,颅内出血的进展率分别为 18.1% 及 15.4%。低温治疗仍未能提升创伤性脑损伤患者的神经功能预后。文章的作者认为,该研究实际上已最大限度地弥补了既往研究在低温治疗实验设计方案上的不足,最关键的是已将低温治疗的启动时间缩短至患者外伤发生后的 2 小时内。然而,虽然低温治疗的启动时间已被大大提前,但患者实际被降至目标温度(33℃)的时间距外伤发生却仍超过了 10 小时,这反映出在实际的临床工作中,低温治疗的开展是十分谨慎的,只有除外其他疾病并最终确诊为创伤性脑损伤后方才进行,而这种除外其他疾病所需的时间通常是难以避免的。这可能也是临床研究与基础研究中有关低温治疗的最大区别。此外,根据该研究的报道,由于患者出现并发症以及主诊医生存在顾虑等原因,有 33% 的低温治疗组患者接受低温治疗的持续时间不足 48 小时,27% 的患者甚至从未被降至目标温度(33℃)。这些潜在的偏倚无疑将对研究结果产生影响,这也从侧面反映出低温治疗对临床医生带来的极大挑战。在 POLAR 研究发表的同时,有学者即给出了述评,并提出了另一个用于解释低温治疗在该研究中对创伤性脑损伤患者无效的原因。众所周知,当体温下降时,动脉血的 pH 将产生变化。此时,若不考虑体温的变化而仍将 pH 维持在正常状态时的生理范围则会带来低碳酸血症,即 $PaCO_2$ 分压下降,而后者则会导致患者脑灌注压降低,从而影响预后水平。$PaCO_2$ 分压是重症医学中的关键参数,但创伤性脑损伤患者 $PaCO_2$ 分压水平在低温条件下所扮演的角色仍有待进一步研究。

(三) 低温治疗为何难以在临床中展现出对创伤性脑损伤患者的有效性

正如上一节所阐述的,大型多中心随机对照临床研究以及相关的 meta 分析或系统综述均未能发现低温治疗对创伤性脑损伤患者具有神经保护作用,但亚组分析或事后分析却提示低温治疗或许对某类特殊人群存在一定的效果。目前的低温治疗为何难以对创伤性脑损伤患者产生明确的神经保护作用?过去几年间,有学者对低温治疗临床转化失败的原因给出了解释。与此同时,为找寻决定低温治疗神经保护作用的关键因素以便为今后的临床研究指明方向,大量低温治疗领域的基础研究也在如火如荼地进行中。决定低温治疗神经保护效果的关键因素可能包括低温治疗的深度、启动时间、持续时间、复温速率、低温治疗的形式以及患者的异质性等。在本节中,我们将结合前人的观点以及我们的认知做一论述。

1. 低温治疗的深度　早在 20 世纪 40~50 年代,一些学者便尝试在心脏搭桥手术时对患者进行深度低温治疗以期达到保护心脑的目的。既往短暂性全脑缺血动物模型的基础研究结果表明,程度相对较深的低温治疗更有助于减少缺血神经细胞的凋亡,从而提升实验动物的行为学预后水平。研究人员利用脑缺血动物模型研究发现,海马 CA1 神经细胞的凋亡程度在脑温仅相差 1~2℃ 时即存在显著的差异。早期的创伤性脑损伤相关基础研究结果表明,低温深度设定在 30~34℃ 时可提升实验动物的预后。然而,站在临床应用的角度,将核心体温降至过低可能招致更多的不良事件,例如凝血因子紊乱、感染、心律失常、低血压等,而这些不良事件则是我们应极力避免的。因此,包括探讨低温治疗对心搏骤停、创伤性脑损伤以及脊髓损伤等疾病神经保护作用的临床研究普遍将低温治疗的深度设定为 33~36℃。

那么,对于创伤性脑损伤患者而言,更大的降温幅度是否更有助于实现低温治疗的神经保护作用呢?遗憾的是,目前在创伤性脑损伤领域尚没有相关临床研究探讨过这一问题。参照其他领域的经验,我们发现,来自心搏骤停领域的相关研究结果似乎也不支持这种观点。2013 年,一项发表于 *The New England Journal of Medicine* 的研究比较了低温深度分别为 33℃以及 36℃的两组心搏骤停患者的预后情况。最终,50%的 33℃组患者以及 48%的 36℃组患者死亡,差别无显著性。上述结果告诉我们,更低的降温幅度并不能提供更好的神经保护效果。然而,后续仍有一些学者对这项研究提出了诟病,包括低温治疗启动时间过晚、33℃组患者降温幅度的一致性欠佳以及相对较快的复温速率等。由此可见,关于低温治疗最佳深度的问题仍缺乏定论。我们推测,在避免创伤性脑损伤患者不良事件发生风险增加的前提下,低温治疗的深度或许应相对较低。

2. 低温治疗的启动时间　除低温治疗的深度外,影响低温治疗疗效的另一个关键参数是低温治疗的启动时间。而低温治疗的神经保护作用能否成功实现临床转化的前提取决于延迟开始的低温治疗是否同样可在基础研究中被证实具有神经保护作用。然而,作为一种相对较新的治疗策略,在既往研究中,研究人员通常在外伤模型建立后的短时间内即开始对实验动物进行低温治疗,以评估这种新型治疗方法的神经保护机制以及该治疗对实验动物组织学和行为学预后的影响。如前文所述,在临床中,创伤性脑损伤患者从外伤发生到被送至医院再到开始接受低温治疗的过程将不可避免地耗费相对较长的时间,而在这段时间里,由于缺乏低温治疗的神经保护,继发性脑损伤的相关进程很可能已经启动,从而造成对脑组织不可逆的损害。换言之,如果某种治疗方式仅在外伤发生后的短时间内启动有效,而缺乏长期疗效,那么该疗法将很难被应用于实际的临床治疗。

就低温治疗而言,有学者利用创伤性脑损伤动物模型首次评估了低温治疗启动时间的有效范围。该研究发现,中度低温治疗所能提供神经保护作用的上限是外伤发生后的 90 分钟,而一旦启动时间晚于外伤发生后的 90 分钟,低温治疗则难以改善实验动物的行为学预后。然而,近年来发表的另一项研究结果表明,虽然低温治疗在外伤发生后的 15 分钟内启动可以提供最佳的神经保护效果,但延迟至外伤后的 2 小时甚至 4 小时启动也具有一定的脑保护作用。以上两项研究结果存在差异的原因可能与低温治疗其他关键参数的区别有关。由此可见,低温治疗启动时间的有效范围并不绝对,往往受其他相关因素的影响(例如低温治疗深度、病情严重性、具体使用的实验动物模型以及损伤范围等)。但在临床中,低温治疗通常被认为应当尽快启动以针对早期即会发生的继发性损伤。低温治疗早期启动所面临的挑战一方面来自临床医生对低温治疗安全性的顾虑,另一方面则是诱导快速降温的具体方法。对于安全性顾虑,正如前文我们探讨的 POLAR 研究中所存在的问题,即只有明确除外其他疾病并最终确诊为创伤性脑损伤的患者才被给予低温治疗,其间的时间花费正是出于临床医生对低温治疗安全性的考量。而关于临床中使用的可诱导快速降温的具体方法,不同研究采用了不同策略。传统方法仍为快速向静脉内灌注低温生理盐水以诱导核心体温的降低;而近些年来涌现的体表降温、食管内低温以及其他新型降温方式或将减少患者体温被降至目标温度所需要的时间。

3. 低温治疗的持续时间　在一些早期的与创伤性脑损伤相关的基础研究中,研究人员通过对实验动物进行持续时间相对较短的低温治疗证实了低温治疗的神经保护作用。然而,基于短暂局灶性脑缺血动物模型的研究结果,这种持续时间相对较短的低温治疗不能取得长期的神经保护效果。近期的一项研究通过对穿通性弹道脑损伤动物模型进行长时间低温证实了低温治疗的神经保护作用。这些研究结果的发表使得人们开始意识到低温治疗的持续时间同样对疗效具有显著影响。在既往相关的临床研究中,低温治疗的持续时间从数小时至数天不等。那么,究竟多久的低温治疗持续时间可以提供最佳的神经保护效果?若要探讨这一问题,我们一定绕不开继发性损伤的话题。低温治疗产生神经保护效果的原因在于其对各种创伤性脑损伤后继发性损伤进程的抑制。因此,正如前文所述,低温治疗理应覆盖继发性损伤的全部进程以期发挥最大的神经保护作用。然而,不同继发性损伤进程的发生时间存在着显著差异。自由基形成及兴奋性毒性作用等继发性损伤多在创伤性脑损伤发生后的较短时间内启动;而细胞凋亡以及炎性反应等继发性损伤的发生时间则相对较晚,多在创伤性脑损伤发生数天后启动。因此,就创伤性脑损伤发生后的病理生理机制而言,低温治疗应在外伤发生后的早期启动,并在继发性损伤进程的高峰阶段持续给予,直至损伤进程进入尾声。另外一个值得讨论的话题是低温治疗对创伤性脑损伤后颅内压升高的抑制作用。许多发生中重度创伤性脑损伤的患者均会出现局灶性或弥漫性脑水肿,而这将造成可危及生命的颅内压升高。颅内压升高的具体情况在不同患者间可能存在差异。因此,在设计低温治疗的具体实施方案时应充分考虑到患者可能的颅内压升高情况,以便在颅内压升高阶段有相应的低温治疗应对措施。综上,鉴于创伤性脑损伤后的继发性损伤进程以及随后的颅内压升高均将显著影响患者的预后水平,最佳的低温治疗方案理论上应尽早开始并延长至颅内压水平得到控制时结束。

低温治疗的持续时间在既往某些临床研究中仅有 24～48 小时,未能覆盖颅内压升高的完整阶段,这或许是这些研究未能取得阳性结果的重要原因。然而,Eurotherm3235 研究很好地控制了患者的颅内压水平,其未能取得阳性结果的原因可能与低温治疗的启动时间较晚有关。尽早启动低温治疗并持续相对较长时间的临床研究证实了低温治疗的神经保护作用。有学者比较了短期低温治疗组(持续时间为 2 天)和长期低温治疗组(持续时间为 5 天)创伤性脑损伤患者的预后水平。他们发现,长期低温治疗组患者的预后水平显著优于短期低温治疗组,而包括应激性溃疡、癫痫、肺部感染等在内的不良事件发生率则无显著差异。

4. 低温治疗的复温阶段　复温阶段是一次完整低温治疗的最后阶段。在持续一段时间的低温治疗后,平稳地使患者的体温回复至正常可使低温治疗的收益最大化。一般而言,复温阶段要在人为控制的情况下缓慢进行。然而,在手术室的氛围中,由于手术通常是接台进行,缓慢复温将影响下一位患者的手术治疗开始时间,因而与常规的手术需求不符。但我们应了解,对于已经经历了较长时间低温状态的患者而言,快速复温是有害的,其可能引发突然的血管舒张、颅内压反跳、脑水肿以及其他继发性损伤事件。目前并不推荐快速复温,其无助于提升受试对象的长期预后。在一项意在探讨快速复温危害的基础研究中,研究人员对短暂性大脑中动脉闭塞动物模型进行了低温干预后的复温。结果发现,以 3℃/20 分钟的复温速率进行的快速复温显著损害了实验动物的神经血管单元,增强了炎性反应,破坏了血脑屏障,从而对实验动物的神经功能预后造成危害。其他学者则发现快速复温可加重创伤性脑损伤后的轴突受损程度。随后的研究又证实,相比快速复温,缓慢复温可以保护脑微循环,进一步为缓慢复温增添了新的证据。而在另一项使用低氧联合液压损伤动物模型进行研究的实验中,缓慢复温组动物取得了最佳的神经功能预后,再次强调了复温阶段对于低温治疗的重要意义。

基于上述基础研究结果,近年来低温治疗领域的临床研究纷纷在复温阶段采用较为缓慢的复温速率。例如,在一项针对严重脊髓损伤患者进行低温治疗的临床研究中,患者在接受 48 小时温度设定为 33℃ 的低温治疗后开始了缓慢的复温过程,整个复温阶段持续时间超过 24 小时。该研究最终发现,这种缓慢复温的低温治疗模式使得上述患者的预后在 1 年时得到显著改善。另一项研究则证实,在接受冠状动脉搭桥手术的患者中,相比术后快速复温,缓慢的复温速率更有助于改善患者术后 6 周的认知功能状态。另一项关于创伤性脑损伤患者的临床研究则采用 1℃/d 的复温速率,同样取得了令人鼓舞的成果。综上所述,低温治疗后的复温阶段应采用较慢的复温速率。

5. 低温治疗的形式　传统的低温治疗一般指全身低温,通过向静脉内灌注大量低温液体或体表覆盖冰毯等方式使得患者的全身体温同步下降至目标温度。然而,创伤性脑损伤患者的病变部位一般仅局限于脑部,因而对脑部的降温才是低温治疗的重点。换言之,可使全身体温同步下降的系统性低温治疗有过度降温之嫌。除头部外,身体其他部位的降温对创伤性脑损伤患者是无用的,其反而可增加相关并发症(例如感染、凝血功能异常、电解质紊乱以及心电活动异常等)的发生风险。既往也有某些观点认为,正是由于传统低温治疗相关并发症的发生风险超过了其所能提供的神经保护作用,最终使得低温治疗难以在临床中被证实有效。出于降低并发症发生风险的目的,近年来临床中逐渐涌现出一批新型的低温治疗方法。与传统的系统性低温不同,这些新型的低温方法仅对脑部降温,包括鼻内低温、冰帽降温以及脑表面降温等,因而被统称为局部低温治疗。

2006年,一项来自中国的研究分别比较了局部低温、系统性低温以及常温治疗对创伤性脑损伤患者预后的影响。该研究是一项随机对照双盲临床研究,纳入了入院时格拉斯哥预后评分≤8分且病灶可被影像学检查探及的66位重症创伤性脑损伤患者。上述患者被随机分配至使用冰帽及冰项圈进行降温的局部低温组、使用冰毯及冰袋进行降温的全身低温组以及常温对照组。低温治疗组的降温目标为33~35℃,持续时间设定为3天,后续则是自然复温过程。研究人员通过颅内压监测发现,虽然局部低温组与全身低温组患者接受低温治疗期间的颅内压水平无明显差异,但两组患者的颅内压均显著低于常温对照组。血清学检测结果则提示,两低温治疗组患者接受低温治疗后的超氧化物歧化酶水平显著上升,且均高于常温对照组,这意味着低温治疗可抑制自由基的生成以及脂质过氧化进程,具有一定的保护作用。而在预后方面,局部低温组(72.7%)以及全身低温组(57.1%)患者在2年时的良好预后(格拉斯哥预后评分4~5分)比例均显著高于常温对照组(34.8%);而死亡率(27.3%和28.6%)均显著低于对照组(52.5%)。在并发症发生率方面,首先,各组患者并未出现严重不良事件;局部低温组患者肺炎的发生率为22.7%,低于全身低温组的38.1%以及常温对照组的34.8%;此外,有72.7%的局部低温组患者以及66.7%的全身低温组患者出现血小板减少的现象,而这一比例在常温对照组中为39.1%。虽然两低温治疗组出现血小板减少的患者比例高于对照组,但随着低温治疗的结束,所有异常的血小板计数水平均重新回归于正常。

关于局部低温治疗用于创伤性脑损伤患者救治的最新研究来自2020年的 *Neurocritical Care* 杂志。该研究是一项前瞻性单臂试验性临床研究,纳入了5位重症创伤性脑损伤患者。研究人员对这5位患者分别进行了鼻咽部降温,具体操作为将一个外接循环冷却水的闭环导管置于受试对象的鼻咽部以期对脑部进行局部降温,同时视情况使用电热毯以维持核心体温不低于35℃,低温治疗的持续时间设定为24小时。最终,患者脑温较基线期水平的平均降幅为2.5℃±0.9℃,核心体温在低温治疗期间的平均值为36.0℃±0.8℃,脑温与核心体温之间差值的平均数为−1.2℃±0.8℃。全部患者对鼻咽部低温的治疗方式均可较好耐受,颅内压监测以及经颅超声多普勒检查均未发现显著变化。该研究初步验证了鼻咽部低温治疗对重症创伤性脑损伤患者的可行性及安全性。

实际上,除上述研究以外,另有两项研究同样证明了局部低温治疗对于创伤性脑损伤患者的可行性、安全性以及有效性。然而,鉴于以上研究均为小样本探索性研究,这些结果的可靠性仍待大样本多中心随机对照临床研究进一步验证。就目前仅有的证据而言,指南尚不能对局部低温用于创伤性脑损伤患者的治疗做出推荐。我们认为,局部低温在理论上具有系统性低温不可比拟的优势,未来应进一步优化局部低温的具体方法,设计更为精良的大型临床研究探讨局部低温治疗对创伤性脑损伤患者的神经保护作用。

6. 患者的异质性 一般而言,惯性思维会驱使人们认为低温治疗对创伤性脑损伤患者无效的原因在于低温治疗本身。诚然,低温治疗是干预措施,因此一定也是研究结果的主要影响因素,但我们仍应该意识到,决定一项临床研究结果的因素是多方面的,除干预因素外,患者个体因素对研究结果的影响也是存在的,然而,该因素却往往被大众所忽视。

既往研究鲜有提及患者异质性差异对低温治疗相关临床研究结果的影响。然而,创伤性脑损伤具有多种类型,大致可分为局灶性、弥漫性以及上述两种损伤类型的结合。不同类型的创伤性脑损伤均好发于普通人群,因而有必要对创伤性脑损伤患者进行细致分类后再加以研究。此外,多数外伤导致的重症创伤性脑损伤患者往往伴随有其他器官脏器损伤,因此,仅针对脑损伤进行救治可能是不够的,这也为治疗方案的选择带来了新的挑战。再者,不同患者在病情严重程度上可能存在极大差异,而这种差异或许影响着患者接受低温治疗后的具体疗效。虽然我们可以通过相关量表对患者的病情严重程度进行量化评估,进而筛选出病情严重程度相对一致的患者加以研究。然而,这些评估方式是人为设定的,它们真能捕捉到不同患者之间病情严重程度的细微差别吗?要知道,对于早期神经功能评分结果相对一致的患者,其脑损伤的具体程度可能有所不同,这意味着脑内发生的病理性级联反应存在显著差异。在这种情况下,我们怎能期待相同的低温治疗在不同级联反应的环境中起到相同的神经保护效果？因此,利用先进的医疗手段对创伤性脑损伤患者进行最全面的评估,一方面要筛选出病情严重程度一致的患者,另一方面也要筛选出疾病的具体类型、程度以及其他器官脏器受损情况相符的患者作为研究的受试对象,以最大限度地减少因患者异质性差异对结果造成的影响,这是未来低温治疗领域相关临床研究迫切需要解决的问题。

五、结束语

人们对低温治疗的兴趣由来已久。随着研究人员在 20 世纪 80 年代发现体温降低可对脑损伤起到显著的保护作用后,人们对低温治疗的兴趣被重新点燃。越来越多的科研团队投入到低温治疗的基础研究、转化研究以及临床研究中,意在为低温治疗早日服务于临床患者增添证据。此后,关于病理生理机制的研究结果表明低温治疗是一种多靶点的神经保护方式,这种特征似乎决定了其适用于由多种损伤机制共同构成的创伤性脑损伤个体的治疗。

然而,遗憾的是,目前已有的证据尚不足以支持低温治疗可被用于创伤性脑损伤患者的常规救治。未来应继续深入研究低温治疗产生神经保护作用的细胞分子学机制,并着重探讨低温治疗对特定人群的疗效。在低温治疗的基础上,对于特定人群给予其他神经保护药物治疗也是未来研究的重要方向。已有证据表明低温治疗与某些神经保护药物具有良好的协同作用,如果这种协同作用同样具有良好的临床疗效,则意味着低温治疗领域的重大突破。另一个有前景的方向是研究可反映患者病情严重程度以及低温治疗疗效的生物标志物。一种特异性及敏感性均较好的生物标志物可协助筛选受试者并减少患者间的异质性。如前文所述,减少患者间的异质性可能是证明低温治疗对创伤性脑损伤患者有效的前提。生物标志物的研究将推动低温治疗领域的进步。最后,我们也要不断吸取既往研究的经验教训,不断总结临床工作中发现的新问题并敢于返回基础研究中寻找答案。

虽然指南中尚未推荐使用低温治疗对创伤性脑损伤患者进行救治,但种种迹象表明低温治疗的神经保护作用是毋庸置疑的。我们坚信,随着研究人员的不断努力,这种古老的治疗方式在当今同样可发挥价值。

（吴隆飞　卫慧敏　吴川杰）

参 考 文 献

[1] MAAS A I R,MENON D K,ADELSON P D,et al. Traumatic brain injury:integrated approaches to improve prevention,clinical care,and research[J]. Lancet Neurol,2017,16(12):987-1048.

[2] TAYLOR C A,BELL J M,BREIDING M J,et al. Traumatic Brain Injury-Related Emergency Department Visits,Hospitalizations, and Deaths-United States,2007 and 2013[J]. MMWR Surveill Summ,2017,66(9):1-16.

[3] BRAMLETT H M,DIETRICH W D. Long-Term Consequencesof Traumatic Brain Injury:Current Status of Potential Mechanisms of Injury and Neurological Outcomes[J]. J Neurotrauma,2015,32(23):1834-1848.

[4] BAO L,CHEN D,DING L,et al. Fever burden is an independent predictor for prognosis of traumatic brain injury[J]. PLoS One,2014,9(3):e90956.

[5] TRUETTNER J S,BRAMLETT H M,DIETRICH W D. Hyperthermia and Mild Traumatic Brain Injury:Effects on Inflammation and the Cerebral Vasculature[J]. J Neurotrauma,2018,35(7):940-952.

[6] CHESNUT R M,TEMKIN N,CARNEY N,et al. A trial of intracranial-pressure monitoring in traumatic brain injury[J]. N Engl J Med,2012,367(26):2471-2481.

[7] STOCCHETTI N,MAAS AI. Traumatic intracranial hypertension[J]. N Engl J Med,2014,370(22):2121-2130.

[8] LAZARIDIS C,ROBERTSON C S. Hypothermia for Increased Intracranial Pressure:Is It Dead? [J]. Curr Neurol Neurosci Rep, 2016,16(9):78.

[9] CARNEY N,TOTTEN A M,O'REILLY C,et al. Guidelines for the Management of Severe Traumatic Brain Injury,Fourth Edition

［J］. Neurosurgery,2017,80（1）:6-15.

［10］ANDREWS P J,SINCLAIR H L,RODRIGUEZ A,et al. Hypothermia for Intracranial Hypertension after Traumatic Brain Injury
　　［J］. N Engl J Med,2015,373（25）:2403-2412.

［11］NWACHUKU E L,PUCCIO A M,ADEBOYE A,et al. Time course of cerebrospinal fluid inflammatory biomarkers and relation-
　　ship to 6-month neurologic outcome in adult severe traumatic brain injury［J］. Clin Neurol Neurosurg,2016,149:1-5.

［12］ZHAO C C,WANG C F,LI W P,et al. Mild Hypothermia Promotes Pericontusion Neuronal Sprouting via Suppressing Suppres-
　　sor of Cytokine Signaling 3 Expression after Moderate Traumatic Brain Injury［J］. J Neurotrauma,2017,34（8）:1636-1644.

［13］LIU X,WILLIAMS P R,HE Z. SOCS3:a common target for neuronal protection and axon regeneration after spinal cord injury
　　［J］. Exp Neurol,2015,263:364-367.

［14］FENG J Z,WANG W Y,ZENG J,et al. Optimization of brain metabolism using metabolic-targeted therapeutic hypothermia can
　　reduce mortality from traumatic brain injury［J］. J Trauma Acute Care Surg,2017,83（2）:296-304.

［15］DIETRICH W D,BRAMLETT H M. Therapeutic hypothermia and targeted temperature managementin traumatic brain injury:
　　Clinical challenges for successful translation［J］. Brain Res,2016,1640（Pt A）:94-103.

第四节　脊髓损伤

脊髓损伤（spinal cord injury,SCI）是外力作用下脊髓的断裂或挫伤,导致神经传导通路中断,损伤位置以下运动、感觉功能减弱或消失,多会遗留不同程度的神经功能障碍或瘫痪,为个人生活造成了严重不便和痛苦,严重影响患者的生活质量和寿命,也给家庭和社会造成了极大的经济负担,在全球范围内都是危及健康的严重疾病。据统计,仅1%脊髓损伤患者完全康复出院无后遗症,1/3患者有肢体瘫痪或截瘫,住院死亡率16%,总体死亡率48%~79%。大部分脊髓损伤是外伤造成的,主要包括摩托车事故、跌倒、暴力打斗、工伤等。发病人群以30岁以下的年轻人为主,男性风险比女性高3~4倍,65岁以上的老年人因为摔倒继发出现脊髓损伤更常见。脊髓损伤自然病史预后不佳,恢复期为3~6个月;仅10%患者恢复感觉功能,而运动功能完全无好转;10%患者仅恢复了部分运动功能。

近年来医疗技术不断进步,但脊髓损伤的治疗效果仍不理想。目前的治疗方法主要是手术减压和后期的康复。对于脊髓损伤无明确有效的药物;其他神经保护治疗如低温治疗,可通过多种病理生理机制减轻神经损伤,改善神经功能预后,成为动物实验和临床研究的热点。

脊髓损伤基础研究发现,对创伤和缺血性SCI进行低温治疗能减轻其组织损伤程度,改善神经功能预后。而临床研究显示,低温治疗的脊髓损伤患者预后更好,而体温稍高的患者预后较差,均提示低温对SCI有保护效果,脊髓温度是决定其不可逆损伤和严重神经功能缺损的重要因素。临床研究中的系列案例报道显示,严重脊髓损伤行低温治疗是安全且有效的。

一、脊髓损伤的病理

脊髓损伤整个过程分为两个阶段:原发性损伤和继发性损伤。原发性损伤由脊髓受压、挫伤、或脊柱牵张机械破坏引起,这类损伤通常发生在椎体骨折或脊柱脱位;脊髓硬膜外血肿或脓肿也可能导致脊髓压迫和损伤。脊髓损伤依据美国脊髓损伤协会（American Spinal Injury Association,ASIA）分级分为5级,ASIA A:完全性感觉和运动损伤;ASIA B:完全性运动丧失和部分感觉缺失;ASIA C和ASIA D:部分运动损伤但感觉正常;ASIA E:神经功能正常。颈段脊髓损伤会造成四肢瘫痪,胸腰段脊髓损伤会造成截瘫。

在原发性机械损伤的几分钟内,SCI的继发性损伤开始,伴随着随后的病理生理和分子变化,使原有损伤区域增大,伤害加重,继发性SCI会持续数周时间。继发性SCI不仅对初级损伤存活的细胞产生不利影响,而且对周围神经细胞组织也产生破坏,从而加重原发性损伤。继发性SCI主要优于血管源性损伤,包括血管痉挛、微出血、血栓、微循环障碍等。脊髓损伤后的神经源性休克会造成系统低血压,加重脊髓局部的低灌注,造成脊髓缺血加重。缺血造成的钠钾泵功能破坏会使神经细胞失钠,电解质紊乱失衡。另外,大量自由基的释放和进一步的氧化应激反应也会加重神经细胞损伤。机体免疫应答和炎症反应,各种细胞因子释放,会促进损伤的脊髓进一步变性坏死。外周系统的单核巨噬细胞和中性粒细胞,中枢系统的小胶质细胞也会活化和推进炎症反应,这些损伤因子会渗透进损伤区域,继续诱发炎症反应和细胞因子释放,包括基质金属蛋白酶和其他炎性介质。一系列的病理生理反应会造成脊髓屏障破坏,局部水肿,炎性渗液,促炎因子释放等继发性细胞毒性损伤。脊髓损伤和脱髓鞘反应释放的髓鞘相关因子,如 Nogo-A 会抑制中枢神经系统再生,使损伤无法修复,造成不可逆的损害。

髓鞘碎片的清除对于神经再生修复非常重要。巨噬细胞具有最有效的吞噬髓鞘碎片的能力,而小胶质细胞和少突胶质细胞则相对较小。但单纯巨噬细胞清除髓鞘碎片有限,小胶质细胞清除效率较低,星形胶质细胞瘢痕形成又会限制影响细胞吞噬,均导致髓鞘碎片清除不良,影响神经修复再生。神经炎症损伤和修复失败导致脊髓水肿、进行性神经功能恶化和原发性脊髓病变的进展。目前还没有明确有效的药物或手术方法来防止急性 SCI 后的继发性病理损伤,随着对脊髓损伤机制研究不断加深,在损伤发展过程中阻断其进展,尽量减少脊髓损伤的不良后果。神经保护治疗的主要目的就是减少原发性脊髓损伤后的二次损伤,治疗性亚低温作为一种神经保护治疗策略,已成为 SCI 继发性损伤的一种辅助疗法。

二、低温治疗的保护机制

脊髓神经损伤的病理生理机制复杂,继发于缺血性和创伤性损伤的病理生理机制包括:谷氨酸释放,血脑屏障稳定性,氧自由基产生,细胞内信号转导,蛋白质合成,脑代谢减少,细胞膜稳定性,炎症反应,蛋白激酶激活,细胞骨架分解和早期基因表达,这些损伤机制的不同环节均与温度改变相关。基于温度改变对组织损伤的广泛影响,低温不同神经损伤模型均产生巨大影响。低温保护在 SCI 模型中抑制兴奋性氨基酸的释放,以及凋亡细胞的死亡和炎症反应。

广泛的轴索损伤也是 SCI 的重要组成部分。来自多个实验室的研究证实,创伤后亚低温可减轻外伤性轴索损伤程度。一些研究发现钙诱导钙蛋白酶介导的蛋白水解在缺血性和外伤性 SCI 发病机制中发挥作用。局部钙蛋白酶介导的蛋白水解,与经典的创伤性轴索损伤病理学表现类似,包括局部轴索通透性变化,神经丝压缩和线粒体损坏。脊髓损伤后进行低温干预,采用亚低温(32℃)90 分钟,明显减少了受损轴索的数量,减轻了钙蛋白酶介导的蛋白水解和细胞骨架破坏,神经丝压缩。在 SCI 中,低温可能会通过这些方式改善轴突功能,抑制轴突细胞骨架破坏。

周围神经及其轴索的损伤机制研究可能有助于我们修复脊髓损伤。正常体温下,髓鞘受损的轴索节段以远 1~2 天后会发生沃勒变性。在低温环境下,这些受损的远段神经轴索可以存活更长时间。将大鼠的尾大神级置于 32℃,23℃ 和 13℃,32℃ 时损伤以远 3 天开始变性,23℃ 时 6 天开始变性,而 13℃ 时 10 天才开始变性。

孤立的小鼠坐骨神经保存在 25℃,7 天时仍有动作电位,而在 37℃ 时动作电位仅能维持 2 天;25℃ 环境下维持 72 小时后,小鼠复温到 37℃,1 天内神经变性逐渐出现。这说明,低温仅仅将神经沃勒变性的时间后延了,当条件恢复复温后,变性很快完成。这段治疗时间窗的延长,可能为其他解除脊髓压迫或修复的治疗手段提供机会。

三、脊髓损伤的动物模型研究

脊髓损伤的模型动物多采用大鼠,重点研究脊髓损伤后,给予低温治疗的组织学变化和运动功能改善情况。有学者应用硬膜外低温生理盐水灌注制备大鼠低温模型。模型以一种压缩装置制造胸髓挫伤。损伤 3 小时后冷生理盐水经硬膜外注入,维持 30 分钟。通过不同的冷盐水灌注速度(1.7~18.7ml/h),获得了不同的目标温度(24,30,35℃)。连续监测直肠和 T9~10 水平脊柱硬膜外的温度。正常对照组未采取其他治疗措施。术后观察四组运动行为功能评分,四组无明显差异。组织学显示四组脊髓均明显损伤,但3个低温治疗组损伤段脊髓灰质破坏较轻。

也有研究利用可充气的硬膜外球囊导管制作大鼠脊髓受压损伤模型,位置在 T8~9 水平。模型制备 25 分钟后开始经皮进行低温干预,将一种特制的制冷垫置于损伤大鼠背部,维持 60 分钟,脊柱旁温度维持在 28.5℃。所有动物在模型制备脊髓受压损伤后 24 小时仍为四肢全瘫。运动功能评分在低温组和非低温组无明显差异。而形态学组织分析显示,仅低温组头侧白质形态保留完整,其余部位灰白质两组无差异。本研究显示,低温虽然可能有部分神经变化效果,但并没有转化为功能的保留,临床价值不大。

脊髓创伤后行全身低温干预的研究稍多一些,得到的结果也相对一致,认为全身低温能减轻 SCI 的组织损伤和改善功能预后。

四、脊髓损伤的临床研究

早在 20 世纪 70 年代,局部低温就开始用来治疗脊髓损伤。早期仅有零散病例,未能引起业内的广泛关注。后期进行的几项脊髓损伤低温治疗的报道,患者病例也不多。

近期,低温用于治疗一例严重脊髓损伤(ASIA A 级)的案例再次引起大家热切关注。2007 年,一名职业足球运动员意外受伤,颈部 3、4 椎体骨折、移位,导致损伤平面以下水平完全性运动和感觉功能丧失。在转运到医院手术之前,患者接受了体表和血管内灌注低温生理盐水降温。入院后,在低温治疗同时,患者接受了静脉用甲泼尼松龙和外科手术降压修复。手术后 16 小时,开始经球囊导管血管内热交换降温,体温维持在 33.5℃。血管内低温 2 小时后患者神经功能即有改善,数周后,患者神经功能又有明显进步达到 ASIA D 级。本例患者的良好预后引起了业内人士的很大兴趣,认为需要重新认识低温神经保护在急性脊髓损伤时的疗效。但是低温在本案例中所发挥的作用大小需要进一步探讨,因为同时进行了外科减压手术和静脉甲泼尼松龙治疗。

迈阿密大学的研究人员采用全身低温干预,治疗了一批急性脊髓损伤的患者。回顾性报道显示,14例完全性脊髓损伤患者(ASIA A 级)在发病早期接受了 48 小时低温治疗,目标体温维持在 33℃,低温采用经导管体内热交换降温,未发现明显心律失常及严重感染,并发症发生率同既往对照组无差异;1 年后随访发现,6 例(42.8%)患者临床结局改善,ASIA 评分好转,3 例达到 ASIA B 级,2 例恢复到 ASIA C 级,1 例恢复到 ASIA D 级,对比既往未低温治疗的严重 SCI 患者,低温患者的功能恢复情况明显更好。本组低温干预组患者最常见的并发症是肺部病症,包括肺不张 12 例,肺炎 8 例,胸膜渗出 8 例,气胸 4 例(医源性或外伤性),肺水肿 4 例,心律失常 3 例(窦性心律失常,阵发性房颤),急性呼吸窘迫综合征 2 例。1 例患者低温 5 天后出现血小板减少。继发于创伤或低温的贫血比较常见,有 11 例。未发现深静脉血栓、肺栓塞及凝血功能异常者。1 例患者 11 月时死亡,死因为重症肺炎,考虑为其 C5 脊髓损伤导致。并发症发生率对比既往 SCI 人群类似,只是低温患者中胸腔积液和贫血患者略多。

一项对 35 例严重 SCI 患者(ASIA A 级)进行低温神经保护显示:1 年期随访显示 15 例(43%)患者神经功能好转,ISIA 分级至少改善一级。低温神经保护治疗康复率明显优于既往未低温治疗组,既往未低温标准治疗组治疗好转率 21.4 例(3 例好转,共 14 例)。同时,本低温治疗组的患者结局亦优于其他中心的结果。整体康复好转时间都需要 3 个月以上。不过,此类研究患者大部分同时接受了手术治疗,且总体患者人群较少,不能鉴别患者从手术还是低温治疗的获益更大。

一项观察性研究前瞻性收录了 20 例严重 SCI 进行低温的患者。20 例 ASIA A 级患者接受了手术,局部脊髓硬膜外低温,及地塞米松治疗。每当创伤中心收到一名严重 SCI 患者时,即通知上级考虑纳入本研究入组,入组标准为清醒能配合的严重脊髓损伤患者,完全丧失运动及感觉功能,肛周感觉丧失,肛周括约肌功能丧失,年龄 16~65 岁。入组后患者即可肌内注射 20mg 地塞米松,然后尽快转运至创伤中心。由于合乎标准的 SCI 患者很少,10 年才纳入 20 例患者,仅占 SCI 总发病人群的 3%。术中,椎板切除后暴露硬膜及受损的脊髓,制冷设备维持硬膜温度 6℃,维持 4 小时。地塞米松每小时给予 6mg,维持两天,之后 18 天逐渐减量停用。平均开始应用激素的时间为 5.6 小时,开始低温治疗的时间为 7.1 小时,低温维持时间为 3.7 小时。随访 4.9 年(14~153 个月)。进行低温干预同时,专业的矫形外科医生进行脊柱修复。低温治疗结束后,脊髓硬膜的张力明显降低,显示损伤脊髓水肿消退,而后逐渐复温。术后的治疗主要包括支持治疗和肺部并发症预防。早期发病 1 个月内最常见的并发症为:肺不张、肺炎、压疮、胃肠道出血、抑郁、深静脉血栓。晚期并发症包括压疮,泌尿系统感染,膀胱结石,疼痛等。既往的观点认为,严重脊髓损伤,其损害平面以下的功能缺失基本不可能恢复,本组患者有 16 例(80%)运动和感觉有了不同程度的好转,其中有颈髓损伤 12 例,胸髓损伤 4 例。最终的 ASIA 评分为 7 例 A 级,6 例 B 级,5 例 C 级,2 例 D 级。本文作者对研究结果很满意,认为可以进一步行随机对照研究,探讨脊髓局部硬膜外低温治疗联合激素和手术治疗的疗效。

五、脊髓损伤手术中的低温治疗

低温脊髓神经保护的最有力的临床证据来自胸腹主动脉瘤的修复手术,手术过程中经常会有脊髓缺血或受压,术中给予主动低温保护可以减轻手术并发症。手术过程中通常需要夹闭主动脉一段时间,造成相应节段的脊髓供血动脉无血液供应,从而造成医源性脊髓的缺血,导致神经功能缺失症状,最常见的包括下肢瘫痪。在这种情况下,控制性低温可能会抑制细胞缺血性损害进展,包括兴奋性氨基酸毒性,自由基的产生,氧化应激反应和细胞凋亡等。已采用的诱导低温方法包括全身性低温,从交叉夹闭的主动脉段起灌注低温液体,以及硬膜外或蛛网膜下腔灌注低温液体。后一种方法相对简单,并且类似于硬膜外插管进行麻醉。有研究还报告说,去除脑脊液减轻周围组织压力能改善脊髓灌注,增加脊髓对缺血的耐受性。这类似于颅内压增高时行脑室外引流降低颅内压力。脑脊液外引流常规应用于胸腹主动脉瘤术中神经保护,在创伤性脊髓损伤未普遍推广。这意味着应该关注脊髓的灌注压,及脊髓周围蛛网膜下腔和硬膜外腔的压力。利用股动脉旁路灌注行亚低温 29~32℃,并同时行脑脊液外引流,明显减少了术后下肢的神经功能缺失。

最近,有研究比较了轻度(36℃),中度(29~32℃)或深度(<20℃)低温对主动脉手术后神经功能缺损的影响。在这个回顾性报道中,中度或深度低温出现的短暂神经功能缺失更少。因此,对主动脉和心肺旁路术中积极降温,比轻度被动低温能提供更多的保护。以上经验证据表明术中深低温治疗对停循环状态大脑的保护效果,基于此,脊髓外科也开始在有损伤或脊髓缺血风险的手术中进行低温保护,例如脊髓肿瘤切除时。

麻醉诱导后经常伴随出现轻度低体温,因为躯体核心到周围体表的热量会重新分布。温度继续下降,全身血管持续收缩,直到代谢产热和热损失之间平衡。需要注意的是,这些诱导出的低温水平因不同的麻醉条件和患者的年龄而变化。低体温越低,伴发心律失常的风险越高,但即使是亚低温也会增加伤口或肺部感染。

在临床使用低温干预的重要因素还包括降温的速度和复温的速度。被动降温可能太慢,无法达到提供保护所需的脊髓温度。而在全身血管收缩的情况下进行复温,也是很困难的。基于目前的临床和实践经验,我们认为全身亚低温到 33℃,可以提高脊髓缺血耐受或短暂机械压迫性损伤。

六、低温状态下脊髓血液供应

许多原因可以导致脊髓缺血或损伤,主要包括:胸腹动脉瘤手术修复时,脊髓或脊柱手术期间,脊柱侧弯矫正手术时,均可造成脊髓局部压迫性损伤。创伤性脊髓损伤时,脊髓血液供应会明显减少。而轻中度的亚低温(30~34℃)能为脊髓缺血或损伤提供保护。因此,对脊髓进行低温干预可以增加创伤后或缺血后低灌注脊髓组织的存活机会。

大鼠在接受苯巴比妥全身麻醉时,体温会降低到 27~28℃,但脊髓的血液供应却增加了。对脊髓进行局部低温时,脊髓的血液供应却减少了。虽然脊髓灌注增加与局部脊髓低温有关,但大多数研究显示低温时灌注会减少。在进行局部低温干预时,温度高低对局部脊髓灌注的影响至关重要,直接影响到预后。如果体温过低,缺血区的灌注也进一步降低,这将可能造成结果进一步恶化;可能正因如此才导致脊髓局部低温干预的结果存在矛盾之处。

七、临床上脊髓损伤低温的诱导方式

诱导低温策略分两种,包括外部低温和内部低温。外部低温是经过局部或体表降温;内部低温是经过血管内灌注低温液体,或者置入血管内导管行热交换降温。按低温区域还可以分为局部低温和全身性低温。脊髓局部低温通常经过硬膜外热交换设备,或者在脊髓灌注冷生理盐水。临床上需要进行脊髓低温时,常伴随行椎板切除术和硬膜切开术,这使脊髓局部低温更加方便可行。早期的动物实验多采用局部低温的方式进行脊髓神经保护。早期动物实验的研究结果令人期待,随后逐渐开展了多项临床 SCI 后局部低温研究。

全身诱导低温可通过冰毯、冰帽、胃管内低温液体灌洗获得,既往多个急性脑外伤和心搏骤停的临床研究均采用此类方案。经体表进行全身低温容易出现寒战不耐受的情况,尤其是在肥胖患者、老年人和非麻醉状态下。镇静和麻醉可明显缓解寒战症状。哌替啶是常用的缓解寒战的药物,效果良好。但是经体表诱导全身低温时程长,常需要数小时才能达到目标温度。

另一种诱导全身低温的方法是低温液体输注,或者经血管内置入的热交换导管,进行血管内热交换降低体温。这种方法降温速度快,健康人输入 4℃ 冷生理盐水(总量 40ml/kg),半小时内体温可降低 2.5℃。对心搏骤停的患者输入冷林格氏液(总量 40ml/kg),25 分钟可将体温降低 1.6℃。血管内热交换降温是将一根球囊导管置入腔静脉,体外循环冷凝液,逐渐冷却循环的血液降温。本方法不增加血容量负荷,且达到目标温度速度快,容易维持。

八、小结

在各种脊髓损伤动物模型中,低温的神经保护效果已经得到验证。而脑温轻度升高也会使预后情况恶化;温度波动会对脊髓损伤的预后产生明确影响,所以要密切注意脊髓的温度变化。基础和临床研究均显示,无论全身性低温还是局部低温,都能改善脊髓损伤的预后。今后的低温研究应继续探索发现最佳的治疗温度,合适的治疗持续时间和复温的速度,努力发现新的更简便易行的低温诱导措施,改进治疗性亚低温在脊髓损伤和缺血中的应用,为患者带来更多获益。

(王彬成　赵雅楠　吴川杰)

参 考 文 献

[1] DEVIVO MJ. Epidemiology of traumatic spinal cord injury:Trends and future implications[J]. Spinal Cord,2012,50(5): 365-372.

[2] NOONAN VK,FINGAS M,FARRY A,et al. Incidence and prevalence of spinal cord injury in Canada:A national perspective [J]. Neuroepidemiology. 2012,38(4):219-226.

[3] DIETRICHWD,LEVI AD,WANG M,et al. Hypothermic Treatment for Acute Spinal Cord Injury[J]. Neurotherapeutics,2011,8 (2):229-239.

[4] WILSON JR,FORGIONE N,FEHLINGS MG. Emerging therapies for acute traumatic spinal cord injury[J]. CMAJ,2013,185 (6):485-492.

［5］ STEEVES JD,KRAMER JK,FAWCETT JW,et al. Extent of spontaneous motor recovery after traumatic cervical sensorimotor complete spinal cord injury［J］. Spinal Cord,2011,49(2):257-265.

［6］ BATCHELOR PE,SKEERSP,Antonic A,et al. Systematic review and meta-analysis of therapeutic hypothermia in animal models of spinal cord injury［J］. PLoS One,2013,8(8):e71317.

［7］ WANG J,PEARSE DD. Therapeutic Hypothermia in Spinal Cord Injury:The Status of Its Use and Open Questions［J］. Int J Mol Sci,2015,16(8):16848-16879.

［8］ STAHEL PF,VANDERHEIDEN T,FINN MA. Management strategies for acute spinal cord injury:Current options and future perspectives［J］. Current Opinion in Critical Care. 2012,18(6):651-660.

［9］ EVANS LT,LOLLIS SS,BALL PA. Management of Acute Spinal Cord Injury inthe Neurocritical Care Unit［J］. Neurosurgery Clinics of North America,2013,24(3):339-347.

［10］ LEE SM,ROSEN S,WEISTEIN P,et al. Prevention of both neutrophil and monocyte recruitment promotes recovery after spinal cord injury［J］. Journal of Neurotrauma. 2011,28(9):1893-1907.

［11］ AHMAD FU,WANG MY,LEVI AD. Hypothermia for acute spinal cord injury--a review［J］. World Neurosurg,2014,82(1-2):207-214.

［12］ MAYBHATE A,HU C,BAZLEY FA,et al. Potential long-term benefits of acute hypothermia after spinal cord injury:Assessments with somatosensory-evoked potentials［J］. Critical Care Medicine,2012,40(2):573-579.

［13］ KARAMOUZIAN S,AKHTARSHOMARS,SAIED A,et al. Effects of methylprednisolone on neuroprotective effects of delay hypothermia on spinal cord injury ın rat［J］. Asian Spine Journal. 2015,9(1):1-6.

［14］ CAPPUCCINA A,BISSON LJ,CARPENTER B,et al. The use of systemic hypothermia for the treatment of an acute cervical spinal cord injury in a professional Football player［J］. Spine,2010,35(2):E57-E62.

［15］ LEVIAD,CASELLA G,GREEN BA,et al. Clinical outcomes using modest intravascular hypothermia after acute cervical spinal cord injury［J］. Neurosurgery. 2010,66(4):670-677.

［16］ DIDIDZE M,GREEN BA,DIETRICH WD,et al. Systemic hypothermia in acute cervical spinal cord injury:a case-controlled study［J］. Spinal Cord. 2013,51(5):395-400.

［17］ HANSEBOUT RR,HANSEBOUT CR. Local cooling for traumatic spinal cord injury:Outcomes in 20 patients and review of the literature:Clinical article［J］. Journal of Neurosurgery:Spine,2014,20(5):550-561.

［18］ AHUJIA CS,NORI S,TETREAULT L,et al. Traumatic Spinal Cord Injury-Repair and Regeneration［J］. Neurosurgery,2017,80(3S):S9-S22.

［19］ KHAN NR,SMALLEY Z,NESVICK CL,et al. The use of lumbar drains in preventing spinal cord injury following thoracoabdominal aortic aneurysm repair:an updated systematic review and meta-analysis［J］. J Neurosurg Spine,2016,25(3):383-393.

［20］ AHMAD FU,Wang MY,LEVI AD. Hypothermia for Acute Spinal Cord Injury-A Review［J］. World Neurosurgery,2014,82(1-2):207-214.

［21］ BERNARD SA,GRAY TW,BUIST MD,et al. Treatment of comatose survivors of out-of-hospital cardiac arrest with induced hypothermia［J］. New England Journal of Medicine. 2002,346(8):557-563.

第五节　心搏骤停

　　心搏骤停是由于心脏低效收缩而导致的循环系统损害,这不同于心脏功能衰竭。在美国每年约有420 000人遭遇院外心搏骤停,并且其中只有10%的患者可以治愈出院。尽管从2001—2009年间,院外心搏骤停经院内救治后的生存率提高近12%,但是院内的死亡率仍近于60%。发生院外心搏骤停后,虽然患者经过抢救后成功恢复自主循环,但其中近80%的患者仍处于昏迷状态,所以神经系统损伤是导致患者恢复自主循环后仍旧死亡的主要原因。尽管部分患者抢救成功后可以幸免于死亡,但仍遗留有一系列神经系统功能的缺失。对于心搏骤停后恢复自主循环的昏迷患者,治疗性低温可以降低死亡率和神经系统疾病的发病率。本章节就治疗性低温对心搏骤停患者的有效性及可行性进行进一步详细的阐述介绍。

一、低温治疗对心搏骤停的神经保护作用研究

（一）低温的定义及有效性

低温通常是指系统性低温低于36℃,根据低温的程度可以具体分为轻度低温(33~35℃)、中度低温(28~32℃)及深度低温(17~27℃)。深度低温由于温度过低,导致严重的并发症,所以并未应用于临床心脏复苏后治疗中。根据低温的环境,也可将低温分为意外低温(例如溺水受害)、手术治疗性低温、器官移植低温保护以及心搏骤停后脑肺复苏的低温治疗。

早在5世纪中期,人类就发现了低温对机体的保护作用。希波克拉底发现如果将患者用雪包裹后,可以达到有效止血的目的;在1814年,一位拿破仑的战地外科医生发现,如果把受伤的士兵放在离炉火近的地方,使他们快速恢复到体温正常会导致士兵的死亡率增加,如果控制复温速度,缓慢复温,可以改善士兵的身体状况。在1958年,Williams和Spencer团队首次报道了临床上低温在心搏骤停患者的应用。该研究中共纳入4名心搏骤停患者(包括外伤性和非外伤性),在心肺复苏恢复自主循环后,予患者体表低温治疗24~72小时,研究发现接受低温治疗的患者神经功能恢复良好。所以研究者认为心脏复苏后如果考虑患者具有中枢神经功能损伤,可以立即启动低温治疗,将患者体温降至32~34℃。但在1958—1959年,研究者开展了几项小型临床试验,主要用于研究低温治疗心搏骤停的有效性及安全性。然而研究发现低温治疗可以引起严重的并发症,包括心律失常、感染及凝血问题。这主要由于过低的低温治疗温度(30℃)和医护人员缺乏处理相关并发症的经验及能力,但尽管如此,仍有一部分患者可以从低温治疗中受益。直到1980年,动物实验研究结果证实了低温(32~34℃)治疗对于心搏骤停后脑损伤患者具有神经保护作用且低温治疗是安全可靠的。然而,最直接证明低温治疗对心搏骤停患者可以提供神经系统保护作用的临床试验研究结果却是在2002年发表公布的。这两大临床试验研究分别在澳大利亚和欧洲进行,并且最后的研究结果成为日后指导临床上低温治疗心搏骤停患者的基础。澳大利亚临床试验中一共纳入了77名心源性心搏骤停后昏迷幸存者。纳入标准为最开始的心律为室颤或者无脉室速。低温治疗组采用冰袋降温,目标温度为33℃,低温治疗时间为12小时。研究结果发现,在接受低温治疗的43名患者中,有21名(49%)患者幸存下来,并且在出院时具有良好的神经功能恢复,而在对照组中(维持正常体温)有26%的患者神经功能恢复良好($P=0.05$),经过年龄和骤停时间参数校正后,低温治疗组的神经功能恢复OR＝5.25(95%CI,1.47~18.76;$P=0.01$)。在欧洲多中心临床试验研究中,共纳入了275名心源性(室颤或者无脉室速)心搏骤停后昏迷幸存者。低温治疗组中使用冷空气降温,将患者的体温控制在32~34℃之间,低温治疗时间总体达24小时,对照组则维持正常体温。研究结果发现,在发病6个月后神经功能恢复评分中,低温治疗组一共纳入136名患者,其中有75名(55%)获得良好神经功能恢复水平(CPC＝1,2),而在对照组的137名患者中,只有54名(39%)患者获得良好神经功能恢复水平(RR＝1.40,95%CI,1.08~1.81)。此外,该项研究也发现,和对照组相比,低温治疗可以显著降低患者6个月时死亡率(RR＝0.74,95%CI,0.58~0.95)。

目前诱导性低温治疗已应用于移植器官保护,心脏直视手术,颅内动脉瘤的手术治疗中。最主要的是,诱导性低温治疗可以为心脏复苏成功后的患者提供神经保护作用。

（二）低温治疗的适应人群及排除标准

1. 初始心律为可除颤心律的院外心搏骤停患者　Arrich J. 研究团队对于目前已发表的5项临床试验研究结果进行了系统性回顾分析,最后认为对于初始心律为可除颤心律的院外心搏骤停患者,低温治疗可以显著改善神经功能缺损症状(RR＝1.94,95%CI 1.18~3.2)和提高整体的出院生存率(RR＝1.35,95%CI 1.10~1.65)。基于此项分析结果,美国心脏协会指南推荐:初始心律为可除颤心律的院外心搏骤停患者,在恢复自主循环后仍处于昏迷状态的,可以常规使用低温治疗(Ⅰ,B)。

2. 初始心律为不可除颤心律的院外心搏骤停患者 关于低温治疗初始心律为不可除颤心律的院外心搏骤停患者是否获益的问题,到目前为止仍缺乏高质量的临床研究,我们所获得的大部分数据仍来自观察性研究。而且在这些研究中,关于低温治疗是否对神经功能有所改善及生存率是否提高得到了不一致的结果。所以,对于低温治疗初始心律为不可除颤心律的院外心搏骤停患者是否可以获益,接下来仍需要进一步的高质量临床研究。

3. 院内心搏骤停患者 关于低温治疗院内心搏骤停患者是否获益的随机临床研究数据仍是缺乏的。2016 年研究团队进行了一项大型观察性临床试验,研究结果发现低温治疗是无效的。事实上,低温治疗组有更高的生存率(27.4%vs29.2%;RR = 0.88,95%CI,0.80~0.97)和良好的神经功能预后比例(17.0%vs20.5%;RR = 0.79,95%CI,0.69~0.80)。但这项研究的不足之处在于缺乏患者昏迷状态的信息,如果加入这一指标进行校正后,结果是有可能被改变的。然而尽管目前没有数据支持低温治疗在非可除颤心律患者的使用,但目前美国心脏协会指南推荐,初始心律为非可除颤心律的院外心搏骤停患者及院内心搏骤停患者,在恢复自主循环后可接受低温治疗(I,C)。尽管目前缺少随机临床试验研究的数据支持,但是考虑到低温治疗在已开展的大部分临床研究中并发症不常见,并且突发心搏骤停患者如果不接受任何干预措施,神经系统疾病发病率及死亡率会更高,所以美国心脏协会推荐低温在该类患者中使用。

4. 低温治疗的禁忌证 目前关于低温治疗的禁忌证很少,主要包括颅内出血、严重的大出血、严重的低血压、败血症及怀孕。由于大多数心搏骤停患者死于神经系统疾病,而低温也是目前唯一被证明有效的治疗手段,所以是否采取或终止低温治疗措施时需慎重考虑。

（三）低温治疗的保护作用机制

自从 1950 年中期开始,低温对心搏骤停后的神经保护作用机制在动物模型上得以广泛研究。研究者发现低温可以影响多种导致细胞死亡的信号通路激活,并且低温参与了多种神经保护作用机制。低温治疗的神经保护作用机制包括:降低大脑代谢水平、减少活性氧自由基形成、抑制兴奋性氨基酸释放、减弱脑部再灌注时免疫应答及抑制细胞凋亡。

低温可以抑制大脑皮质脑电活动,降低脑细胞对氧的需求及二氧化碳的产生量,因此可以降低大脑代谢水平。目前研究发现如果核心体温降低 1℃,机体的代谢降低 5%~8%。当机体缺氧时,由于 ATP 的过度消耗,导致细胞酸中毒,引起 Na^+-K^+-ATP 酶活性异常,进而细胞内外 Na^+ 梯度失衡,Ca^{2+} 进入神经元细胞内引起细胞去极化。而细胞去极化后可以引起兴奋性氨基酸(谷氨酸)的释放,兴奋性氨基酸的聚集可以促进钙离子内流,最终导致细胞钙离子超载而死亡。低温治疗可以影响上述细胞凋亡信号通路的传导,譬如在全脑缺血时,可以抑制谷氨酸和多巴胺的释放,促进脑源性神经保护因子增加,而这些神经保护因子也可以抑制谷氨酸的释放,从而进一步提供神经保护作用。

心搏骤停后当机体(正常体温)经过心肺复苏成功恢复血流时,富含氧气的血液可以导致过活性氧自由基的形成。由于脂质过氧化作用、DNA 毒性及细胞凋亡的诱导,最终导致神经细胞受损。目前的研究已证实,低温治疗可以通过减轻氧化应激和脂质过氧化作用而提供神经保护。

缺血导致的炎症应答反应可以引起迟发的组织损伤。低温治疗可以通过抑制嗜中性粒细胞的渗透压和功能,降低脂质过氧化反应和白三烯生成进行免疫调节。研究发现如果在患者恢复自主循环 1 小时后接受低温治疗,血清中炎症因子标志物水平并没有改变,这可能是由于一些炎症因子(TNF-α,MIP-1α,GRO/KC,IL-2,and IL-10)水平在机体恢复自主循环后 1 小时达到高峰,因此尽早使用低温治疗可以减轻早期的细胞炎症因子应答反应。神经小胶质细胞的活化可以产生一氧化氮,TNF-α 和谷氨酸,低温治疗也可以减轻上述产物导致的神经损伤。

脑部缺血后促凋亡因子和抗凋亡因子共同调节细胞程序化凋亡过程,且低温治疗通过作用于不同的细胞凋亡信号通路而提供神经保护作用。实验研究发现,当细胞色素 C 从线粒体进入细胞质后,低温治疗可以通过促进抗凋亡蛋白,抑制促凋亡因子来降低脑细胞损伤,并且低温也可以通过降低缺血后脑细胞水肿,来提供神经保护作用。

(四) 低温治疗的种类

低温治疗的方法多种多样,主要区别的特点在于有效性、可控性、侵袭性及花费。体表低温是非侵袭性降温方法,主要包括冰袋和带有自动温度反馈调节装置的设备。侵袭性降温方法包括通过静脉注射冰盐水、血管内导管低温、体腔灌洗及局部脑低温。降温速度和降温设施的易操作性直接影响低温保护的效果。来自动物模型实验研究数据表明,早期降温优于延迟降温的神经保护效果。Wolff 研究团队发现,降至目标温度的时间是神经功能良好评分的独立预测因子。每延迟 1 小时启动低温治疗的时间,神经功能恢复的概率将降低 31%。然而目前关于早期启动低温治疗可否获益的前瞻性临床研究数据是缺乏的,而且关于降温的速度,复温的方法、复温速度等指标对神经功能影响的评估也是缺乏的。虽然具有反馈调节温度的设备可以使低温诱导和复温的速度可控性更好,但目前还没有关于比较各种降温方法有效性的研究报道。

1. **非侵袭性低温方法——体表低温**　研究发现通过在患者头部、颈部、躯干及肢体等部位放置冰袋,机体的降温速度约为每小时 0.9℃,通过联合使用冰袋和浸透冰水的毛巾降温,达到目标温度的时间中位数是 7.5 小时。在一项临床研究中,通过给患者体表吹冷空气已达到降温,且降温速度是每小时 0.3℃。通过使用酒精和吹风扇,也可以达到降低体温的目的,但这一方法在重症监护室里较难实现,而且可能会导致安全和环保问题。将带有自动反馈调节温度装置的冰毯覆盖于心搏骤停复苏成功后患者的体表,通过冰毯里不断循环的冷水达到降温目的,该方法可以使得患者以 1.2℃/h 的速度快速降温。另外一种快速体表降温的方法是将身体浸透在不断流动的冰水中,该设备通过自动反馈调节装置,当患者体温降到目标温度后可以自动去除冰水。由于目前的研究已证实在水下除颤的安全性和有效性,所以使得该设备允许皮肤和冰水的直接接触。该设备可以使得 30kg 的猪以 9.7℃/h 的速度快速降温,在心搏骤停复苏后的患者中以 3.0℃/h 的速度降温。另一种降温设备是用金属板将冰和石墨连接起来,以增强热导率和克服已融化的冰水对降温效果的影响。由于该设备不需要电力供应,所以非常适合院外急救使用。在一项关于该设备的院前研究中,研究结果已证实该设备降温的安全性和可行性。该项研究共纳入 15 名心搏骤停后恢复自主循环系统的患者,接受低温治疗的时间中位数为 12 分钟,达到目标温度的时间中位数为 54 分钟,降温速度为 3.3℃/h。

局部(头部)低温在成人和儿童中都得以开展应用,但是研究发现对于儿童的降温效果优于成人,这可能是由于头部占体表面积大小的原因。鼻咽部蒸发冷却降温设备是通过在鼻腔导管中喷洒冷却剂,从而使得大脑基底部降温。临床试验研究发现该设备可以使得鼓膜温度每小时降低 2.4℃,核心体温每小时降低 1.4℃。在动物实验研究中,该设备似乎可以提高患者复苏过程中的除颤成功率。

2. **侵袭性低温方法——静脉输注冰盐水**　静脉输注冰盐水这一降温方法的优点在于价格低和可获得性强。而影响降温速度的因素包括静脉输注冰盐水的速度和肌肉战栗。接下来所概述的研究中均使用粗的导管和加压袋以保证较快的输注速度,以及肌松剂的使用以避免寒战。Raj 研究人员发现,如果予健康受试者以 40ml/kg 连续输注超过 30 分钟低温生理盐水可以降低体温 2.5℃,通过予心搏骤停后幸存者以 30ml/h 连续输注低温林格乳酸盐水,发现可以降低体温 1.7℃,并且没有发现肺水肿和升高平均动脉压等并发症,这也证明了输注冰盐水的安全性和有效性。研究人员予患者连续输注 2 000ml 冰盐水,发现可以降低体温 1.4℃,并且未发现电解质紊乱,中心静脉压、肺动脉压及左心房压力并未受到影响,且在输注低温液体 1 小时后,心脏射血分数得以改善,心脏功能得以保护。在研究中纳入的一名射血分数只有 9%的患者,在输注低温液体后并未发生心衰等情况。单独团注冰盐水可以快速有效诱导低温,但是并不适合长时间维持低温。在研究中也只有 15%的患者没有发生自发性体温恢复。由于输注低温液体具有快速降温,易于和其他降温措施联合使用的优点,所以经常在研究中和其他降温手段联合使用。联合使用输注低温液体和冰毯,降温速度可以达到每小时4℃,将低温盐水和导管降温联合使用,除了有2名患者在影像学上有轻微肺水肿表现,其他并发症并未有发现。输注低温生理盐水也可以在院外使用,研究人员予院外心搏骤停后复苏成功的患者立即输注冰冻乳酸林格液体,并且在到达医院时将体温从35.8℃降至34.0℃,另外一项研究中发现可以降低1.24℃,同样都未有并发症发生。在高级心脏生命支持(advanced cardiac life support,ACLS)中也可以输注低温液体。在动物实验中发现在心搏骤停中予低温治疗可能会提高除颤成功率。一项纳入33名心搏骤停患者的研究中,患者在接受ACLS中即开始输注2 000ml低温生理盐水,研究结果提示在恢复自主循环系统后16分钟内患者体温降至34℃以下,有1名患者出现肺水肿,另外一项纳入5名在ACLS中接受低温治疗的患者的研究中,在体温降到33℃后停止液体输注。目前在动物模型实验研究中,研究者发现在心肺复苏中输注低温液体对大脑皮质血流动力学没有任何影响,也没有发现输注低温液体相关的并发症。

3. 侵袭性低温方法——血管内低温　血管内低温是在人体大的静脉(通常通过股静脉进入上腔静脉)内放置导管,通过导管内不断循环的冷却盐水得以达到降温的目的。通过床旁具有温度反馈调节功能的热交换器来感知患者核心体温,从而控制导管内低温液体的泵入速度。目前两项关于CoolGard低温系统设施(alsius,irvine,calif)降温的研究中,该设备可以每小时分别降低0.8℃和1.2℃,但在后者研究中出现两例导管插入处出血,但是在血管内低温组和对照组中,总体出血事件并无差异。但血管内低温治疗在临床上并未广泛应用,这是因为设备的热交换器和导管价格昂贵,并且医师需要经过相关技能培训后才能进行导管插入操作。这就在一定程度上延迟了低温的启动时间。血管内低温设备可以在低温维持阶段和复温阶段精准控制体温速度,所以在临床上也有很大应用前景。

4. 其他低温方法　静脉低温是在股静脉内插入双腔透析导管,导管与热交换器相连接,可以达到快速体外循环降温。在动物模型中,该方法可以每小时降低8.2℃。氟化碳液体通气可以有效诱导低温,并提供氧气支持,在心搏骤停的动物模型中,与正常体温组及静脉输注低温盐水组相比,使用氟化碳液体可以提高恢复自主循环成功率。药物可以诱导低温,但效果并不理想。研究报道了在大鼠模型中一种神经降压肽类似物及内源性十三肽物质可以快速诱导低温,并且可以降低神经系统损伤,如果将小鼠放置在硫化氢气体中也可以诱导深度低温和降低代谢率。低温"泥浆"是指零度以下的小冰粒,在动物模型研究中,分别予50ml/kg的低温"泥浆"和低温盐水,研究数据表明上述方法可以分别将脑部温度降低5.3℃和3.4℃。

(五)影响低温治疗效果的因素

1. 低温治疗的启动时间　关于低温治疗的启动时间早晚是否对患者的预后有影响,以及何时启动低温治疗等问题目前临床试验研究结果尚不清楚。在早期的动物研究中表明,尽早启动低温治疗,尽快达到低温治疗的目标温度是有益的。研究发现在到达医院时,早期低温治疗组患者的核心体温较常规入院后开始降温患者的体温低,并有显著统计学差异,但在出院率及低温并发症方面未有统计学差异;国外研究人员通过扩大样本量,得出了同样的研究结论。此外,研究者发现通过快速输注低温液体降温的患者,发生心脏再次骤停的风险增高,且增加了利尿剂的使用及肺水肿的发生率,且具有统计学差异。在2018年的PRINCESS研究中,研究者发现尽早使用低温治疗的患者,在90天生存率、神经功能恢复等方面并未有统计学差异的影响,但在患有室颤的患者中,神经功能恢复良好方面具有统计学差异,所以对于可除颤心律的心搏骤停患者,尽早使用低温治疗,可能会改善预后。因此,目前指南编写小组不建议院前通过使用快速静脉注射低温液体进行低温治疗(Ⅲ,A),但至于是否可以改变院前使用的降温方法,目前指南尚未给予明确说明。

2. 低温治疗的目标温度　2012年在一项单中心临床试验研究中发现,体温降至32℃的患者要比34℃的患者有更高的生存率,但并未达到统计学差异。在心搏骤停后幸存者的6个月随访时,初始心律为非可除颤心律患者全部死亡,在初始心律为可除颤心律组,体温降至32℃组具有统计学差异的高生存率。

Nielsen 研究团队在 2013 年发表了关于不同低温温度对神经保护影响的临床试验研究结果,研究者认为体温降至 33℃ 和 36℃ 两组的患者,在死亡率和神经功能恢复等方面不具有统计学差异。综上所述,美国心脏协会最近将指南既往推荐的目标温度 32~34℃ 改为 32~36℃(I,B)

3. 低温治疗的持续时间　一项对低温治疗时间开展了多中心研究,研究发现良好的神经功能预后及死亡率在低温治疗 24 小时和 48 小时两组中并未有显著差异,但在 48 小时低温治疗组中,包括低血压在内的并发症发生率有显著性增加。目前指南推荐低温治疗平均时间至少 24 小时,这来源于著名的 TTM(target temperature management)临床试验研究的数据。

4. 复温速度　机体复温一般在接受低温治疗 12~24 小时后开始启动。复温过程中较常见的并发症包括低血压,高钾血症和低血糖。复温速度应该缓慢,建议每小时升高 0.25℃ 直至患者恢复至正常体温(37℃),一般复温时间需 12~16 小时。在恢复正常体温后,重点要控制体温在正常温度范围,以防体温过高。心搏骤停后发热可以加重神经功能受损,所以在临床试验中在患者复温后,一般使用冰毯以维持正常体温 48 小时。

二、低温治疗相关并发症的处理

由于低温影响机体多种病理生理的过程,所以伴随而来的并发症也是不容忽视的,主要并发症包括:电解质紊乱、凝血功能异常、心血管并发症及药物代谢率的改变。但是截至目前主要的临床试验研究中,严重的低温相关并发症尚未有报道。所以,在考虑使用低温治疗时,应提前做好预防措施,或在并发症出现时及时做好相关处理,这样才可以使得患者从低温治疗中获取更多的受益。

(一) 寒战

为了防止患者在接受低温治疗中的疼痛感和寒战,建议所有接受低温治疗的患者应该持续静脉泵入低剂量镇静剂和麻醉剂等药物。由于低温可以降低大多数镇静剂、麻醉剂及神经肌肉阻滞剂等药物的清除率,所以一般更倾向选择半衰期短的药物,例如丙泊酚、咪达唑仑及氢吗啡酮等药物镇静麻醉。这样当机体恢复至正常体温时,更有益于医生对患者神经系统的评估。寒战是人体对寒冷的生理反应,大多数患者接受低温治疗都会有寒战发生。由于寒战可以提高机体代谢率,延迟到达目标温度时间,所以在临床上寒战应被早期识别并及时对症处理。寒战通常在机体体温降至 35~37℃ 时容易发生,当体温降至 32~34℃ 时,寒战并不常见。非药物性保温方法包括用温暖的毯子覆盖机体面部、手脚及躯干等部位,这样可以有效预防寒战发生。由于硫酸镁可以提高寒战的阈值,所以接受低温治疗的患者,一般首先给予 4g 硫酸镁药物注射以降低寒战的发生。但如果寒战持续发生的话,可以使用麻醉镇痛药物,或者情况严重时可以使用神经肌肉阻滞药物(阿曲库铵)来抑制寒战。多次单剂量注射阿曲库铵(每 10 分钟按 0.15mg/kg 静脉注射,共注射 3 次)可以有效预防寒战,目前有的研究中心是在患者整个低温治疗过程中持续泵入阿曲库铵,有的研究中心只在起始诱导低温阶段使用。

(二) 血流动力学改变

低温可以通过多个方面影响血流动力学的稳定性。在低温初始阶段,由于患者对低温的生理反应可以导致皮肤血管收缩,而且寒战可以导致心动过速和高血压。一旦患者开始体温下降,常见的心律失常包括窦性心动过缓、PR 间期延长、交界性或室性逃逸心律。低温可以延长 Q-T 间期,但对于低温是否可以增加尖端扭转型室速的风险,目前尚未有定论。

由于复苏后炎症因子的释放可以导致血管的舒张和缺血后心脏功能的异常,所以心搏骤停患者在恢复自主循环后常常发生低血压。为避免脑部低灌注,低血压应尽快纠正。例如在颅内出血的患者中,为了降低血管收缩和提高脑灌注,平均动脉压应该维持比平常稍高一点,一般建议维持在 80~100mmHg。研究发现一般在复温过程中机体易发生低血压,所以是否使用升压药物及选择升压药物的种类,应根据每个患者的具体情况而使用。心肺复苏后的患者通常需要补充大量生理盐水以补充血管内血容量的消耗。一般建议中心静脉至少维持在 10~12mmHg,这样可以有效地阻止低血压发生和减少升压药物的使用。如果在低温治疗中出现严重的血流动力学不稳定,像心动过缓导致的血流动力学不稳定,而且可能会引起加重的出血倾向,那么低温治疗的目标温度可以以 0.2℃/h 的速度上升到 34~35℃。

（三）免疫系统改变

欧洲多中心临床研究发现在低温治疗组,感染和败血症的发生率更高,但是和对照组相比并未有显著统计学差异,研究曾报道了肺部感染在低温治疗组有更高的发生率且具有统计学差异,在一项观察性研究中发现,低温治疗组的感染(炎性指标异常)发生率为 62%,而对照组的发生率为 24%($P=0.04$)。Holzer M 研究团队对 3 项随机临床试验进行了 meta 分析,发现低温治疗组可能更易发生败血症,而肺炎的发生率和对照组相比无差异。所以,对于心搏骤停后接受低温治疗的患者,如果考虑存在感染情况,应及时使用广谱抗生素抗感染治疗。

（四）凝血机制改变

不同的低温温度对抗凝系统的影响不同,一般温度越低,对抗凝系统的影响越强。但在目前所有的临床试验研究,尚未有关低温导致大出血的病例报道,研究发现经过低温治疗后的患者在立即接受介入治疗时,穿刺点出血的发生率会更高。研究人员研究了健康受试者在服用氯吡格雷药物(600mg)前后,分别在 33℃ 和 37℃ 时血小板的功能是否有改变,研究发现低温并未改变血小板功能,但氯吡格雷药物对血小板的抑制作用被减弱。在心肌梗死导致心搏骤停的患者中,血小板功能已是过度亢进的,因此,对于此类患者在接受冠脉介入治疗时,抗血小板药物的治疗剂量是否需要增加,还需要进一步研究证实。

（五）药物代谢

研究发现体温每降低 1℃,机体对细胞色素 P450 酶的清除率降低 7%~22%,而该酶对药物的代谢至关重要,虽然药物代谢率降低,血药浓度提高,但是低温减弱了药物的有效性。而这些变化在复温过程中正好是相反的,这样可能会加重了药物不足或过量的风险。研究人员对不同温度在咪达唑仑代谢的影响进行了临床试验研究,予颅脑外伤患者以 5mg/(kg·min)持续静脉泵入咪达唑仑镇静,发现在正常对照组中可以达到 1 500ng/ml 的稳定血药浓度,而在低温治疗组(32~34℃)血药浓度可以达到正常对照组的 5 倍,如果体温降至 35℃,机体对药物的清除率降低 100 倍以下。在动物研究模型中,如果体温降至 29℃,芬太尼的血药浓度可以上升至正常体温时的 2 倍。在健康受试者中,和 37℃ 体温相比,如果体温降至 34℃,丙泊酚的血药浓度可以升高 28%。尤其在使用罗库溴铵、阿曲库铵及维库溴铵等药物时,神经肌肉的阻滞时间被延长,因此建议在使用神经肌肉阻滞药物时监测神经肌肉功能。

（六）电解质及血糖改变

低温治疗对电解质影响很小,一般包括高钠血症、低钾血症、低镁血症、低磷血症及低钙血症,在 HACA 研究中,并未观察到显著的改变。由于低温可以减少胰岛素分泌,增强胰岛素抵抗,因此高血糖在低温治疗中比较常见。但目前指南中认为严格的血糖管理对预后的影响仍不确定,所以并未推荐一个合适的目标血糖值。

三、结束语及展望

目前临床试验研究证实,低温治疗可以提高院外心搏骤停(初始心律为可除颤心律)患者的生存率及改善神经功能恢复。尽管在过去的十年中,低温已在临床应用,且美国心脏协会指南建议 I 级推荐,但目前对于低温治疗的某些方面仍有争议,在接下来的临床试验研究中应着重解决以下问题:①患者人群选择,低温治疗是否对于所有院外心搏骤停(恢复自主循环的昏迷)成年患者的生存率及神经功能恢复有益。哪一部分人是低温治疗中获益最大的,所有的院外心搏骤停患者还是被选择的一部分人群,如何选择出获益最大的人群,是依据 ST 段抬高的心肌梗死,可除颤心律还是不明原因的心搏骤停;②治疗时机,低温治疗是否可以在去导管室路上或围手术期就开始应用，还是先开通堵塞的血管，再开始低温治疗；③低温方法，经皮冠状动脉介入治疗前，如何选择诱导低温的方法（静脉注射低温液体，体表低温还是血管内导管低温治疗），低温治疗最合适的温度和时间是多少。

（张隽　赵璟妍　吴川杰）

参 考 文 献

［1］ARRICH J,HOLZER M,HAVEL C,et al. Pre-hospital versus in-hospital initiation of cooling for survival and neuroprotection after out-of-hospital cardiac arrest［J］. Cochrane Database Syst Rev 2016,3：CD010570.

［2］CALLAWAY CW,DONNINO MW,FINK EL,et al. Part 8：Post-Cardiac Arrest Care：2015 American Heart Association Guidelines Update for Cardiopulmonary Resuscitation and Emergency Cardiovascular Care［J］. Circulation,2015,132(18 Suppl 2)：S465-482.

［3］PERMAN SM,GROSSESTREUER AV,WIEBE DJ,et al. The Utility of Therapeutic Hypothermia for Post-Cardiac Arrest Syndrome Patients With an Initial Nonshockable Rhythm［J］. Circulation,2015,132(22)：2146-2151.

［4］ANDERSEN LW, HOLMBERG MJ, BERG KM, et al. In-Hospital Cardiac Arrest：A Review［J］. JAMA, 2019, 321(12)：1200-1210.

［5］CHAN PS,BERG RA,TANG Y,et al. American Heart Association′s Get With the Guidelines-Resuscitation I：Association Between Therapeutic Hypothermia and Survival After In-Hospital Cardiac Arrest［J］. JAMA,2016,316(13)：1375-1382.

［6］KIM F,NICHOL G,MAYNARD C,et al. Effect of prehospital induction of mild hypothermia on survival and neurological status among adults with cardiac arrest：a randomized clinical trial［J］. JAMA,2014,311(1)：45-62.

［7］MODY P,KULKARNI N,KHERA R,et al. Targeted temperature management for cardiac arrest ［J］. Prog Cardiovasc Dis,2019,62(3)：272-278.

［8］NIELSEN N,WETTERSLEV J,CRONBERG T,et al. Targeted temperature management at 33 degrees C versus 36 degrees C after cardiac arrest［J］. N Engl J Med,2013,369(23)：2197-2206.

［9］SILVERMAN MG, SCIRICA BM. Cardiac arrest and therapeutic hypothermia ［J］. Trends Cardiovasc Med, 2016, 26(4)：337-344.

第六节　癫　痫

一、概述

癫痫是一组病因不同且预后各异的以持久癫痫发作倾向为特征的脑部疾病，痫性发作作为癫痫的最重要的表现，主要是由于神经元异常放电产生的。有明确病因的癫痫称为"继发性癫痫"，而病因尚不清楚的癫痫称为"特发性癫痫"。无论针对哪种癫痫，目前国内及国际上仍以药物治疗为主，部分患者可经过充分评估后进行外科手术治疗抑制痫性发作。但目前的药物及手术治疗仍对约20%的患者效果不佳，这部分患者常被称之为"难治性癫痫"。对于这部分患者，除了痫性发作所致的症状外，长期异常神经元放电也会造成继发的脑组织损伤。除此之外，对于痫性发作超过5分钟，或者两次痫性发作之间意识未完全恢复的癫痫持续状态，更是成为神经重症疾病中的一类重要疾病，对于这类患者快速有效地中止临床及脑电图发作对于保护其脑神经及改善预后具有重要作用。目前的临床中常使用苯二氮䓬类作为一线药物，必要时加用苯妥英钠、丙戊酸钠或左乙拉西坦，对药物治疗无效的患者会在监护下采用麻醉药物治疗，但目前的临床病例观察中仍有部分患者对上述治疗均无效果，此类发作常被称为难治性癫痫持续状态，对于这类患者预后较普通癫痫患者更差。因此一些研究者将目光投向了非药物治疗方法，以期待改善上述药物治疗效果不佳患者的预后。目前研究较多的非药物癫痫治疗方法包括脑深部电刺激、经颅磁刺激及亚低温治疗等。

亚低温治疗是通过降低核心温度或局部脑温,达到治疗的效果。而亚低温治疗脑部疾病的历史由来已久,无论是在创伤性脑疾病、血管疾病、缺血缺氧性脑病,亚低温的治疗效果都得到了临床前及部分临床研究的验证。目前认为亚低温的治疗机制是多靶点的,其中可能涉及不同疾病不同病理生理过程中的多个环节:如血脑屏障破坏、炎性反应、白质损伤等。目前也有部分研究者将亚低温治疗应用于癫痫模型,观察低温治疗对于痫性发作的抑制效果及潜在机制,虽然目前的机制研究尚未完全清晰,但大多数临床前研究仍观察到了亚低温对痫性发作的抑制作用。在临床研究中,目前大多数研究为单中心的研究,且大多研究选择的是重症的癫痫持续状态患者,目前大部分研究发现低温治疗可以一定程度抑制癫痫发作,但目前对于低温治疗的靶温度、低温治疗时长等问题仍无统一标准。

本章将总结目前亚低温对癫痫的治疗研究,从亚低温治疗癫痫的理论基础、临床前及临床研究效果及未来展望等方向讨论亚低温治疗癫痫的可行性及未来前景。

二、亚低温治疗癫痫的理论基础

1. 亚低温对于生理状态下脑功能的影响及机制研究 目前的研究已经证实,在正常生理状态下,温度对于脑功能及电活动存在影响。脑血流可被温度影响,从而影响脑部灌注,在对局部低温的啮齿类动物的脑血流监测研究中发现,即使是亚低温治疗亦可使低温局部的脑血流显著减少,但在复温后这种对脑灌注的抑制作用可逐渐恢复。与此同时,与病理性的脑灌注降低不同,这种亚低温引起的血流减少并不会引起神经元的丢失及神经功能缺损,从组织学及行为学对比中并未发现低温带来的这种可逆性灌注降低对神经功能造成的负面影响。这可能和人体的脑血流储备调节能力及低温本身降低神经血管单元细胞代谢相关。

除了对复温后的神经功能的探究,有研究者对非人灵长类动物模型进行低温的过程中的神经功能同样进行了评估:研究结果表明选择性降低皮质功能区温度可一过性地抑制该功能区的功能,且复温后该区域功能可随之恢复正常。同时一个研究团队还在啮齿类动物中探究了不同低温程度对于神经功能的影响,研究发现随着局部皮质温度降低,其引起的神经功能缺损程度逐渐增大,但即使当靶温度设定至实验设计的最低值(10℃),复温后仍未观察到动物模型的神经功能缺损,为此他们推断出10℃尤其是15℃以上作为低温治疗靶温度安全性结论。同样在大鼠模型中的组织学研究发现即使靶温度降至5℃时,可以观察到神经元的形态学改变,但复温后可迅速恢复,且不会造成组织损伤,这种一过性的神经元形态学改变可能与细胞膜上离子泵功能受到温度影响相关。同时长期间断低温也被证实不会造成脑组织结构与功能的破坏。体外模型更近一步证实了长时间低温下脑组织仍可存活。随着在动物模型中对靶温度极限的探索,目前的研究已经将组织学安全的靶温度逐渐降至更低水平。然而这样的结论并不能成为临床转化的直接依据,毕竟仅探究低温对神经元组织学的影响并不是安全性的全部内容,即使在正常生理状态下,低温对神经血管单元及流经局部的血液的整体作用是安全性论证中必不可少的环节之一。

2. 亚低温对于病理状态下脑功能的影响及机制研究 癫痫是神经元异常放电所产生的一系列病理生理变化的总和,其致病原因复杂,在临床前研究中常应用多重造成癫痫发作的动物模型模拟痫性发作本身,在亚低温对癫痫发作病理状态下作用的研究同样多使用类似的体外及动物模型。在青霉素诱发的皮质癫痫模型中局部物理低温(平均目标温度需达到32℃)可以有效终止癫痫发作,但研究者观察到当启动复温后,痫性发作再次出现。这项研究不仅证实了低温治疗对于终止痫性发作的有效性,更引发学者们对复温过程中痫性发作复发原因及背后机制的思考。相似的现象随后被更多研究者在不同的癫痫模型中所证实,其共同特点是低温治疗靶温度较低(20~23℃),同时复温过程中可再次观察到癫痫发作。

在对低温的靶温度探究中部分研究者倾向于将靶温度降至较低数值(24℃以下),相对较低的靶温度可以有效终止痫性发作的同时,还被观察到具有延长发作潜伏期、减少癫痫发作持续时间的作用,这样的结论不仅是基于对既往研究的总结,更重要的是一些研究甚至发现未达到靶温度的中度低温可能会诱发癫痫发作。但目前对于终止癫痫有效靶温度的探讨仍在继续,与此同时除了治疗终点的靶温度外,降温速度同样可以对治疗效果产生影响,一些研究发现快速将局部脑温降低可有效终止癫痫发作,从而减少由于痫性发作时间较长引起的多种继发性脑损伤。要达到局部快速有效地降温,降温技术的发展是至关重要的一环。

目前的基础研究主要采用物理低温方式,从最早的冷水循环装置到新型热电模块,随着低温设备的发展目前准确地将局部脑温降低已并非难事,但同低温治疗在其他脑病领域的研究相似,从降低动物模型脑温到有效降低患者脑温中间存在的巨大鸿沟仍是目前转化研究所面临的巨大挑战。这可能与人脑组织血供丰富相关,同时,目前临床前研究的低温治疗靶温度已经超出亚低温治疗范畴,虽然在动物模型及离体模型中这样的局部低温可以抑制痫性放电,并被验证不会造成脑组织结构及功能的破坏,但在向临床转化中,除了局部低温的可及性外,较低的靶温度本身的安全性及对其他系统的影响仍有待考证。

目前治疗性低温抑制癫痫发作的机制尚在研究当中,但回顾目前的研究成果,主要集中于对痫性放电的抑制作用和对癫痫病灶或对继发性癫痫的原发病作用这两大方面。

目前的临床前研究已经证实,低温治疗可以控制药物诱导癫痫动物模型的痫性发作,同时临床研究中也观察到了低温治疗对于终止癫痫持续状态的治疗价值。对于低温对痫性放电的抑制机制研究始终未停止。双膜片钳记录低温治疗可以阻断药物诱导的癫痫模型的节律性放电,破坏 CA1 和 CA3 神经元的同步性,但在中间神经元中低温在阻断节律性放电的同时并不影响动作电位。在多电极阵列中,低温治疗在阻断同步点位的同时并不影响多单位活动,因此研究推断低温对 γ-氨基丁酸中间神经元的差异效应是破坏神经网络同步性从而抑制癫痫样放电的重要机制之一。同时一些研究还发现部分温度敏感的 TRP 通道(transient receptor potential channel)可能同时参与了低温对痫样放电的抑制。除此之外另一个可能解释低温对不同神经元作用差异的原因是不同种类神经元本身所富含的离子通道的细微差异。目前研究提示海马中间神经元富含电压门控 Na^+ 通道的 NaV1.1 亚单位变体的表达,而锥体神经元则表达 NaV1.6 亚单位。事实上,目前很多研究者将低温对痫性发作抑制作用的机制研究的目光聚焦于与动作电位及电活动息息相关的离子通道。

除了对离子通道的研究外,早在 20 世纪,就有研究者发现低温治疗可以增高海马神经元的静息输入电阻。研究中还发现,这种趋势可随温度的变化而发生变化,且通过对大鼠下丘脑组织切片进行全细胞记录发现,这种与温度相关的电阻变化无论在温度敏感和温度不敏感的神经元中都可被观察到。为此一些学者提出了研究温度对膜结构本身的影响可能可以帮助揭开温度诱导的电阻变化的潜在机制。温度还可以通过调节神经递质的释放影响局部神经元兴奋性,一些研究发现低温可以减少突触前的神经递质释放,除了影响神经递质释放,低温本身对于神经递质的扩散及受体的活性都存在影响。以谷氨酸受体为例,研究发现低温可以直接影响兴奋性谷氨酸受体(GluR)的表达,而在癫痫动物模型中 GluR1 和 GluR2 表达量相反的表达趋势可以直接影响神经元的兴奋性,从而在癫痫发作的病理生理变化中起到至关重要的作用,而低温治疗可以降低海马体中的 GluR1 表达同时增加 GluR2 的表达,从而降低神经元的兴奋性,这与在癫痫模型中观察到的趋势完全相反,因此学者推断影响谷氨酸受体的表达可能是低温治疗影响痫性发作的又一重要机制。

除了对痫性发作本身的影响,低温治疗还可能通过抑制原发病从而减少继发性癫痫发生。目前的研究发现亚低温治疗对于多种中枢神经系统疾病具有显著神经保护作用,其潜在机制是多靶点的,目前已被较多研究证实的靶点包括直接抑制神经元代谢活动进而减少在病理状态下神经细胞对氧及能量的消耗,抑制多种损伤后的炎性反应,降低颅内压等。而目前在多种可引起继发癫痫的疾病模型中,亚低温治疗均被证实可以不同程度地减少原发病的脑组织损伤,包括新生儿缺血缺氧性脑病,心搏骤停引起的昏迷、脑炎、颅脑创伤及严重的缺血性卒中等。但在临床研究,低温的效果仍有待于进一步地探索,但值得肯定的是,目前对于亚低温治疗新生儿缺血缺氧性脑病及心搏骤停相关的颅脑损伤的效果已经得到了多数临床研究的证实。本章节侧重亚低温治疗对于癫痫发作本身作用的讨论,而低温通过减少原发病病灶大小及严重程度从而减少继发性癫痫的发生内容,将在本书其他相应章节详细论述。除此之外,癫痫尤其是癫痫持续状态本身会在神经元高度兴奋同时释放如氧自由基等物质,进而继发其他包括血脑屏障组成成分的神经组织损伤,而亚低温治疗可以通过减少氧自由基的生成,减少兴奋性氨基酸释放并保护血脑屏障损伤减少神经组织损伤,从而减少癫痫相关组织损伤,从而减少相关不良预后,这可能是低温对于癫痫的神经保护作用的又一可能机制。

三、亚低温治疗癫痫的效果

1. 亚低温对癫痫持续状态的治疗效果 癫痫持续状态作为一种严重的神经系统急症,表现为痫性发作时间较长或两次痫性发作间意识无恢复,如无法及时控制,可造成严重的神经系统损伤甚至危及生命。传统的癫痫持续状态是指癫痫持续 30 分钟或更长时间,但随着对癫痫病理生理及临床特点的探究,目前将癫痫持续 5 分钟以上或两次癫痫发作间未完全清醒的患者归类于癫痫持续状态。目前为止对于癫痫持续状态的治疗手段仍以药物治疗为主,目前一线治疗药物仍是苯二氮䓬类,其次是苯妥英钠、丙戊酸钠或左乙拉西坦,对药物治疗无效的患者可采用麻醉药物治疗,但仍有部分患者对上述治疗均无效果,此类发作常被称为难治性癫痫持续状态。

癫痫持续状态尤其是惊厥性癫痫持续状态由于患者存在持续的肢体运动,患者常可出现体温增高,体温增高本身又会加重癫痫的严重程度,且造成继发损伤。除了癫痫持续状态外,多种神经重症疾患中体温升高都与不良预后存在相关性,因此在重症监护室中的体温管理成为了神经重症中的重要课题之一。目前已有临床研究发现,对心搏骤停后昏迷和新生儿缺血缺氧性脑病患者使用体温管理可以有效降低死亡率,改善神经系统功能预后。而对于低温对癫痫持续状态的效果,目前国际上大多数研究为单中心少量病例的观察性研究。Corry 等人选择了 4 例癫痫持续状态患者,利用血管内低温方式降低患者核心温度至31~35℃,发现低温可以抑制癫痫发作,虽然在观察中发现同低温治疗在其他脑部疾病中的应用一样,患者在低温治疗过程中出现了寒战、凝血异常等副作用,但 4 例患者在发作频率上均显著降低。随后,低温对癫痫持续状态的治疗价值在全球不同医疗机构被证实。不仅如此,之前在基础研究中曾被观察到的癫痫在复温过程中的复发并未在接受低温治疗的患者中发现,当然这可能与这部分临床研究中使用的复温速度缓慢且谨慎相关。而一项来自法国的多中心、开放标签、随机对照临床研究将癫痫持续状态的患者随机分配至低温治疗及标准治疗组,通过对比两组患者的 90 天后良好预后比例,低温组患者良好预后比例高于标准治疗组(49% vs. 43%),但差异并无统计学意义,但通过对比治疗后短期内癫痫持续状态的比例,发现了两组的差异:低温可以一定程度抑制癫痫发作。虽然在这项研究的主要结局终点指标中未观察到两组的统计学差异,但低温与良好预后之间的趋势仍给低温研究者们一些信心。并且该研究低温治疗时间控制在 24 小时,较其他一些得到阳性结果的研究时间更短,为此不同低温参数的临床研究有待于进一步完成。除了在成人癫痫持续状态的研究外,低温治疗在儿童癫痫持续状态中的治疗中同样显示出了一定的优势,在对 5 例难治性癫痫儿童进行低温治疗后发现低温可以有效抑制癫痫发作,这其中 4 例患儿是曾接受过戊巴比妥治疗,但仍无法控制发作的难治性癫痫持续状态的患儿。

目前对于低温治疗癫痫的临床研究多为小样本量的单中心研究,研究方案及目标人群的选择间存在一定差异。近期一项综述总结了目前低温治疗癫痫的研究发现,治疗性低温应用的时限从发病后的第 1~60 天不等,持续时间为 20~240 小时不等,目标温度更是从 35~30℃不等。在 82% 的病例中低温治疗可以有效控制癫痫活动,但仍有 49% 的病例在复温中仍有复发。

虽然低温治疗在癫痫持续状态中的有效性得到了许多研究的证实,但总结各个研究的特点不难发现其中仍存在一些问题。首先,目前绝大多数的研究仍使用全身低温的方式,虽然从最初的冰毯降温向血管内低温转化,但仍无法有效避开对核心温度的影响,这就意味着低温在降低脑温的同时,对患者的全身多器官同样存在潜在的影响。正是由于这样的原因导致在许多研究中观察到了低温治疗抑制癫痫发作的同时出现寒战、免疫抑制、下肢静脉血栓等副作用。虽然目前绝大多数死亡病例的分析认为死亡无一例与低温治疗直接相关,但治疗的安全性仍是临床推广过程中一个重要的评价指标。其次,总结目前低温治疗的具体治疗参数不难发现,诱导低温至靶温度的过程需耗费数小时时间,而对癫痫持续状态的患者来说,在诱导低温的时间内就可造成大量神经元死亡,甚至造成永久性脑损伤。而在临床中缺乏像在动物模型中一样可以将脑温快速降低的低温治疗手段,快速准确降温的新手段有赖于新技术的研发,同时也有部分研究者支持结合低温治疗与药物的结合治疗方法,即在低温诱导过程中继续使用如苯巴比妥、咪达唑仑等药物,这样可以为患者在降温过程的安全性提供双重保护。

2. 亚低温对不同病因的难治性癫痫发作的效果 虽然目前亚低温治疗各种中枢神经系统疾病的临床研究已经持续了半个多世纪,但对亚低温治疗癫痫的临床研究多集中于对难治性癫痫和癫痫持续状态的治疗。难治性癫痫是指标准治疗方案无法控制,目前对于难治性癫痫,抗癫痫药物及持续静脉麻醉是主要的治疗方法,但当上述治疗仍无效果时可以添加其他非药物治疗方法,低温治疗便是其中之一。早在20世纪,就有个案报道发现低温对于难治性癫痫患者的潜在应用价值,其中一组研究者对难治性癫痫患者在全身麻醉状态下使用蛛网膜下腔低温液体灌注的方法进行低温治疗,成功地将脑温降至 $5\sim6℃$,并在1年的随访中看到了低温治疗对于难治性癫痫的治疗作用。近期的一项研究中,研究者通过特别设计的头盔对难治性癫痫患者的头部进行外部冷却,头皮温度平均下降 $12.2℃$,而鼓室温度仅下降 $1.7℃$,这与临床前研究中局部降温的效率存在明显差异,主要原因可能是人类的脑组织与头皮间阻隔着厚厚的颅骨,同时脑组织丰富的血供是其通过外部降温难以有效降低颅内温度的原因。但随着低温技术手段的不断进展,研究者们发现血管内低温系统越过血供丰富的皮肤表面直接冷却患者核心温度,从而达到有效降温的目的。一项临床研究利用血管内低温方法将4例不同病因的难治性癫痫患者体温降至 $31\sim35℃$,从而抑制了痫性发作,更可喜的是这些患者即使在复温后的发作频率较治疗前明显降低,其中半数患者在随访期间无癫痫发作。

一只头部外伤后出现难治性癫痫的狗经过治疗性全身低温($33\sim35℃$)可有效控制癫痫发作。但由于是个案报道,这种效果不能除外低温对颅脑创伤本身的治疗效果,但对这部分内容,我们将在相应章节内进一步论述。

此外,另一个造成难治性癫痫发作的病因是新生儿缺血缺氧性脑病,随着医疗水平的逐渐发展,此类疾病的发病率虽然已得到一定程度地控制,但据统计,目前新生儿缺血缺氧性脑病仍是造成新生儿死亡及永久性神经系统后遗症的主要原因。目前研究发现低温治疗可以提高新生儿缺血缺氧性脑病患儿的存活率,降低远期残疾率。同时一项针对新生儿缺血缺氧脑病的临床研究发现,在15名患儿中,5名接受全身低温治疗的新生儿未出现癫痫发作,对比另外7名非低温治疗组患者出现的癫痫发作和认知功能恶化来说,低温治疗似乎可以预防围生期新生儿脑病相关的癫痫发作,但这可能和低温治疗对新生儿缺血缺氧脑病本身的病情发展的抑制相关,并不能完全说明低温治疗与新生儿脑病相关癫痫的绝对因果关系。为此一项回顾性研究通过比较低温与非低温治疗组缺血缺氧性脑病新生儿的脑电图发现:相较于非低温组,接受了全身降温治疗的新生儿癫痫发作持续时间较短,但这种差异仅在中度新生儿缺血缺氧性脑病中更加显著,这样的观察结果提示不同严重缺血缺氧性脑病造成的癫痫可能存在病理生理学的差异可能是其对治疗性低温反应不同的原因之一。虽然目前不乏低温治疗在新生儿缺血缺氧性脑病中的研究,但一项针对新生儿缺血缺氧脑病癫痫发作患儿的低温治疗观察的研究中发现:即使将治疗性低温靶温度成功降至 $34\sim35℃$,仍有65%患儿继续发作,47%出现非惊厥性脑电图发作,23%仍然出现癫痫持续状态,这样的结果也提示低温治疗在抑制痫性发作中治疗效果同样存在局限性。同时提示治疗过程中的持续脑电图监测可以帮助更准确地评估低温治疗效果,尤其是对新生儿缺血缺氧性脑病的患儿,据报道,有 $22\%\sim64\%$ 的新生儿缺血缺氧性脑病患儿表现为亚临床脑电图惊厥。忽视脑电图监测可能会错失对这部分患儿的病情观察的准确性。

由于目前对于亚低温治疗癫痫的研究多应用于癫痫持续状态，而符合临床研究的患者在临床中数量有限，因此大多数研究常将多种病因导致的癫痫持续状态的患者纳入研究，而很少选择单一疾病导致的癫痫进行低温治疗的效果观察。这样的研究方法可以总体观察亚低温对于癫痫发作的治疗效果。但同时可能会遗漏亚低温对不同原发病引起的继发癫痫的效果，就目前的研究发现，原发性癫痫与不同原因引起的继发性癫痫持续状态的病理生理过程及致病机制不尽相同，其中部分涉及上一节中探讨的低温降低痫性发作的不同机制。因此未来对于细化亚低温对不同原发病导致的癫痫的治疗效果的研究可以有助于对潜在保护机制的探究，同时对于低温治疗癫痫的适应证的选择同样存在提示作用。除了对临床研究的细化外，增加亚低温对不同种癫痫模型的痫性发作抑制效果的研究可以为临床患者的选择提供一些提示作用。

四、亚低温治疗癫痫的前景展望

同亚低温治疗在其他疾病的应用所面临的问题相似，癫痫的低温治疗目前也缺乏对多种低温治疗指标的大规模临床研究，目前对于低温治疗靶温度、低温时长及低温方式的标准仍无定论。

目前从亚低温对癫痫治疗的安全性的研究发现，降低颅内温度可以一过性减少局部脑血流灌注，且并不会因此引起组织损伤，且亚低温治疗同样不会影响局部脑组织的葡萄糖代谢。但目前针对低温治疗癫痫的靶温度的研究范围较宽，虽然多项临床前研究已经将低温治疗的温度降到超出亚低温的范畴，并在功能水平、组织结构水平证实了其对脑组织的安全性，然而在人体中超过亚低温的降温幅度的安全性仍有待于进一步的验证。同时低温对脑组织的安全性也并不能完全代表其总体安全性，在亚低温的临床研究病例中仍有对亚低温治疗患者，尤其是接受全身低温治疗患者的副作用的报道，常见副作用包括对血流动力学不稳定造成的心律失常、凝血功能障碍、免疫抑制造成的感染，但在针对癫痫患者，尤其是癫痫持续状态患者的严格监控中，这些副作用可以被及时发现，并有针对性地进行抑制，进而降低治疗的严重不良反应发生率，提升了亚低温治疗的总体安全性。这样的经验也同样值得亚低温在治疗其他疾病应用借鉴。虽然存在潜在发生副作用的风险，但低温治疗的效果同样令人感到鼓舞，在多项对难治性持续状态的病例研究中，当靶温度达到32~35℃时已经可以有效抑制癫痫发作，甚至在部分患者中可以达到电静息的状态，且经过数小时至数天的严格监控下的低温后，在复温过程中患者未再出现癫痫复发，这些成功的案例均为亚低温治疗癫痫发作的进一步研究提供了重要依据。

与此同时，通过总结这些成功案例可以发现绝大多数病例自低温诱导前至复温后都在医护人员专业的监护下，其中不仅包括对脑电的持续监测，也包括对诱导低温速度、复温速度、血氧饱和度、心率、血压、电解质及凝血功能的全身评估，还要针对部分风险较高患者有针对性地进行并发症的监测。以使用血管内低温的癫痫患者为例，医生除对患者进行常规监测外还会重点复查患者的静脉超声，防止静脉血栓形成，而这样密集的监测手段及设备在普通病房难以达到。而对于癫痫持续状态此类已经身处重症监护室的危重患者，硬件的设备可以基本达到，同时随着对低温技术本身和癫痫持续状态的深入研究，医生对于监测指标、内容、频率也有望逐渐标准化。

目前针对癫痫的低温方式的选择主要集中于全身低温和局部脑组织低温。在临床应用方面，随着血管内低温技术和药物研究的发展，全身低温的可及性逐步提高，但其由于对核心温度及其他多系统器官均存在影响，因此出于对安全的考虑，全身低温患者的筛选应格外注意。在临床观察中发现低温治疗的常见并发症包括电解质紊乱、酸碱失衡、免疫抑制后出现的感染及凝血功能障碍等，但绝大多数的病例报道中这些并发症都较轻微。但目前的研究病例数较少，随着临床应用的扩大，可能会出现较严重副作用病例。在临床前研究中，局部低温治疗的方式可以在对核心温度影响较小的前提下降低局部脑组织温度，因此可以减少对其他组织器官的影响，被认为是目前在安全上更具优势的低温方式。在对癫痫的研究中，研究者可利用新型热电模块将局部脑组织温度降低从而达到有效控制癫痫发作的目的。但在临床研究中此类方法的有效性还未得到充分论证，同时局部低温的位置选择也同样重要。在临床前研究中，动物模型在造模过程中常可清晰区分致痫灶的位置，但在临床患者中，致痫灶及病灶的判断常需要结合临床表现、影像学及脑电图等多项内容综合评估。基于这样的特点，和外科治疗癫痫一样，局部低温治疗同样需要对低温组织靶点的准确判断，位置判断的偏差可能会造成疗效的差异。同时由于患者癫痫灶大小位置的不同，一个个体化的既可满足置入要求，又可完整覆盖靶区的局部低温装置是硬件条件之一，且置入操作本身的有创性也同样可能会影响部分患者的应用。

基于目前的研究现状，未来的临床研究方向除了细化并优化低温治疗的参数外，针对癫痫疾病的特点，在纳入病例中划分不同原发病作为亚组进行疗效观察可以为亚低温治疗癫痫的深入研究及未来病患的选择提供更多依据。同时观察终点指标的选择也是影响临床研究结果及意义的重要因素之一，由于癫痫持续状态病因复杂，患者常为合并其他原发神经系统疾病及其他多系统紊乱的重症患者，对于此类患者，较大的组内异质性及较小的样本量都将影响临床研究的结果。此外仅观察低温能否中止痫性发作、痫性发作的复发率或死亡率可能会遗漏其中的重要细节，目前已有一些研究将神经系统不良预后（良好预后）等多种指标作为观察终点时间进行研究。这些多样化的临床终点指标可能会为未来大样本量的临床研究的设计提供更多的线索。

虽然目前亚低温治疗癫痫的研究还远不如药物治疗的研究丰富翔实，但总体来说，对于药物难以控制的难治性癫痫持续状态，由于疾病本身具有发作时间长、并发症多、药物控制效果不佳及预后不良的特点，因此包括亚低温治疗在内的新型治疗方法具有光明的研究前景。尤其是联合应用亚低温和抗癫痫药物治疗的方法也在临床应用中得到了部分临床医生的肯定。

（赵璟妍　徐逸）

参 考 文 献

[1] ROTHMAN S M. The therapeutic potential of focal cooling for neocortical epilepsy[J]. Neurotherapeutics : the journal of the American Society for Experimental Neuro Therapeutics,2009,6(2):251-257.

[2] YANG X F,KENNEDY B R,LOMBER S G,et al. Cooling produces minimal neuropathology in neocortex and hippocampus[J]. Neurobiology of disease,2006,23(3):637-643.

[3] MOTAMEDI G K,SALAZAR P,SMITH E L,et al. Termination of epileptiform activity by cooling in rat hippocampal slice epilepsy models[J]. Epilepsy research,2006,70(2-3):200-210.

[4] VASTOLA E F,HOMAN R,ROSEN A. Inhibition of focal seizures by moderate hypothermia. A clinical and experimental study [J]. Archives of neurology,1969,20(4):430-439.

[5] MOSELEY J I,OJEMANN G A,WARD A A JR. Unit activity in experimental epileptic foci during focal cortical hypothermia [J]. Experimental neurology,1972,37(1):164-178.

[6] MOON C. An investigation of the effects of ruthenium red,nitric oxide and endothelin-1 on infrared receptor activity in a crotaline snake[J]. Neuroscience,2004,124(4):913-918.

[7] GRIFFIN J D,BOULANT J A. Temperature effects on membrane potential and input resistance in rat hypothalamic neurones [J]. The Journal of physiology,1995,488(Pt 2):407-418.

[8] BOUCHER J,KROGER H,SIKA. Realistic modelling of receptor activation in hippocampal excitatory synapses:analysis of multivesicular release,release location,temperature and synaptic cross-talk[J]. Brain Struct Funct,2010,215(1):49-65.

[9] CORRY J J,DHAR R,MURPHY T,et al. Hypothermia for refractory status epilepticus[J]. Neurocrit Care,2008,9(2):189-197.

[10] ELTING J W,NAALT J,FOCK J M. Mild hypothermia for refractory focal status epilepticus in an infant with hemimegalencephaly[J]. Eur J Paediatr Neurol,2010,14(5):452-455.

［11］ LIN J J,LIN K L,HSIA S H,et al. Therapeutic hypothermia for febrile infection-related epilepsy syndrome in two patients［J］. Pediatr Neurol,2012,47(6):448-450.

［12］ LEGRIEL S,LEMIALE V,SCHENCK M,et al. Hypothermia for Neuroprotection in Convulsive Status Epilepticus［J］. The New England journal of medicine,2016,375(25):2457-2467.

［13］ GUILLIAMS K,ROSEN M,BUTTRAM S,et al. Hypothermia for pediatric refractory status epilepticus［J］. Epilepsia,2013,54(9):1586-1594.

［14］ LEGRIEL S. Hypothermia as a treatment in status epilepticus:A narrative review［J］. Epilepsy Behav,2019,101(Pt B):106298.

［15］ HAYES G M. Severe seizures associated with traumatic brain injury managed by controlled hypothermia,pharmacologic coma,and mechanical ventilation in a dog［J］. J Vet Emerg Crit Care(San Antonio),2009,19(6):629-634.

［16］ WUSTHOFF C J,DLUGOS D J,GUTIERREZ-COLINA A,et al. Electrographic seizures during therapeutic hypothermia for neonatal hypoxic-ischemic encephalopathy［J］. Journal of child neurology,2011,26(6):724-728.

［17］ LOW E,BOYLAN G B,MATHIESON S R,et al. Cooling and seizure burden in term neonates:an observational study［J］. Arch Dis Child Fetal Neonatal Ed,2012,97(4):F267-272.

［18］ NOMURA S,FUJII M,INOUE T,et al. Changes in glutamate concentration,glucose metabolism,and cerebral blood flow during focal brain cooling of the epileptogenic cortex in humans［J］. Epilepsia,2014,55(5):770-776.

第七节　脑膜炎与脑炎

一、脑膜炎

脑膜炎指脑膜的弥漫性炎症性改变,由细菌、病毒、真菌、肿瘤与白血病等各种生物性致病因子引起。病变主要累及软脑膜。初始以充血、浆液性渗出、局灶性小出血点为主。后期可有大量的纤维蛋白、中性粒细胞及血浆渗出。因颅底积聚的脓液黏稠,加上化脓性病变直接侵袭,导致脑膜粘连、加重视神经等脑神经损害,进而导致颅内压增高及脑功能受损。脑膜炎的典型体征和症状包括发热、精神状态改变和颈部僵硬,此外还会有颅内压增高和全身症状。对于脑膜炎患者,一般首先进行经验性抗生素治疗,在病原体或其他病因确定后进行精准的治疗。同时一些辅助治疗方法也能起到防治并发症和改善预后的作用。如地塞米松治疗可以抑制炎症反应;渗透疗法可以减轻脑水肿降低颅内压;对乙酰氨基酚可以退热并减轻炎症反应;抗癫痫药可以治疗脑膜炎引发的癫痫。

在成人细菌性脑膜炎患者中,尤其是在肺炎球菌性脑膜炎患者中,病死率和神经后遗症的发生率很高。虽然已证明辅助地塞米松治疗对成年肺炎球菌性脑膜炎患者有益,但病死率仍为20%,这强调了新的治疗方法的必要性。如前文所述,治疗性低温疗法已被证明在创伤性颅脑损伤、心搏骤停、癫痫等疾病的治疗中,具有降低颅内压、保护神经、抑制炎症反应等作用,这些提示该疗法在细菌性脑膜炎中可能具有潜在益处。

近些年来,有多项包括动物模型研究和临床研究在内的亚低温治疗脑膜炎相关研究。这些研究从机制到应用对亚低温治疗脑膜炎进行探究,但目前仍存在不少争议。本节将总结并分析其中具有代表性的研究供读者参考,以期为今后的相关研究提供思路和方向。

(一)亚低温治疗脑膜炎的动物模型研究

近年来,许多研究应用脑膜炎动物模型证明了亚低温治疗脑膜炎的可行性。这些研究根据亚低温治疗神经系统相关疾病的基本机制,通过各种方式证明了这些治疗机制在脑膜炎模型上同样起作用。

炎症反应是引起脑膜炎不良后果的最主要机制,在此过程中炎细胞渗出并释放炎症因子,可导致组织损伤、脑水肿、颅内压增高。有研究发现肺炎双球菌脑膜炎大鼠硬膜外温度下降2℃可以显著抑制白细胞进入脑脊液,同时也降低了脑脊液中炎症因子 TNF-α 的含量,并会使 NFκB 活性暂时下降。NFκB 通路在调节免疫应答中起到关键的作用,这也许间接反映了炎症反应的减弱。此外,亚低温治疗在脑膜炎模型中也被证明对中性粒细胞的浸润和活性具有抑制作用。中性粒细胞在炎症反应时通过释放自由基和氧化剂分子导致组织损伤。髓过氧化物酶蛋白大量存在于中性粒细胞中,因此髓过氧化物酶活性常被用作中性粒细胞存在的标记。研究发现亚低温治疗可以降低重型 B 族链球菌脑膜炎兔模型脑组织中的髓过氧化物酶活性,这间接证明亚低温治疗可抑制中性粒细胞的浸润和活性。同时亚低温还可以抑制中性粒细胞上 β1-整合素的激活。β1-整合素是参与中性粒细胞与细胞外基质结合的黏附分子,整合素激活的抑制可能是中性粒细胞浸润减少的部分原因。

在脑膜炎中,兴奋性神经递质毒性机制已在实验中得到证实。兴奋性氨基酸 Glu 及其辅助激动剂 Asp 在缺氧、缺血性、低血糖和癫痫性脑损伤中诱导细胞凋亡或神经元坏死。Glu 或 Asp 可作为 N-甲基-D-天冬氨酸(N-methyl-D-aspartic acid receptor,NMDA)的激动剂。NMDA 受体的激活使神经元在将钾转移到细胞外间隙的同时积累具有毒性的钙离子。NMDA 拮抗剂可预防或减少 Glu 相关神经元损伤。在脑膜炎中,Glu 浓度会逐渐升高,这与疾病的严重程度有关,并在病程结束后恢复到正常水平,而抑制 Glu 可减少神经元损伤。有研究发现亚低温治疗的细菌性脑膜炎兔模型脑脊液 Glu 和 Asp 可减少 40%~50%。同时亚低温治疗还可使休克蛋白 70(heat shock protein,HSP70)的表达显著降低。HSP70 在易受过度兴奋影响的细胞中表达,是潜在损伤性神经应激的敏感标志。也可以推测,如果 HSP70 诱导发挥保护作用,这种能力可能与神经元对损伤的抵抗有关。人们不能辨别 HSP70 诱导的减少是继发于神经元应激的减少还是应激神经元诱导 HSP70 能力的减少,但同时出现的 Glu 和 Asp 的降低提示前者的可能性更大。

急性期脑膜炎不良后果最相关的因素是白细胞流入脑脊液、血-脑和血-脑脊液屏障的破坏、脑水肿、脑脊液流出阻力增加和脑血管并发症,而这些都导致颅内高压。亚低温治疗除抑制炎症反应以外,可能还会通过减缓脑血流量增加、抑制一氧化氮(nitric oxide,NO)产生和抑制脑水肿来减缓颅内压升高。有研究发现在重型 B 族链球菌脑膜炎兔模型中脑脊液硝酸盐水平增加,而这种增加被亚低温治疗减弱。脑脊液硝酸盐增加而血清硝酸盐没有显著变化,是原位 NO 产生的证据。这说明亚低温治疗或许可以抑制 NO 的产生。NO 具有扩张血管的作用,由此推测 NO 产生的减少可能是区域脑血流量增加减缓的原因之一。与此同时,亚低温可以降低颅内压,但不会对全身血压产生负面影响,因此可以维持脑灌注压。该研究还记录了脑膜炎兔模型大脑含水量,与对照组相比,经亚低温治疗的模型大脑含水量有轻微的降低,提示脑水肿的减轻。

脑膜炎大多由病原体感染引起,目前研究并未发现亚低温治疗是会对病原体的生长繁殖和活动造成影响,从而达到控制病情发展的作用。有研究将 B 族链球菌性脑膜炎动物模型脑脊液进行培养,发现亚低温治疗组和对照组脑脊液阳性培养数无差异,提示亚低温诱导的有益影响可能不是继发于感染程度或细菌负荷的改变。虽然已有研究发现亚低温治疗在脑膜炎模型中有保护血脑屏障的作用,如严重细菌性脑膜炎模型中应用亚低温可以保存血脑屏障功能的标志物,但有研究发现亚低温治疗对血脑屏障的保护并未明显地改善脑脊液中致病菌的负荷。综上,对于亚低温治疗对病原体的作用还需进一步探索。

（二）亚低温治疗脑膜炎的临床研究与应用

虽然亚低温治疗对脑膜炎的疗效还没有被完全证实,但已有许多临床应用案例。既往文献显示亚低温治疗已成功地应用于数例脑膜炎患者。然而,一项 2013 年发表的关于成人社区获得性细菌性脑膜炎患者亚低温治疗的开放性、多中心、随机临床试验因为亚低温组的死亡率较对照组过高而被迫终止。该研究在 49 家急救中心将 98 名社区获得性脑膜炎昏迷的成年患者随机分配,进行亚低温治疗。然而,在治疗组 49 人中,有 25 名患者死亡,远高于对照组 49 人中的 15 人死亡。由于这项研究是关于亚低温治疗脑膜炎唯一的随机对照临床试验,人们开始对亚低温治疗对脑膜炎的治疗作用产生怀疑。对于该研究的结论,有观点认为亚低温在脑膜炎动物模型中有效而对人类不起作用甚至起反作用的原因可能是:在亚低温条件下抗生素和宿主免疫细胞对抗细菌的能力较差。但对于此研究,也有质疑的声音存在。2014 年,Baršić 团队报道了一项历史性对照研究,入组 41 例社区获得性脑膜炎患者接受亚低温治疗。他们的结果与历史对照组的 90 名患者进行比较,结果显示治疗组死亡率和神经系统不良结局发生率明显小于对照组。由于亚低温在其他中枢神经系统疾病中的成功应用,依然有许多将亚低温治疗应用于脑膜炎的病例报告。在这些病例报告中,结果显示亚低温治疗有利的占多数。

　　这些研究结果的分歧,可能是由于亚低温治疗对象的纳入标椎和治疗执行方式的不同产生的。下文将总结这些临床研究和病例报告中的治疗对象、诱导低温方式、治疗时间这三方面内容并进行对比,以期对今后亚低温治疗脑膜炎的研究和应用有所启发。

　　1. 治疗对象　一些研究发现,只有脑膜炎患者的病情达到一定程度,亚低温治疗才能取得较好的疗效。2011 年,Baršić 团队报道了 10 例社区获得性脑膜炎亚低温治疗的病例,通过分析,他们提出经颅多普勒(transcranial doppler,TCD)测量的 CO_2 反应性的显著降低可以可靠地选择急需低温诱导的患者。若患者无颞叶声学窗,可依据次要标准:视神经直径 ≥6mm 外加格拉斯哥昏迷指数(Glasgow coma scale,GCS)小于 8 分来进行选择。该研究发现对于 CO_2 反应性保留的患者,与标准治疗方案相比,使用亚低温治疗可能不会产生额外的好处。另外,对于一些脑膜炎伴发特定并发症的患者,亚低温治疗可能更加适用,尤其是一些已被证明亚低温治疗有效的病症。2016 年一项病例报告显示,一例严重细菌性脑膜炎和继发性心搏骤停的患者,在经过亚低温治疗和吸入麻醉后被成功救治。因此,对于脑膜炎患者同时继发或伴有如心搏骤停、缺血缺氧性脑损伤等已被证明亚低温治疗有效的病症,可以进行进一步研究来探索亚低温治疗的有效性。

　　2. 诱导低温方式　在亚低温治疗脑膜炎的病例报告和临床试验中,诱导低温的方式多种多样。1965 年,在最早将亚低温治疗应用于脑膜炎的病例报告中,研究人员使用体外低温的方式,如敷冰袋、吹风扇和用海绵擦拭,并静注氯丙嗪抑制体温调节中枢。之后,诱导低温的方式多种多样,除体外低温外,静注低温生理盐水进行体内低温的方式也得到了大量应用。有观点认为血管内低温会使体温更加可控。而在 2013 年的随机对照临床试验中,由于该研究在多中心进行,所以低温方式有一定异质性。使用到的诱导低温方式包括血管内低温和体外低温(冰袋、冷却毯、冷却垫或冷却床垫)。在此研究中,结果显示不同低温技术对结果没有任何影响。另外,参考其他疾病的低温治疗,如到目前为止,还没有任何低温技术被证明在心搏骤停中可以得到更好的结果。以上这些结论提示诱导低温方式可能并不是影响治疗效果的主要因素。

　　3. 治疗时间　对于亚低温治疗脑膜炎的开始时间,在 2011 年 Baršić 团队的报道中,作者提出,根据经验,CO_2 反应性在治疗四天之内是不能回升的。因此,他们建议必须尽快使用低温,至少在收诊后的前 3 天。对于亚低温治疗的持续时间,只有心搏骤停和新生儿缺血缺氧脑病有明确的证据和指南(24 小时)。而对于脑膜炎,目前还没有统一的共识。针对上文 2013 年随机对照试验的阴性结果,有人质疑,认为该研究亚低温治疗的持续时间为 48 小时,是随机确定的,没有任何依据。2014 年 Baršić 团队的历史性对照研究中,患者的 CO_2 反应性至少 72 小时内没有恢复,因此该研究采用的最短持续时间是 72 小时。2014 年 Melieste 团队报道了一例病例,他们对术后脑膜炎患者采用低温治疗缓解颅内压增高,并在 24 小时后尝试恢复体温结束治疗,以防止并发症产生。然而在此过程中,降低的颅内压又重新升高,因此又不得不将亚低温状态维持了 7 天。作者因此提出,在早期体温恢复时颅内压增高复发的风险和长期体温过低导致的并发症风险之间取得平衡是极其重要的,这两种情况都会使病情恶化。然而脑膜炎有其特殊性,脑组织被侵袭的具体时间未知,且促使颅内压升高和脑水肿的因素作用时间更久,比心搏骤停或新生儿缺血缺氧性脑病更复杂,因此亚低温的持续时间也难以确定,今后还需进一步确定。

二、脑炎

　　脑炎指脑实质的炎症性病变,最常见的病因是病毒感染,也可由细菌、真菌、螺旋体等感染引起,有的则可能是变态反应性疾病,如急性播散性脑脊髓炎。其通常表现为发热和头痛,伴有意识水平低下、精神状态改变、局灶性神经功能缺损或癫痫。在缺乏病因证据时,最初需进行阿昔洛韦+阿莫西林联合的经验性治疗,待检查结果得出后再进行针对病因的精准治疗。如果发生进行性意识障碍,患者需插管和镇静(神经保护、气道保护),并且紧急进行脑电图检查。所有脑炎患者都必须接受神经保护对症治疗(或控制系统性继发性脑损伤),特别是病情严重的患者。在病情恶化危及生命的情况下,特别是在等待影像学结果时,需要紧急降低颅内压。目前应用的方法包括静注甘露醇或在病情顽固的情况下进行去骨瓣减压术。

由于脑炎患者同样需要降低颅内压和神经保护,因此将亚低温治疗应用于脑炎在理论层面具有可行性,但其相关研究较少,本节仅作简要介绍。

早在 20 世纪 50 年代,就有将亚低温治疗应用于麻疹性脑炎的病例报告。此后,亚低温治疗应用于各型脑炎。在早期,大部分病例使用亚低温治疗的原因是退热,此后人们也将其应用于降低颅内压和脑疝预防。有研究报道了 27 例儿童急性脑炎接受亚低温治疗,确诊 12 小时后进行低温的儿童的预后与正常儿童无统计学差异,但与 12 小时内进行低温的儿童相比预后明显变差。这也提示亚低温只有在 12 小时内进行才能改善儿童急性脑炎的预后。综上,虽然已经有较多成功案例,但目前还没有足够的临床试验对亚低温治疗脑炎的疗效进行证实,也没有形成一套完整的治疗规范。

三、总结与展望

在脑膜炎和脑炎的急性阶段,病情发展迅速,需要找到较好的方法减缓其进展,预防并发症和不良后果的发生。动物模型研究发现亚低温治疗可以通过抑制炎症反应、对抗兴奋性神经递质毒性机制和减缓脑血流量增加等途径对脑膜炎和脑炎产生治疗作用。一些临床病例报告显示亚低温治疗对脑膜炎较为有效,但此领域唯一的随机对照临床试验结果却显示为阴性。因此为了证明亚低温治疗的安全性和有效性,还需进行较大样本的临床试验进行深入研究,尤其是对亚低温治疗的适应证和时间窗需要进一步完善,为亚低温治疗在脑膜炎与脑炎中的应用提供更完备的研究支持和临床指南。

(徐逸 赵璟妍 吴川杰)

参 考 文 献

[1] VAN DE BEEK D,CABELLOS C,DZUPOVA O,et al. ESCMID guideline:diagnosis and treatment of acute bacterial meningitis[J]. Clin Microbiol Infect,2016,22 Suppl 3:S37-62.

[2] MOURVILLIER B,TUBACH F,VAN DE BEEK D,et al. Induced hypothermia in severe bacterial meningitis:a randomized clinical trial[J]. JAMA,2013,310(20):2174-2183.

[3] LEPUR D,KUTLESA M,BARSIC B. Induced hypothermia in adult community-acquired bacterial meningitis—more than just a possibility? [J]. J Infect,2011,62(2):172-177.

[4] KUTLESA M,LEPUR D,BARSIC B. Therapeutic hypothermia for adult community-acquired bacterial meningitis-historical control study[J]. Clin Neurol Neurosurg,2014,123:181-186.

[5] BUKOVNIK N,MARKOTA A,VELNAR T,et al. Therapeutic hypothermia and inhalation anesthesia in a patient with severe pneumococcal meningitis and secondary cardiac arrest[J]. Am J Emerg Med,2017,35(4):665 e5-e6.

[6] KUTLESA M,LEPUR D,BARSIC B. Hypothermia for bacterial meningitis[J]. JAMA,2014,311(13):1357-1358.

[7] STAHL J P,AZOUVI P,BRUNEEL F,et al. Guidelines on the management of infectious encephalitis in adults[J]. Med Mal Infect,2017,47(3):179-194.

[8] LIN J J,HSIA S H,CHIANG M C,et al. Clinical application of target temperature management in children with acute encephalopathy-A practical review[J]. Biomed J,2020,43(3):211-217.

第八节 新生儿缺血缺氧性脑病

新生儿缺血缺氧性脑病(neonatal hypoxic-ischemic encephalopathy,HIE)是新生儿在围生期由于窒息、

低氧等原因导致脑组织缺血缺氧,继而在临床上引起一系列中枢神经系统损害的疾病。在发达国家,HIE 的发病率为 1‰~2‰,早产儿 HIE 的发病率为 9‰,而在发展中国家,患病率可增至 75‰。HIE 是造成新生儿死亡、儿童残疾及永久性神经系统后遗症的主要原因。中度和重度 HIE 在急性期的死亡率分别为 10% 和 60%。近期一项系统性综述回顾分析了宫内胎儿及新生儿受到缺血缺氧损害时,发生长期认知功能损害及其他后遗症的风险,研究发现在低等及中等收入国家中 37% 的婴儿会遗留后遗症,最常见的后遗症包括学习困难、发育迟缓、脑性瘫痪、听力障碍及视力障碍。通过对急性 HIE 患儿的头颅磁共振成像(MRI)研究发现,大多数患儿并未出现脑萎缩表现,这说明大多数患儿的脑损伤发生在出生时。据统计,仅有 10% 的 HIE 在分娩前开始发生。目前的多中心临床试验研究结果证实,低温治疗可以显著提高 HIE 患儿的存活率,降低残疾率,特别是降低患儿脑瘫的患病率,但是仍有一些患儿在接受低温治疗后遗留有残疾症状。目前一些关于低温治疗 HIE 的大型临床试验研究仍在进行中,研究结果备受瞩目。此篇章节将从低温对新生儿缺血缺氧性脑病的神经保护作用进行详细阐述。

一、亚低温对新生儿缺血缺氧性脑病的神经保护研究

研究发现脑细胞的死亡并不一定局限于脑部缺血缺氧时期,可以在缺血缺氧数小时或数天后仍有脑细胞的死亡。在缺血缺氧的不同阶段,脑组织发生不同的病理生理过程。在第一阶段中,高能代谢物质被耗竭,导致细胞去极化和严重的细胞水肿。由于星形胶质细胞的再摄取障碍和过多的去极化介质释放,使得细胞外不断聚集兴奋性氨基酸。但在接下来的"假愈期"中,机体虽然仍处于缺血缺氧状态,但一部分受损害的细胞可以逐渐恢复功能。MRS 影像学发现许多中度、重度的窒息婴儿在出生后,大脑的氧合代谢水平有短暂的恢复。在出生后 6~15 小时即为脑损伤第二阶段。在此阶段中大量脑细胞死亡,脑损伤的严重程度和患儿 1 岁、4 岁的神经发育状态相关,而且临床表现中没有"假愈期"的患儿预后更差。在第三阶段中,由于生理性凋亡信号通路被过度激活,导致大量新生的细胞继续凋亡。急性大脑缺血缺氧可以引起脑部逐渐进展的损伤,并且脑损伤的病理组织学表现和发病的不同阶段紧密相关。因此,如果患儿能在"假愈期"中就开始接受低温干预治疗,那么神经系统功能的预后可能会有所改善。

(一) 低温治疗神经保护作用机制

低温治疗是指通过人工手段使得人体核心温度降低 2~5℃。许多动物实验研究表明低温对新生儿缺血缺氧性脑病具有神经保护作用,目前大量的临床研究也证实了低温治疗的安全性和有效性。目前认为,低温对 HIE 的神经保护机制可能包括降低脑细胞代谢水平,减少细胞毒素的聚集和释放以及抑制神经元凋亡。

1. 降低脑细胞代谢水平　目前关于低温是否影响新生儿 HIE 脑组织代谢水平仍不清楚。目前研究认为降低体温可以减少高能磷酸键和氧耗,降低大鼠受损脑组织中线粒体琥珀酸脱氢酶活性,提高脑细胞能量代谢和增强脑组织 ATP 的合成,继而提供神经保护作用。Luo 研究团队研究了低温对新生儿 HIE 脑能量代谢的影响,发现低温治疗可以促进新生儿 HIE 的神经功能恢复。

2. 减少细胞毒素的聚集和释放　低温可以减少谷氨酸释放,降低脑细胞代谢水平,使得高能磷酸和细胞内抗氧化物得以保留,降低了细胞酸中毒和乳酸聚集的风险。由于缺血再灌注后产生的氧自由基可以导致细胞炎性损伤,低温治疗可以显著降低氧自由基的数量,以至于剩余少量的氧自由基可以被内源性抗氧化机制清除。

3. 抑制神经元凋亡　线粒体是细胞呼吸链、氧化磷酸化和细胞凋亡等多种细胞代谢活动的控制调节中心。在缺氧状态下,细胞色素 C 由受损的线粒体释放到细胞质中,激活一系列细胞凋亡蛋白酶而导致细胞凋亡。低温可以减少细胞质中细胞色素 C 含量,抑制细胞凋亡蛋白酶的释放及 DNA 链的裂解,最终减轻迟发性神经元的凋亡。

4. 其他保护机制　此外,低温治疗也可以通过以下方面提高神经保护作用:保护血脑屏障,减轻脑水

肿及一氧化碳产生,抑制血小板活化因子、炎症因子及氧自由基活性,减少钙离子内流及阻止钙离子对神经元毒性等作用。

（二）影响低温治疗效果的因素

基于低温治疗对脑缺血缺氧后神经保护的临床前实验证据,目前大量临床试验已开始研究低温治疗对中度、重度新生儿HIE的有效性。研究人员对11个随机对照临床试验进行了meta分析,该研究中共纳入1 505名足月或近足月HIE(中至重度)婴儿(妊娠≥35周),低温治疗(局部低温或全身低温)在出生后6小时以内开始,在患儿18个月月龄时进行评估,结果发现低温治疗可以显著降低死亡风险和神经发育缺陷。低温治疗不仅在短期具有神经功能保护作用,在长期随访中发现,低温治疗的保护作用可以持续到童年中期。在全身低温治疗新生儿脑病临床试验(TOBY)中,低温治疗可以降低神经功能残疾,提高IQ评分,在患儿18个月月龄进行随访,低温治疗可以降低脑瘫和中至重度残疾。目前认为,可能会影响低温治疗有效性的因素包括:低温治疗的方法、低温治疗的启动时机、低温治疗的目标温度、低温治疗时间及复温速度。

1. **低温治疗的方法** 目前临床上低温治疗HIE的方法包括全身低温和局部(头部)低温治疗两种治疗手段。全身低温治疗可以使得大脑皮质及大脑深部结构获得同等低温治疗效果,然而局部低温治疗可以使得大脑皮质的温度较脑深部温度降得更低。由于缺血缺氧可以对大脑皮质及皮质下结构(例如基底节区和下丘脑)都造成损伤,所以两种低温治疗手段都具有合理性,孰优孰劣难以区分。一项小型队列研究表明,和全身低温治疗相比,局部低温治疗可以显著减少严重的皮质病灶数量,但另一项小型队列研究发现局部低温治疗后严重的混合病灶发生率更高。研究人员对7项低温治疗试验进行了meta分析,结果表明无论是全身低温还是局部低温治疗方法,在降低新生儿死亡和重大残疾方面无明显差异,而且由于全身低温更易于控制温度调节及在低温治疗中完善头颅方面的检查(MRI及EEG),因此全身低温治疗手段在临床应用更广泛。

2. **低温治疗的启动时机** 在动物实验模型中,延迟低温治疗的启动时间可以降低低温治疗的有效性,但这一研究结果在临床随机对照试验中较难观察和分析,因为大部分HIE患儿最晚也是在"假愈期"就开始接受低温治疗。一项小型临床研究队列发现,在出生后3小时以内就开始接受低温治疗的患儿的精神运动发育指数要比3小时以后才开始接受低温治疗的显著偏高。然而,一些患儿由于诊断延误或者出生地不具有低温治疗技术,导致无法在6小时以内的最佳时间窗接受低温治疗。最近一项随机临床对照试验研究入组了低温治疗启动时间在出生后6~24小时内的HIE患儿,结果提示33~34℃的低温治疗和正常对照(36.5~37.3℃)并无显著差别,这更加强调了临床启动低温治疗时间在出生后6小时内的必要性和有效性。

3. **低温治疗的温度及治疗时间** 在成年大鼠和胎羊模型中,如果在脑部缺血6小时后开始启动低温治疗,那么体温降低5℃要比3℃更具有神经保护作用,然而在7日龄新生大鼠模型,在缺血缺氧后分别将体温降至33.5℃、32℃、30℃、26℃和18℃维持治疗5小时,研究发现33.5℃具有最好的神经保护效果,过低的温度并未带来额外的神经保护作用。在新生仔猪模型中,脑部缺血后予全身低温治疗,体温降低3.5℃和5℃的神经保护作用相同,当体温降低8℃时结果提示具有危害性。一项大型临床随机对照试验分别给予了中度至重度HIE患者32℃和33.5℃低温治疗,发现在18个月龄随访时更低的温度并未降低死亡和中-重度残疾率。综上所述,在脑部缺血缺氧后,低温治疗的有效温度范围相对比较广泛,但核心温度降低不应超过3.5℃。

目前在临床下的研究发现,延长低温治疗时间在某种程度上可以弥补延迟启动低温带来的弊端。在成年沙鼠脑缺血模型中,12小时的低温治疗可以显著降低全脑缺血3分钟后沙鼠的海马损伤,而在全脑缺血5分钟后的沙鼠模型中并未显现神经保护;如果将低温治疗时间延长至24小时,在全脑缺血5分钟后的沙鼠模型中,几乎所有的CA1神经元得以保护。

在一项近足月胎羊脑缺血模型中研究发现,延长低温治疗时间从 3~5 天,在 EEG 功率和边缘频率方面并未有显著改善,反而减少了皮质和齿状回的神经元存活率。相反,在成年大鼠中,低温治疗 2、4 及 7 天对于海马 CA1 区的神经元存活影响相似,并且延长低温治疗时间对大脑可塑性并未带来任何副作用。而且研究发现予健康成年大鼠长达 21 天轻度局部低温,并未给大鼠带来任何副作用。虽然延长低温治疗时间对健康的大脑没有任何副作用,但是我们仍然不能认定延长低温治疗时间对缺血缺氧后脑细胞的恢复无损害。

4. 复温速度 尽管目前普遍认为缓慢复温是有益的,但是对于低温治疗后合适的复温速度目前仍不清楚。一项随机临床研究试验推荐,低温治疗 HIE 后复温速度不超过每小时 0.5℃,这主要因为快速复温可以使心血管功能不稳定和诱发癫痫发作。但是关于合适的复温速度目前仍缺乏临床对照数据。

从有限的动物研究模型中可以发现,快速复温可能会加重氧化应激和兴奋性毒素释放,缓慢复温可能会提高新生儿预后。在新生仔猪缺血缺氧模型中,低温治疗 18 小时后,0.5℃/h 的复温速度要比 4℃/h 复温组具有更少的 caspase-3 激活酶。在成年沙鼠脑缺血模型中,快速复温可以使得海马 CA1 区受损,而缓慢逐步复温可以保护该区域免于损伤。在接近足月的脑部缺血胎羊模型中,与低温治疗 48 小时相比,低温治疗 72 小时更具有神经保护作用和避免脑电功率严重恶化。在低温治疗 48 小时组,缓慢复温(约 0.2℃/h)较快速复温(约 5℃/h)可以显著改善脑电恢复,但与在低温治疗 72 小时快速复温组相比,48 小时缓慢复温组具有更低的大脑皮质和 CA4 区的神经元存活率,由此得知,和低温治疗后复温速度相比,整体的低温治疗时间长短对神经保护作用影响更大。

(三) HIE 神经系统评估及管理

新生儿在出生后不久就应该接受全面的神经系统检查,而且神经系统专科评估应在低温治疗中至少每 12 小时进行一次。每次评估后应按神经系统受损程度记录为轻度、中度及重度。评估方法包括振幅整合脑电(aEEG)、磁共振成像(MRI)和近红外光谱技术(NIRS)。这些评估方法的结果和患儿的预后有相关性。

1. 临床体格检查 研究发现,临床癫痫发作和肌张力过低对患儿生后 6 小时的 aEEG 异常具有高度特异性,但是敏感性较低。意识水平的异常对患儿出生后 6 小时的 aEEG 异常具有较高的敏感性及特异性。早期的 Thompson 评分和改良版 Sarnat 评估异常对患儿出生后 6 小时的 aEEG 异常和出生后 72 小时内发展至中-重度脑病具有预测作用。所以更加完善的神经系统体格检查是评估患儿脑损伤程度的先决条件。

2. 振幅整合脑电(aEEG)和近红外光谱技术(NIRS) 目前许多临床研究都对 aEEG 在接受低温治疗的 HIE 患儿长期预后的评估作用进行了分析。在健康的足月新生儿中,根据睡眠-觉醒周期,波幅应在 10~40mV 之间波动,称为连续正常电压(continuous normal voltage,CNV)。新生儿 HIE 的异常 aEEG 主要包括非连续正常电压(discontinuous normal voltage,DNV)、爆发抑制(bust suppression,BS)、连续低电压(continuous low voltage,CLV)和平坦追踪(flat tracing,FT)。FT 是最小的脑电活动,这可能会导致电极显示心脏电活动。所以这时脑电图上出现的尖波常类似于癫痫波,但经过仔细辨别,其实这些尖波是心电图的电活动。如果患儿出生 6 小时的 aEEG 是正常的,那么不良的神经发育结果和死亡的可能性很低,但即使是异常的也不一定预示不良的预后。研究发现,出生后 48 小时异常的 aEEG 与不良的神经发育结果和死亡之间存在关系。

NIRS 是另一种脑部监测方式,由于其对脑组织氧合的无创监测,以及与 aEEG 结合使用的便利性而备受关注。在健康的足月新生儿中,大脑的氧气供应和消耗之间存在平衡,但这一平衡在 HIE 婴儿中经常被破坏,而 NIRS 可以持续监测脑局部氧饱和度和脑组织氧气的摄取量。许多研究表明 aEEG 和 NIRS 结合使用对判断 HIE 短期和长期预后具有较高的阳性和阴性预测值。

3. 新生儿影像学 MRI 和磁共振波谱(MRS)在判断 HIE 患儿长期预后方面具有很高价值。HIE 可对大脑结构以及脑细胞的生物化学过程和代谢水平产生改变,MRI 和 MRS 可以显示这些变化。目前对于何时进行头颅 MRI 和 MRS 的检查颇有争议。以前的研究认为,应不早于患儿 1 周进行头颅 MRI 检查。因为此时脑组织水肿已经消退到足以观察到清晰的脑部结构改变。然而,随着 MRI/MRS 技术的进步,包括弥散加权成像(DWI)序列的发展,目前研究建议在婴儿 4~6 天时即可进行头颅影像学评估。DWI 是1985 年开始使用的,并一直作为评估长期预后的工具。当分子在系统中移动时称为弥散,当分子弥散受限时,DWI 上即可显示高信号。在新生儿 HIE 中,缺血是导致弥散受限的最常见原因。可通过计算 DWI图像的表观扩散系数为弥散受限程度定量,在几项大的研究 meta 分析中,表观扩散系数值对神经系统结果预测具有很高的敏感性(79%)和特异性(85%)。

4. 血清生化指标　肌钙蛋白是一种非特异性心肌损伤标志物,一项回顾性研究发现,低温治疗可以降低酸中毒或心脏按压后患儿的肌钙蛋白水平,并认为在出生 24 小时时,肌钙蛋白水平低于 0.22ng/ml(非低温治疗)和 0.15ng/ml(低温治疗)预示良好的预后。其他研究认为肌钙蛋白-1 的水平对患儿在 18个月月龄的神经发育结果有重要的影响。

低温治疗可以降低新生儿 HIE 患儿 IL-6 和 IL-4,促进血管内皮生长因子增长,而皮质醇及 IL-10 在低温治疗和对照组中均降低。一项随机对照的初步研究认为降低 IL-6、IL-8 和 IL-10 可以改善患儿在 24 个月的预后。

(四) 低温联合其他治疗手段

研究表明,程序性细胞死亡、缺血后无菌炎症、活性氧自由基及神经毒素都增加了细胞在潜伏期的死亡途径。因此,我们可以通过使用参与调节这些途径的药物,来增强低温治疗的保护作用,但令人遗憾的是对于这方面的研究,目前的临床试验结果喜忧参半。在一项临床Ⅱ期试验研究中发现,新生儿 HIE 患儿接受低温治疗的同时,联合使用抗惊厥药物托吡酯治疗是安全的,但与单独低温治疗相比,联合治疗并没有显著降低患儿死亡或改善神经功能预后。惰性气体氙气可以通过门冬氨酸(NMDA)受体起到抗凋亡的作用,但在一项小型临床Ⅱ期试验中研究结果显示,氙气并未增强低温的神经保护作用。另一项小型随机临床试验研究发现,内源性激素褪黑素联合低温治疗较单一低温治疗,可以显著改善患儿 6 个月时的生存率和神经系统发育。然而,这些只是初步的研究结果,将来还需要更多的大型临床试验进行验证。

1. 重组人促红细胞生成素(rhEPO)　是一种很有研究价值的神经损伤治疗药物。在新生儿脑损伤的临床前研究中发现,rtEPO 具有抗凋亡、抗氧化、抗兴奋性毒性和抗炎症等作用。此外,它还具有促进少突胶质细胞和神经元的增殖、成熟和分化等作用,因而有助于促进缺血缺氧后的神经修复。WangH 团队研究人员近期对目前所有关于极低出生体重儿和早产儿使用 rhEPO 的研究结果进行了荟萃分析,荟萃分析结果表明,使用 rhEPO 可以改善神经发育结果,且与患儿治疗过程中出现的不良反应无关。另外两项研究也表明,足月新生儿 HIE 患儿接受 rhEPO 治疗是安全的。低剂量的 rhEPO(300 或500U/kg)可以降低中度 HIE 足月患儿死亡或残疾的风险,但对重度 HIE 患儿无显著改善。此外,在患儿出生后 48 小时内使用高剂量的 rhEPO(2 500U/kg)可以显著改善轻度、中度 HIE 足月患儿的神经发育结果,降低癫痫发作风险,并且可以显著改善患儿 2 周时的异常脑电图背景波,减少患儿 6 个月时患有的神经系统疾病风险。尽管目前有令人信服的证据表明促红细胞生成素(EPO)具有安全性和独立的神经保护作用,但对于 EPO 是否可以增强低温的神经保护作用的研究还是相对有限的。而且,低温治疗可能会降低 rhEPO 的代谢率和减弱 EPO 对细胞内信号通路的激活作用。在非人类的灵长类动物研究中,如果胎儿的脐带在出生前立即被切断,那么早期的低温联合促红细胞生成素治疗可以显著改善成长后期的运动能力、认知反应、小脑生长及降低死亡和残疾率。一些小型随机临床试验报告了重组促红细胞生成素(rEpo)可以改善足月 HIE 患儿的头颅影像学结果和神经检测指标。一项临床Ⅱ期随机双盲试验中,治疗组接受低温治疗同时多次静脉使用 rEpo(分别在出生后 1,2,3,5,7 天使用1 000U/kg),研究结果发现,和单一低温治疗组相比,联合治疗可以减少头颅 MRI 皮质下和小脑损伤评分,提高 12.7 个月大时患儿运动和发育评分。目前两项大型关于低温联合 rEpo 治疗 HIE 的 Ⅲ 期临床试验正在入组人员招募中,研究结果让我们拭目以待。

2. 褪黑素 是另外一种被认为与低温联合治疗可以取得神经保护作用的物质。褪黑激素是由松果体产生,参与调节昼夜节律等许多生理功能,它具有抗炎、抗氧化和抗凋亡等作用,可为新生儿 HIE 提供神经保护作用。最近一项对中度、重度 HIE 患儿进行低温联合褪黑素治疗的研究表明,和单一低温治疗相比,低温联合褪黑素治疗可以显著降低癫痫发作和脑白质损伤。综上所述,褪黑素有望成为治疗 HIE 的一种神经保护剂,也是日后研究者们研究的热点所在。

3. 氙气 是一种惰性气体,是谷氨酸受体拮抗剂,常被用做麻醉剂。当氙气联合低温治疗时也可能为机体提高神经保护作用。在新生大鼠的动物研究中表明,在围生期窒息的情况下,氙气与低温一起使用时,可提供额外的神经保护作用。一项研究予中度、重度 HIE 的新生儿低温联合氙气气体治疗,研究结果证明氙气联合低温治疗是可行的,并在患儿 18 个月大随访时,没用发现任何氙气治疗的相关副作用。但目前关于氙气在临床使用的研究仍比较局限,为进一步向临床使用的转化,我们仍需要更多的临床试验研究来评估氙气与低温联合使用的安全性和有效性。

二、亚低温治疗的副作用

低温治疗不仅对神经系统有影响,对其他系统也具有一定的生理影响,其中部分影响对低温治疗具有副作用,影响低温治疗的效果。在新生儿 HIE 低温治疗中,经常观察到受影响的系统包括心血管系统、呼吸系统、血液系统及代谢系统。

(一) 心血管系统

低温可以降低机体代谢需求和减慢窦房结传导速度,因此可以降低心率和心输出量。如果患儿出现血流动力学不稳定,即低血压休克时,那么需要强心药物来维持血压。但另一项研究发现,低温可以引起外周血管收缩,增强全身血管阻力,进而导致血压在刚开始低温治疗时有所升高。如果患儿血流动力学稳定,那么应允许心率降低到最大的心脏效率。研究者发现低温也可以导致 QT 间期延长,但尚未有因此需要使用任何干预措施或者终止低温治疗的报道。

(二) 呼吸系统

低温治疗可以影响人体氧合、气道通气及氧气运输等过程。低温治疗中机体 $PaCO_2$ 下降主要考虑以下两个原因,一方面是因为气体在低温时溶解度增强,另一个方面是由于代谢率的降低导致 CO_2 的产生量减少。在没有机械辅助通气的新生儿中,由于 $PaCO_2$ 下降,分钟通气量会代偿性降低以维持正常 pH。新生儿 HIE 患儿的肺循环阻力增加,低温可以增加阻力,导致氧气需求的增加,甚至可能需要吸入一氧化氮以改善。

(三) 代谢及内分泌系统

由于低温治疗可以降低葡萄糖消耗,促进糖原异生和糖原分解,降低胰岛素敏感性和分泌,所以在低温治疗中,高糖血症往往比较常见,缺氧和低温可以促进儿茶酚胺和皮质醇的释放,这也是导致血糖升高的另外一个原因。所以在低温治疗中,机体常常需要注射胰岛素以维持正常血糖值。此外,低温可以促进钙离子平衡,降低 HIE 患儿低钙血症的发病率。

(四) 血液系统和免疫系统

低温可以减少血小板促进因子的释放和增加血小板被破坏的概率,进而导致血小板减少。低温也可以降低血小板功能,延长 PT 和 APTT 时间,抑制凝血因子功能,延迟激活纤溶系统,最后导致弥散性血管内凝血(DIC)。此外,研究发现低温可以延迟细胞因子释放,降低中性粒细胞功能,损害白细胞的趋化性和吞噬功能,进而导致免疫系统被抑制。但研究发现,即使机体免疫系统被抑制,低温治疗也并未增加机体感染的发生率。

（五）皮肤改变

在低温治疗时,机体为保存热量会反射性引起外周血管收缩。此外,低温也可以引起机体血管收缩,使得血液先保证重要器官的灌注。血管收缩可以降低组织灌注和引起皮肤皲裂。有罕见的病例报道,组织灌注降低可以导致皮下脂肪坏死,而这一改变通常在低温治疗结束后发生。

（六）药物代谢

低温可以改变药物的药代动力学和药效动力学等指标,导致机体血药浓度过高。因此为避免药物副作用和毒性,应调整使用药物的剂量。由于肝脏和肾脏的血液灌注量减少,也导致了药物代谢和排泄的改变。由于在机体复温过程中,体温升高可以增强药物清除和药物再循环,所以在复温过程中应严密监测药物剂量,以防止药物剂量过低或过量。

三、低温治疗入组标准

并不是所有新生儿 HIE 患儿都可以从低温治疗中获益,只有经过严格的评估,符合入组标准(附录)的患儿才可能从治疗中有所受益。目前公认的评估量表包括改良版的 Sarnat 分期量表和汤普森评分工具。

改良版的 Sarnat 分期量表用于评估 HIE 的受损程度,一般分为轻度、中度及重度。改良版的 Sarnat 分期量表删除了把 EEG 的异常作为诊断标准的指标。这是由于大量的患儿在偏远的医院出生,由于技术资源的匮乏,需要转运至高级中心接受低温治疗,所以在转运之前完善 EEG 来确定 HIE 受损程度并不是一个合适的要求,而且也不应该因为要完善 EEG 而延误低温治疗的时间。

汤普森评分工具(Thompson scoring tool)是在 1997 年引进的,可以替代改良版 Sarnat 评分系统。尽管两者有很多相似性,但是汤普森评分是通过评分数值来评估 HIE 的严重程度。一般评分>7 分才可以接受低温治疗(表 4-1)。在临床试验中,汤普森评分高的患儿具有更多的 aEEG 异常背景波。评分≥11 分是预测患儿死亡、脑瘫、严重听力或视力障碍以及神经发育迟缓的指标。另外一项研究发现评分超过 12 分和出院前死亡及发生严重癫痫具有相关性。

表 4-1　汤普森评分工具(Thompson scoring tool,缺血缺氧性脑病汤普森评分量表)

体征	分值			
	0	1	2	3
语调	正常	增强	降低	迟缓的
意识水平	正常	高度警觉	昏睡	昏迷
癫痫	正常	最小的(<3/h)	>2/h	
姿势	正常	紧握拳	远端弯曲	去脑的
拥抱反射	正常	不完全的	消失	
抓握	正常	减弱	消失	
吸允	正常	减弱	消失(有或无咬)	
呼吸	正常	过度通气	偶尔呼吸暂停	呼吸暂停
囟门	正常	不紧张	紧张	

轻度脑病:1~10 分
中度脑病:11~14 分
重度脑病:15~22 分

四、结束语

总而言之,目前的研究证据表明,对于新生儿 HIE 患儿,最佳的治疗方案是尽早接受 72 小时的全身或局部(头部)低温治疗。因此,为进一步提高 HIE 患儿低温治疗效果,最有效的方法是在患儿出生后的前 6 小时内尽早启动低温治疗。另外,低温联合药物或非药物干预治疗可能会进一步提高神经保护作用。虽然治疗性低温现在已经被确立为改善中度、重度 HIE 患儿神经系统恢复的标准治疗方案,但是目前的研究结果提示低温也只是部分有效。因而要进一步提高神经系统保护作用,临床上需要我们避免复苏期间和复苏后患儿发热,尽早开始启动低温治疗,以及联合使用内源性或外源性神经保护药物。早期脑电图记录和其他生物标志物也可以在有限时间内帮助我们快速确定哪些患儿将受益于低温治疗。rEpo 具有多种潜在的好处和良好的安全记录,是一种具有非常良好发展前景的内源性神经保护化合物。那么在接下来开展的研究中,我们关注的研究热点可能为以下几个方面:①开展大型的实用性临床试验,评估低温治疗对轻度 HIE 婴儿的获益及风险;②开展改善分娩护理的研究,特别是开展预防产妇发热是否可降低新生儿缺氧缺血性脑病风险的临床试验研究;③开展临床前研究,以发现更多有效的神经保护干预措施,既可以与低温治疗联合使用,也可以用于不适宜低温治疗的情况,如极早产儿;④确定和改进生物标志物,如脑电图监测,以明确识别可以从低温治疗中获益的脑病患儿,以便患儿在出生后或识别亚临床痫性发作时尽早使用低温治疗。

【附录】

临床试验:低温治疗围生期脑病的患儿

目的:使得接受低温治疗的围生期脑病患儿(孕≥35 周)的神经系统改善最大化。治疗的实施将由新生儿专家根据以下标准进行全面的临床评估后确定:

入组标准:

1. 患儿年龄孕≥35 周。

2. 患儿体重≥1 800g。

3. 患儿可以在出生 6 小时以内接受低温治疗。

4. 临床上脑病的定义为癫痫存在,或者存在≥2 条以下临床表现:

(1) 神志出现昏睡或昏迷。

(2) 语调异常(迟缓的)。

(3) 原始反射异常(消失或减弱)。

(4) 姿势异常(远端弯曲或去脑的)。

(5) 自主神经系统异常(瞳孔缩小或不等大,心率异常,呼吸暂停等)。

5. 脐带血或出生后 1 小时内血气 pH≤7,或者碱缺失≥16。

6. 如果无法获得血气、边缘血气[a],以及是否存在可疑的围生期缺血事件[b],那么在患儿出生 10 分钟时 Apgar 评分≤5,或者长期的复苏(在出生后 10 分钟内进行胸部按压、气管插管或面罩通气)。

排除标准:

1. 低温治疗启动时间在患儿出生 6 小时以后。

2. 患儿体重低于 1 800g。

3. 患儿在宫内生长受限、胎龄小。

4. 患儿凝血功能障碍伴活动性出血。

---

a. 边缘血气是指 pH 为 7.01~7.15,或碱缺失 10~16。
b. 疑似围生期缺血性事件包括:脐带脱垂、脐带破裂、子宫破裂、产妇创伤、出血、心肺骤停。

5. 患儿持续性肺动脉高压需要体外肺膜氧合。

6. 患儿患有严重的先天性疾病,包括但不限于致命的非整倍体、腹壁缺损、先天性心脏病、已知或高度可疑的代谢性疾病和主要的脑疾病(包括有记录的颅内出血)。

7. 患儿对复苏措施反应不佳,死亡似乎是不可避免的。

(张隽　赵璟妍　吴川杰)

参 考 文 献

[1] FILIP L,FIORINI P,CATARZI S,et al. Safety and efficacy of topiramate in neonates with hypoxic ischemic encephalopathy treated with hypothermia (NeoNATI):a feasibility study[J]. Matern Fetal Neonatal Med,2018,31(8):973-980.

[2] DAVIDSON JO,WASSINK G,VAN DEN HEUIJ LG,et al. Therapeutic Hypothermia for Neonatal Hypoxic-Ischemic Encephalopathy-Where to from Here? [J]. Front Neurol,2015,6:198.

[3] WASSINK G,DAVIDSON JO,DHILLON SK,et al. Therapeutic Hypothermia in Neonatal Hypoxic-Ischemic Encephalopathy [J]. Curr Neurol Neurosci Rep,2019,19(2):2.

[4] LAPTOOK AR,SHANKARAN S,TYSON JE,et al. Effect of Therapeutic Hypothermia Initiated After 6 Hours of Age on Death or Disability Among Newborns With Hypoxic-Ischemic Encephalopathy:A Randomized Clinical Trial[J]. JAMA,2017,318(16):1550-1560.

[5] WOOD T,OSREDKAR D,PUCHADES M,et al. Treatment temperature and insult severity influence the neuroprotective effects of therapeutic hypothermia[J]. Sci Rep,2016,6:23430.

[6] ALONSO-ALCONADA D,BROAD KD,BAINBRIDGE A,et al. Brain cell death is reduced with cooling by 3. 5 degrees C to 5 degrees C but increased with cooling by 8. 5 degrees C in a piglet asphyxia model[J]. Stroke,2015,46(1):275-278.

[7] SHANKARAN S,LAPTOOK AR,PAPPAS A,et al. Effect of Depth and Duration of Cooling on Death or Disability at Age 18 Months Among Neonates With Hypoxic-Ischemic Encephalopathy:A Randomized Clinical Trial[J]. JAMA,2017,318(1):57-67.

[8] WANG B,ARMSTRONG JS,REYES M,et al. White matter apoptosis is increased by delayed hypothermia and rewarming in a neonatal piglet model of hypoxic ischemic encephalopathy[J]. Neuroscience,2016,316:296-310.

[9] DAVIDSON JO,DRAGHI V,WHITHAM S,et al. How long is sufficient for optimal neuroprotection with cerebral cooling after ischemia in fetal sheep? [J]. Cereb Blood Flow Metab,2018,38(6):1047-1059.

[10] DAVIDSON JO,WASSINK G,DRAGHI V,et al. Limited benefit of slow rewarming after cerebral hypothermia for global cerebral ischemia in near-term fetal sheep[J]. Cereb Blood Flow Metab,2019,39(11):2246-2257.

[11] DIX LM,VAN BEL F,LEMMERS PM. Monitoring Cerebral Oxygenation in Neonates [J]. An Update. Front Pediatr 2017,5:46.

[12] GOERAL K,URLESBERGER B,GIORDANO V,et al. Prediction of Outcome in Neonates with Hypoxic-Ischemic Encephalopathy II:Role of Amplitude-Integrated Electroencephalography and Cerebral Oxygen Saturation Measured by Near-Infrared Spectroscopy[J]. Neonatology,2017,112(3):193-202.

[13] SCHUMP EA. Neonatal Encephalopathy:Current Management and Future Trends[J]. Crit Care Nurs Clin North Am,2018,30(4):509-521.

[14] AZZOPARDI D,ROBERTSON NJ,BAINBRIDGE A,et al. Moderate hypothermia within 6 h of birth plus inhaled xenon versus moderate hypothermia alone after birth asphyxia (TOBY-Xe):a proof-of-concept,open-label,randomised controlled trial[J]. The Lancet Neurology,2016,15(2):145-153.

[15] ALY H,ELMAHDY H,EL-DIB M,et al. Melatonin use for neuroprotection in perinatal asphyxia:a randomized controlled pilot study[J]. Perinatol,2015,35(3):186-191.

[16] WANG H,ZHANG L,JIN Y. A meta-analysis of the protective effect of recombinant human erythropoietin (rhEPO) for neuodevelopment in preterm infants[J]. Cell Biochem Biophys,2015,71(2):795-2.

[17] WU YW,MATHUR AM,CHANG T,et al. High-Dose Erythropoietin and Hypothermia for Hypoxic-Ischemic Encephalopathy:A

Phase Ⅱ Trial[J]. Pediatrics,2016,137(6).

[18] WOOD T,THORESEN M. Physiological responses to hypothermia[J]. Semin Fetal Neonatal Med,2015,20(2):87-96.

第九节　热　射　病

热射病(heat stroke,HS)是一种可以危及生命的热损伤性疾病。目前比较公认的热射病定义包括:核心体温超过40℃,皮肤干燥,严重的神经系统功能异常(谵妄、惊厥、昏迷等),及血液系统和肝肾等多器官损害。热射病分为经典型热射病和劳力性热射病两种类型。经典型热射病(classic heat stroke,CHS)是由于机体长时间暴露在高温环境中而发病,多见于体温调节能力下降的老年人、婴幼儿;劳力性热射病(exertional heat stroke,EHS)在高温环境下进行剧烈体力劳动时发病,常见于重体力劳动者、剧烈运动的年轻人、军人等。无论哪种类型均具有发病急、病死率和致残率高的特点,其病死率高达30%～65%,预后常与机体高热程度、高热时间和及时正确的救治有关。早期积极有效的治疗,能挽救患者的生命,降低致残率和病死率。

一、病理生理

正常情况下,体温调节主要依靠下丘脑前部的体温调节中枢控制,通过蒸发、辐射、传导、对流等方式发汗,降低体表温度,使体温维持在37℃左右。在环境温度、湿度显著升高时,机体内部和外部的产热超过了机体的散热能力,人体各种散热机制难以发挥作用,热量在体内大量积聚,引起体温急剧升高,从而发病。体温升高时,交感神经兴奋,体表皮肤血管扩张,血流量增大,皮肤散热增加。但体表血管扩张的同时,有效循环血量减少,内脏血液供应减少,就会出现热惊厥。如果水盐成分进一步丢失,或向体表及肌肉分流,各重要脏器的血流灌注进一步减少,就会出现热衰竭及多种脏器功能异常。所以,热射病就是热能损伤导致的全身多种脏器功能恶化衰竭的综合表现。

(一) 热休克反应

在高温高湿的环境下,人体的体温调节、水盐代谢等均可发生适应性的改变,机体会选择性地合成热休克蛋白,这类蛋白能提高机体对热损伤的耐受性,减轻HS的严重程度。例如,动物实验发现热休克蛋白HSP70能减轻大鼠高热应激下的器官损伤和死亡率。

(二) 全身炎症反应

高体温会增加肠黏膜向体循环释放内毒素,也会增加肌肉组织内白介素IL-6和IL-11向体循环转移,这会导致内皮细胞活化和细胞因子释放,继而出现全身性炎症反应。机体的炎症反应会损伤内皮细胞,导致微血栓形成,继发血小板聚集、消耗和减少;同时,高热还会抑制骨髓内血小板的释放。这些热损伤导致的凝血功能异常活化,常常意味着弥散性血管内凝血(DIC)的形成。

二、临床表现

由于高热本身对全身细胞的毒性作用和继发性全身炎症反应,HS时常出现多器官功能异常(MODS)甚至衰竭,病情往往很重,临床症状包括:神经系统损害,弥散性血管内凝血(disseminated intravascular coagulation,DIC),急性呼吸窘迫综合征(ARDS),急性肝功能衰竭,急性肾衰竭等。

(一) 中枢神经系统

中枢神经系统功能损害是HS的一个主要特征,在HS早期可出现严重损害,表现为谵妄、嗜睡、癫痫发作、昏迷。其他神经系统异常也可能发生,包括行为异常、幻觉、去脑强直等。有些患者可能出现长期损害,包括注意力不集中、记忆力受损、认知障碍、语言障碍和共济失调等。

（二）血液系统

高热损害肝功能异常均可引起凝血功能受损，临床表现为皮肤瘀斑，穿刺部位出血，结膜出血，血便，咯血，血尿和颅内出血等。45%的 HS 患者合并弥散性血管内凝血（diffuse intravascular coagulation，DIC），往往预后差。当 HS 合并 DIC 后，凝血调节蛋白（thrombomodulin，TM），组织纤溶酶原激活物/纤溶酶原激活物抑制剂-1 复合物（t-PIC），凝血酶抗凝血酶复合物（TAT）和纤溶酶 α2 抗纤溶酶复合物（PIC），发病数小时内即可升高。TM 和 t-PIC 会明显升高，表明血管内皮损伤明显；TAT 升高表明促凝活动开始；PIC 升高表明纤溶亢进。当 HS 合并 DIC 时，血小板计数（PLT）和纤维蛋白原（Fib）进行性下降，D-D 二聚体升高，凝血酶原时间（PT）和活化部分凝血活酶时间（APTT）显著延长。不过，这些常规凝血指标（D-二聚体、PLT、Fib、PT、APTT）经常在 HS 发病后 1~3 天出现异常，但患者出现症状只需要几个小时。

血栓弹力图（thromboelastography，TEG）和血小板功能分析可以发现早期凝血功能障碍。发病后，TEG 可表现为 R 和 K 时间延长，α 角和 MA 降低。延长的 R 时间表明凝血因子活性降低；α 角度减小，K 时间延长，表明纤维减少；MA 降低表明血小板功能受损。LY30>8% 表明纤溶活性增加，而 CI<-3 表明凝血状态较差。凝血功能障碍还表现在活化凝血时间（ACT）延长，凝血率（CR）降低，血小板功能（PF）降低。ACT 延长提示凝血因子功能下降，CR 降低提示纤维蛋白原功能下降，PF 减少提示血小板功能障碍。

（三）呼吸系统

HS 患者常表现为呼吸窘迫和呼吸困难。在 HS 的早期，主要表现包括呼吸急促和嘴唇发绀。大约60%的患者需要机械通气，10%的患者可能发展为急性呼吸窘迫综合征（acute respiratory distress syndrome，ARDS）。

（四）消化系统

严重肝损害是 EHS 的重要特征，与热损害、低血压和内脏血液供应减少有关。最常见的临床表现是疲劳乏力、厌食和巩膜黄染。血液检测显示谷草转氨酶（GOT）、谷丙转氨酶（GPT）和乳酸脱氢酶（LDH）迅速升高，峰值在 3~4 日达峰（一些患者可能在 2 周达到高峰）。这些指标随着病情的改善而逐渐下降。胆红素水平增高相对滞后，通常在 HS 发病后 24~72 小时开始。进行性黄疸主要表现为间接胆红素升高，往往表明预后不良。

在 HS 的急性期，高热、血容量减少和胃肠道缺血（胃肠道血液转移到皮肤和肌肉），氧化应激和 DIC 可能导致胃肠道黏膜缺血水肿、渗出。严重 HS 患者可能有消化道出血、穿孔和腹膜炎。肠道内皮损伤可引起肠内细菌和毒素转移、积聚，诱发或加重 HS 的全身炎症反应、肠道感染甚至休克，影响 HS 患者的预后。

（五）泌尿系统

HS 患者表现为少尿或者无尿，少数患者还可以出现酱油样尿。由于休克导致低血容量和肌红蛋白致机械阻塞作用，HS 患者常发生急性肾衰竭（acute renal failure，ARF）。

HS 患者的肾损害，与各种因素有关，包括直接热损伤，血容量不足引起的肾前损害，肾灌注不足，横纹肌溶解和 DIC。肾损害 HS 患者的特点是少尿，无尿和尿色改变（棕色或酱油色尿液）。急性少尿肾衰竭发生率大概在 25%~35%（EHS）和 5%（CHS）。

（六）循环系统

心肌损伤常出现在发病的第一天，肌酸激酶（creatine kinase，CK）、肌酸激酶同工酶（CK-MB）和肌钙蛋白 I（cTNI）可不同程度地增加。在 HS 发病初期，患者在高动力状态下，心脏指数（cardiac index，CI）增加，外周血管阻力（peripheral vascular resistance，PVR）降低。随着心血管损害加重，患者逐渐过渡到低动力期，表现为心脏指数（CI）降低，外周血管阻力（PVR）增加。临床上常见到，心动过速和低血压为主要表现的心功能不全。

通常，HS 还是以神经系统损害为主，伴发多器官损害为特征。患者的临床表现可能差异很大，甚至可能不典型。例如,一些患者的神经系统损害在早期不明显,几天后可能出现明显的症状。在某些情况下,初始体表温度无显著增加,但核心温度显著升高。此外,CHS 和 EHS 的表现也是不同的。EHS 经常伴随着严重的横纹肌溶解,早期急性肾损伤、肝损伤和 DIC 的发生,可在发病数小时内出现并迅速进展。CHS 的表现可能与原有疾病的症状相混淆,容易造成误诊。此外,HS 患者因为意识障碍可能并发外伤或误吸,使临床表现更加复杂。

三、辅助检查评估

(一) 常规检查项目

常规检查项目包括生命体征监测,核心体温监测,化验检查如血常规、凝血功能、血气分析、血生化、尿肌红蛋白等。某些患者可能还需要进行毒理学筛查,胸部 X 线检查和心电图检查。心电图可能显示 ST 段压低,QT 间期延长以及其他缺血性的 T 波改变。所有中暑患者都会出现呼吸急促和心动过速。动脉二氧化碳分压通常会降至 20mmHg 以下,并且 1/4 的患者会有低血压。

(二) 实验室检查

CHS 以呼吸性碱中毒占主导,而 EHS 可能伴有乳酸性酸中毒。两种病因均可见电解质紊乱,典型的低钙血症,高磷酸盐血症和高钾血症 EHS 患者更多。因为肌肉损伤,横纹肌溶解症在 EHS 也更为常见,CPK 明显升高。在 CHS 中,AST 和 ALT 升高是最常见的实验室异常。肝肾脏损伤和其他器官损害无明显差异。

(三) 心脏超声

心脏超声可发现有关心室形态和大小及收缩和舒张的信息,可以区分出心肌损伤的原因。严重 HS 时,心室射血分数减低,室壁运动幅度减弱。疾病早期,腹部超声往往不能发现异常,后期严重肝损害时超声显示肝实质回声不均匀增厚。

(四) 颅脑 CT

对于意识障碍的 HS 患者,颅脑 CT 可以帮助发现严重的脑水肿和出血。在 HS 的早期阶段,在头颅 CT 中通常没有阳性发现。弥漫性脑实质水肿可能在 2~5 天后发生。研究还显示,颅脑 CT 可以发现在疾病早期即出现灰白质界限不清。与脑外伤和脑卒中引起的水肿相比,大多数 HS 患者的脑水肿是可逆的,病情稳定后 7~10 天可逐渐消失。凝血功能受损的患者可能会出现蛛网膜下腔出血,颅内出血,还可能发生梗死。

(五) 磁共振

HS 患者的中枢神经系统受伤部位广泛:常见部位包括小脑、基底神经节、下丘脑和边缘系统,而较少见的部位是脊髓前角,大脑皮质和脑干的运动神经元。T1,T2,DWI 和 FLAIR 等不同 MRI 序列可用于确定不同位置的各种病变类型。MR 图像通常显示小脑、尾状核和皮质下白质异常。严重 HS 的患者可能有小脑缺血性坏死或脑萎缩。小脑是中枢神经系统热损伤的重要部位,许多 HS 患者的 MRI 显示小脑萎缩。长期 MRI 随访显示,幸存者中枢神经系统的残余损伤主要发生在小脑和海马中。

(六) 脑电图

对于意识障碍的 HS 患者,连续的 EEG 监测可以帮助检测异常电波,例如低幅慢波、癫痫电波和双相重叠波,但是这些 EEG 变化通常是非特异性的。HS 引起的脑电图改变通常可以随着疾病状况的改善而完全恢复,这与原发性神经系统疾病的异常脑电图明显不同。

四、诊断和鉴别诊断

(一) 诊断标准

目前仍缺乏统一的 HS 诊断标准,临床诊断主要基于病史和临床表现。

1. 病史　①患者暴露于高温高湿环境;②患者进行高强度运动。

2. 临床表现　①功能损害:中枢神经系统(如昏迷、抽搐、精神错乱和异常行为);②核心温度超过40℃;③多器官功能损害(≥2 个)(如肝、肾、肌肉和胃肠道);④严重凝血功能障碍或 DIC。如果患者符合病史信息和临床表现,症状不能由其他原因解释,则应考虑 HS。

HS 是一种严重的热损伤致病,极高的体温是第一个致病因素。在已发表的文献中,大多数诊断标准使用核心温度的升高(通常是直肠温度)>40℃作为诊断的必要条件。然而,在实践中,通常不可能测量直肠温度。在疾病开始,不应未测得直肠温度而因此推迟 HS 的诊断。此外,核心温度不能用体表温度代替(通常是腋温)。因为表面温度的精度很容易受到许多影响因素,其参考价值有限,不能作为诊断条件。

患者从轻型热病向 HS 的进展是一个持续的逐渐加重的过程。体温是 HS 最重要的指标之一,如果病史、临床表现符合 HS,不能仅仅因为体温(包括核心温度)不超过40℃而排除 HS。

（二）鉴别诊断

大多数 HS 患者以意识改变伴高热为首发症状,并伴有与多器官功能障碍相关的症状。在临床上应与下列疾病区分。

1. 中枢神经疾病

（1）脑血管疾病:脑出血,大面积脑梗死和蛛网膜下腔出血,可能表现为意识、运动和言语功能的改变。患者经常患有:高血压、糖尿病和血管畸形。疾病的早期阶段,一般不会出现高热或神经系统以外器官损害,并且可以通过影像检查发现责任病变。

（2）脑炎和脑膜炎:根据病原体不同,脑炎脑膜炎可以是细菌性、病毒性和结核性的。临床症状与 HS 相似,即以高热、头痛和抽搐为特征。但是,发病与环境因素和剧烈的体育活动无关,可以通过病史区分。

（3）癫痫:癫痫病是一种发作性疾病,具有反复发作和可能会在非运动时间发生。癫痫通常是无高热环境诱因或伴发多器官功能损害,脑电图可以发现异常癫痫波。

2. 感染性疾病　HS 很容易被误诊为休克和严重感染性疾病伴发器官损害。然而,感染性疾病常有相应的感染指标异常和影像学异常,而 HS 可以通过特定的病史加以区分。

3. 水电解质紊乱　运动性低钠血症可能引起低渗性脑病,通常是由于过度体液消耗和运动后水盐摄入不足。检查电解质和详细的问诊可鉴别。

4. 代谢性疾病　低血糖昏迷、高渗性昏迷、肝性脑病或尿毒症脑病可能出现意识障碍,但短期内一般不会出现高热和多器官损伤,且有既往明显的病史诱因。纠正原有疾病能很快纠正患者症状。

5. 恶性高热　是一种亚临床性遗传性肌肉疾病,患者通常没有异常表现。恶性高热是骨骼肌异常强直收缩产生大量能量,导致持续的体温快速升高。在没有特异性治疗的情况下,仅通过一般的临床降温措施很难控制体温,往往导致死亡。恶性高热通过病史很容易识别。

五、治疗

HS 治疗是一种综合而全面的治疗。当患者出现危及生命的状况,不及时处理将出现心搏骤停的严重后果,立即抢救是所有 HS 患者的治疗通用原则。确认或怀疑 HS 的患者应在现场紧急治疗后,尽快运送到最近有 HS 治疗经验的医院,接受进一步治疗。快速、有效、连续降温是 HS 的主要治疗方法。在过去的几年里,人们逐渐认识到体温管理在危重患者治疗中的重要性,在整个治疗过程中,都应为 HS 患者实施目标温度管理(targeted temperature management,TTM)。如果核心温度高于目标温度,应继续降温治疗。如果核心温度已经达到目标温度,应持续监测体温,使其不太低或不再增加。在本章,将针对 HS 的特殊性,重点介绍降温治疗。

降温速度决定患者预后,通常应在怀疑或诊断明确后 1 小时内使核心温度(直肠)降至39℃以下,这样患者的病死率将显著降低。具体的降温手段包括以下方式。

（一）物理降温

物理降温安全有效,是 HS 患者首选的降温方式。有效的物理降温主要是通过增加机体与环境间的温差来实现。临床用于 HS 患者的物理降温措施包括冷水浴、大血管处(颈部、腹股沟和腋下)冰袋或冰块外敷、降温毯以及使用温水擦拭并持续电扇扇风等。

1. 传导散热降温

(1) 冷水浴:该方法主要适用于 EHS 患者,是最有效的现场冷却方法。根据传导冷却的原理,可以使用大型容器(例如浴池)将患者颈部以下浸入冷水(2~20℃)中,根据患者的年龄、基础状况调整水温和降温速度,使核心温度迅速降至 39℃ 以下,体温降至 38.5℃ 时即维持降温,以避免体温过低,并持续监测保持直肠温度在 37~38℃。冷水浴降温的冷却速度为 0.13~0.19℃/min,在不同温度下冷水的降温效果也没有太大差异。如果没有冷水,可以使用室温的水(例如 26℃ 的水)浸泡。应格外小心确保患者的头部不会掉入水中溺水,并应保护呼吸道通畅,防止误吸。冷水浴的不良反应包括畏寒和躁动,通常在 9~10 分钟后发生。从理论上讲,寒战和随之而来的皮肤血管收缩可能会使 EHS 患者体温进一步升高,降低传导性降温的效果,但实际上,仍然可以实现有效的降温。近来的研究显示,冰水浴降温引起的外周血管收缩、寒战等不良反应并不会引起 HS 患者体温的进一步升高,反而浸入冷水后发生的血管收缩对低血压患者有益,对外周循环比较差的休克患者,其作用优于蒸发降温法。冰水浴多用于既往体健的年轻运动员或士兵,在发生 EHS 最初几分钟内采取该措施,能达到快速、安全、有效的降温目的。关于 EHS 降温方法的研究证实,浸入冷水降温方法是 EHS 降温措施中最有效的降温方法。Casa 等研究者甚至提出冷水浴降温可作为 EHS 治疗的“金标准”。对于野外训练的战士,若无冷水浴的条件,可就近寻找河流、湖泊等,直接将 HS 患者浸入河水或湖水中进行降温。注意保护头部,保持呼吸通畅,并等待救援。然而,CHS 多发于老年、体弱者,患者多不能忍受冷水带来的机体不适,因其可能带来严重的寒战、烦躁、意识障碍甚至血流动力学紊乱,加重病情,增加患者病死率。

(2) 冰袋外敷:使用传导冷却原理,患者可以戴上冰帽或使用冰枕,用纱布包裹的冰袋可以放置在血管丰富且散热迅速的地方,例如颈部、腹股沟(注意保护阴囊)和腋下。每次降温时,冰袋的放置时间不得超过 30 分钟,并同时监测局部皮肤颜色的变化,以防局部组织冻伤。由于这种方法会导致皮肤血管收缩,因此在冰敷时应按摩皮肤。在冰水里添加盐可将盐水的冰点降低到 -21℃,将 10% 盐水置于 -18℃ 冰箱内,24 小时后呈冰霜状,能保持长时间低温,在室温 18~24℃ 环境中持续 3 小时其温度仍维持在 -5℃ 左右,其融化过程为冰水混合,制成的冰袋松软,且能与体表充分接触,易于固定,患者舒适感良好。实际上,冰冷却的效果并不太理想,冷却速度约为 0.034℃/min。

(3) 控温毯:控温毯降温作为新一代降温仪器,利用半导体制冷原理,通过主机与冰毯内的水进行循环交换,促使冷却的冰毯接触皮肤进行传导散热,进而达到降温目的。温控毯使用方便,简单有效。使用控温毯降温时,患者平躺在毯上,毯子的起始温度设置为 38.5℃,关机温度为 37.5℃,毯子的表面温度为 4℃。可以配合冰帽或冰袋使用以实现快速降温。动态监测肛温(15~30min/次),同时注意患者有无寒战等不适,根据降温效果针对性调整预置温度。当肛温降到 37.5℃ 时维持体温。如果联合使用其他降温措施,在肛温降到 37.5℃ 时均应停止。如仅使用控温毯降温,将肛温维持在 36.5~37.5℃。若控温毯每小时降温速度为 0.5~1.0℃,既可达到降温目的又无降温过快引起的并发症,安全有效,但往往需与其他降温方法联合应用,单独应用时无法达到快速降温的目的。

2. 蒸发散热降温 蒸发散热所带走的热能是冷水浴降温效果的 7 倍。通过在体表喷淋冷水,并用风扇扇风,可以实现有效的冷却。喷淋的水温为 15~30℃,风扇空气温度保持在 45℃,可以达到最大的冷却效果。此时皮肤温度保持在 30~33℃,可以防止血管收缩。条件允许的情况下,用纱布尽可能覆盖患者的皮肤(患者应侧卧以避免误吸),并且可以在纱布上间歇性地使用室温水以使皮肤温度保持在 30~33℃,同时持续扇动。在连续扇动的同时,还可以使用湿毛巾或稀释的酒精擦拭整个身体。在大多数情况下,通过蒸发降低温度是适用于 CHS 和 EHS 患者的最简单选择,并且可以用作主要选择。在一项 18 例 CHS 患者的亚低温治疗过程中,通过 26~300 分钟(平均 78 分钟)可以将患者体温降至 38℃ 以下,存活患者均未并发永久神经损伤。本降温方法能使皮肤血管保持扩张,避免寒战产热,从而使蒸发降温效果达到最佳。

另外,简单设备也可使蒸发降温效果达到最佳。例如,现场救治时可采用饮用水等直接喷洒已脱去衣物的患者全身,配合使用衣物扇风等,该方法简便有效,可行性强。院内降温则可采用 25~30℃ 的水喷洒或用湿毛巾擦拭患者全身,配合风扇持续扇风,其降温速度可以和理想的人体降温设备相近。

(二)有创降温方法

1. 血液净化滤过　血液净化主要通过大量低温交换液与人体血液进行交换,从而快速有效地降低机体体温,尤其是脑部温度,减少高热对机体的损伤。在治疗过程中除增加置换液量和速度外,还可通过调节置换液的温度,更有效地降低核心体温,减轻高热对机体的损伤,防止或减少并发症的发生。研究发现,早期使用低温血滤治疗(前 2.5 小时置换液温度为 28℃,之后 35℃ 维持),能快速有效地将 EHS 病患者体温降至 38℃ 以下。早期应用低温血液净化滤过治疗能快速有效降低 HS 患者体温,同时能支持器官功能,有助于后期脏器功能恢复,改善患者预后。但是,使用血液滤过需要一定准备时间,包括留置深静脉等管路准备。另外,对于凝血功能差的患者,使用肝素化或者无肝素化均具有一定的难度和风险。同时,需要熟练的专科团队来完成血液滤过的治疗。

2. 血管内降温技术　是近年来发展起来的一种新的降温技术,这一系统包括留置体内降温导管、外接降温装置、进行持续降温。该技术具有降温速度快、温度维持准确以及容易控制复温速度等特点。目前广泛应用于急性心、脑血管病卒中以及其他脑部疾病的辅助治疗,在 HS 的降温治疗中也有报道。病例分析报道显示,应用血管内降温系统成功救治了一名重症 HS 伴 MODS 患者,在到达医院 30 分钟内对患者开始进行血管内降温,以 0.1℃/min 的降温速度,17 分钟内将患者核心体温从 40.7℃ 降至 38.8℃(目标温度 <39℃),2 小时后患者体温 <37℃,13 小时后停止血管内降温,患者体温稳定维持在 36.0~36.5℃,患者于住院第 3 天拔除气管插管,第 5 天顺利出院,未遗留任何远期并发症及神经损害。

3. 胃灌洗、灌肠　应用 4~10℃ 生理盐水通过胃管快速冲洗胃部降低体温,通过快速注射(1 分钟),灌注液总量 10ml/kg,然后在 1 分钟后经胃管吸出;该过程可以重复多次。直肠灌洗以 15~20ml/min 的速度注入总量约 200~500ml 低温灌注液,灌洗深度不小于 6cm;放置 1~2 分钟后释放,必要时可以重复多次。在灌洗直肠时,注射速度不应太高,需要注意肠道的直接损害。胃灌洗或灌肠降温时低温灌洗液通过黏膜快速吸收入血,并进入血液循环,这尤其适用于脱水 EHS 患者,通常用作综合治疗的一部分。该方法的关键是保持快速的输注速度,否则无法达到冷却效果。应监控核心温度,且核心温度不得低于 38.5℃。如果现场没有冷盐水,也可以使用室温下的生理盐水进行冷却。

(三)药物降温

1. 冬眠合剂　将氯丙嗪 50mg,哌替啶 100mg,异丙嗪 50mg 配制成冬眠合剂,加入 5% 葡萄糖液或生理盐水中静脉滴注,用于人工冬眠调节体温。其作用机制是阻断网状结构上行,激活肾上腺受体,同时抑制神经中枢,从而达到降温作用,同时可起到充分镇静和预防寒战的作用。国外研究显示,氯丙嗪可明显缩短高热持续时间,同时使患者处于冬眠状态,降低全身代谢率,减少组织尤其是脑组织的耗氧量,对保护全身重要脏器具有较好作用。

2. 丹曲林(dantrolene)　临床上常用的非甾体类解热镇痛药(例如阿司匹林和消炎痛)不适用于 HS 早期的快速降温,并且会增加肝脏毒性的风险。因此,不建议使用这些药物。丹曲林可以抑制内质网中过量的钙释放,使骨骼肌兴奋-收缩脱耦联,从而减少肌肉持续收缩导致的异常产热,是治疗持续性肌肉痉挛引起的恶性高热的唯一有效药物。动物实验发现,丹曲林能够显著改善 HS 动物的症状;辅助降温加快 EHS 患者的降温速率,达到改善预后的目的。然而,持续性肌肉痉挛在 HS 患者中并不常见,也没有足够证据支持丹曲林单独使用可以降低 CHS 患者的体温,并改善其预后,在 HS 患者中使用丹曲林仍存在争议。

（四）目标温度管理

目标温度管理（targeted temperature management，TTM）是一种治疗策略，旨在达到并维持特定患者的特定核心温度以改善临床结果。近年来，人们逐渐认识到准确的体温管理在 HS 治疗中的重要性，认为应该在整个住院期间实施 TTM。住院患者应立即测量体温。对于在现场或转运期间接受降温治疗的患者，如果核心温度仍高于目标温度，则应继续治疗。如果入院时核心温度已达到目标温度，则应连续监测体温，以使其不会过低或不会再次升高。

目前尚无数据提示降温治疗的最佳目标温度。通常，在停止降温措施后，核心温度可能会进一步降低。为了防止体温过低引起的潜在风险，例如心律不齐和凝血功能障碍，应将降温的目标温度设置为略高于正常体温。多数研究建议冷水浴的目标温度在 38.6~39.0℃；蒸发降温的目标温度在 38℃。降温过程中需要注意肢体温度、颜色，避免压疮及冻伤发生。同时，应严密观察意识、瞳孔，持续行心电监护观察血压、心律、呼吸频率和深浅度、血氧饱和度及电解质的变化，避免因降温过快、过低而出现心律失常、血压下降、呼吸抑制等。对于少数体温降得过低的患者可及时使用控温毯复温，避免出现不良反应。

EHS 患者多为既往体健的年轻人，在发病最初几分钟可采用浸入冷水降温的方法，其降温快速、安全、有效。但对于 CHS 患者，由于其多为年老体弱者，多不能耐受冷水浴带来的不适，因此常采用蒸发散热降温，其降温速度虽不及冷水浴，但患者耐受性较好，能显著降低病死率。降温毯无创、安全、有效、患者耐受好，可常规用于院内对 HS 患者的快速降温。早期应用冷血液滤过治疗能快速有效降低 HS 患者体温，同时能支持器官功能，有助于后期脏器功能恢复，改善患者预后。药物降温通常是无效的，必要时可辅助应用冬眠制剂降温，慎用退热药物降温，以免造成或加重患者凝血及肝肾功能的损害。单独降温方法效果差，临床多采用多种降温方法联合降温。研究显示，应用联合降温法，30 分钟内能有效降低患者体温，使其低于 38.9℃，且能降低患者住院病死率。

降温方式的选择最终取决于患者的病情和身体状况、治疗机构降温设备与条件，以及操作者对降温措施和设备的熟练程度。如果条件不具备，建议立即转往具备上述条件的医疗单位。

（五）器官功能支持等综合治疗

HS 的救治是一个综合全身性的治疗，在安全合理的降温基础上，结合其他学科系统的支持，对提高救治成功率和改善预后至关重要。

控制脑水肿，降低颅内压，避免抽搐的发生；维持呼吸道通畅和氧合，防止误吸，治疗肺部感染和 ARDS。根据 CVP 监测结果指导补液，避免心力衰竭的发生，纠正心律失常和休克。监测凝血状态，适时抗凝或止血，防止 DIC 和脏器出血栓塞。发生肝衰竭时，应加强保守治疗。充分补液和碱化尿液，防止肌红蛋白阻塞肾小管导致急性肾衰竭。

六、预防

与其他重大疾病不同，HS 是完全可以预防的。降低与 HS 相关的死亡率的关键是预防。HS 的发生与环境，个体和训练（体育活动）因素密切相关，因此，预防 HS 也应考虑这三个方面。CHS 的预防主要强调环境和个人因素，而 EHS 的预防主要强调训练因素。

（一）CHS 的预防

夏季温度超过 30℃时，HS 的比例会显著增加。当工作需要穿戴特殊衣服（透气不良的衣服如化学防护服，防核辐射服和消防服），特殊位置或特殊环境（高温环境下的消防作业，温室，封闭的车厢或储罐内），这些人群应成为预防 CHS 的对象。CHS 常发生于老年人，患有基础疾病（例如多汗症和严重的皮肤病）的人，虚弱或卧床不起的人，婴儿，酗酒者或吸毒者，孕妇和服用某些会影响体温调节的药物的人。在夏季，应考虑这些人群的生活环境，使用空调降低室内温度，并应及时增减衣物，勤喝水避免脱水。如果遇到发冷,腹泻和发热,应立即寻求医疗帮助。注意勿将儿童独自留在汽车内或狭小空间内。

(二) EHS 的预防

进行热适应训练是提高个人的耐热性的有效方法。从寒冷或温暖的地区进入炎热地区或在每年初夏进行高强度训练之前应进行热适应。训练强度应逐渐增加,并且不应超过生理耐受性。在进行高强度训练之前,应提供足够的休息时间。应特别注意训练期间出现的各种不适症状,如有异常(脸色苍白、潮红、精神行为异常、身体不适等),测量核心温度尽早发现 HS。如果个人的核心温度超过 39℃,应停止活动,并立即采取措施降低体温。脱水状态下人极易发生 HS,在非常炎热和潮湿的环境中进行高强度活动时,每小时可能损失 1~2L 或更多的水分,所以要及时补充水分。同时,在运动期间饮用大量的普通饮用水可能会引起低钠血症,从而发生低钠惊厥,这时可以口服等渗盐水,或者可以通过吃咸菜和喝矿泉水来快速摄入钠,以减轻惊厥的症状。

七、小结

热射病作为一种热能损伤性疾病,早期不易察觉,往往造成全身多个脏器功能异常或衰竭,结局预后不佳。尽早发现病因并进行降温干预是本病治疗的关键,疾病早期采用不同亚低温策略快速降低体温可以显著降低本病的死亡率及致残率,并同时对全身各器官功能进行全面监护治疗,维护各器官系统功能稳定。随着基础研究不断深入,对热射病热损伤的免疫炎症机制逐步加深,亚低温治疗干预措施不断改进,并且努力探索新的治疗手段,终将改善热射病的预后。

(王彬成　赵雅楠　吴川杰)

参 考 文 献

[1] LIU SY,SONG JC,MAO HD,et al. Expert consensus on the diagnosis and treatment of heat stroke in China[J]. Mil Med Res,2020,7(1):1.

[2] DESCHAMPSA,LEVY RD,COSIO MG,et al. Effect of saline infusion on body temperature and endurance during heavy exercise[J]. J Appl Physiol (1985). 1989,66(6):2799-2804.

[3] TSAI YC,LAM KK,PENG YJ,et al. Heat shock protein 70 and AMP-activated protein kinase contribute to 17-DMAG-dependent protection against heat stroke[J]. J Cell Mol Med. 2016,20(10):1889-1897.

[4] BOUCHAMA A,KNOCHEL JP. Heat stroke[J]. N Engl J Med,2002,346(25):1978-1988.

[5] HUISSE MG,PEASE S,HURTADO-NEDELEC M,et al. Leukocyte activation:the link between inflammation and coagulation during heatstroke. A study of patients during the 2003 heat wave in Paris[J]. Crit Care Med,2008,36(8):2288-2295.

[6] TONG HS,TANG YQ,CHEN Y,et al. Early elevated HMGB1 level predicting the outcome in exertional heatstroke[J]. J Trauma,2011,71(4):808-814.

[7] LEON LR,HELWIG BG. Heat stroke:role of the systemic inflammatory response[J]. J Appl Physiol(1985). 2010,109(6):1980-1988.

[8] ALZEER AH,Al-ARIFI A,WARSY AS,et al. Nitric oxide production is enhanced in patients with heat stroke[J]. Intensive Care Med,1999,25(1):58-62.

[9] DEMATTE JE,O'MARA K,BUESCHER J,et al. Near-fatal heat stroke during the 1995 heat wave in Chicago[J]. Ann Intern Med,1998,129(3):173-181.

[10] GIERCKSKY T,BOBERG KM,FARSTAD IN,et al. Severe liver failure in exertional heat stroke[J]. Scand J Gastroenterol,1999,34(8):824-827.

[11] MASOOD U,SHARMA A,SYED W,et al. Bowel Ischemia from Heat Stroke:A Rare Presentation of an Uncommon Complication[J]. Case Rep Med,2016,2016:5217690.

[12] SNIPE RMJ. Exertional heat stress-induced gastrointestinal perturbations:prevention and management strategies[J]. Br J Sports Med,2019,53(20):1312-1313.

［13］ VARGAS N,MARINO F. Heat stress,gastrointestinal permeability and interleukin-6 signaling-Implications for exercise performance and fatigue［J］. Temperature(Austin). 2016,3(2):240-251.

［14］ KNAPIK JJ,EPSTEIN Y. Exertional Heat Stroke:Pathophysiology,Epidemiology,Diagnosis,Treatment,and Prevention［J］. J Spec Oper Med,2019,19(2):108-116.

［15］ LEON LR,BOUCHAMA A. Heat stroke［J］. Compr Physiol,2015,5(2):611-647.

［16］ Jain RS,Kumar S,Agarwal R,et al. Acute Vertebrobasilar Territory Infarcts due to Heat Stroke［J］. J Stroke Cerebrovasc Dis, 2015,24(6):e135-138.

［17］ HAMAYA H,HIFUMI T,KAWAKITA K,et al. Successful management of heat stroke associated with multiple-organ dysfunction by active intravascular cooling［J］. Am J Emerg Med,2015,33(1):124 e5-7.

［18］ STANGER D,MIHAJLOVIC V,SINGER J,et al. Editor′s Choice-Effects of targeted temperature management on mortality and neurological outcome:A systematic review and meta-analysis［J］. Eur Heart J Acute Cardiovasc Care,2018,7(5):467-477.

［19］ GAGNON D,LEMIRE BB,Casa DJ,et al. Cold-water immersion and the treatment of hyperthermia:using 38. 6 degrees C as a safe rectal temperature cooling limit［J］. J Athl Train. 2010,45(5):439-444.

［20］ GAUDIO FG,GRISSOM CK. Cooling Methods in Heat Stroke［J］. J Emerg Med,2016,50(4):607-616.

［21］ CASA DJ,DEMARTINI JK,BERGERONMF,et al. National Athletic Trainers′ Association Position Statement:Exertional Heat Illnesses［J］. J Athl Train,2015,50(9):986-1000.

［22］ ALZEER AH,WISSLER EH. Theoretical analysis of evaporative cooling of classic heat stroke patients［J］. Int J Biometeorol, 2018,62(9):1567-1574.

第五章

亚低温技术与转化应用

第一节　体外低温治疗

脑卒中具有高发病率、高死亡率、高致残率等特点，其中约80%为急性缺血性脑卒中。其临床治疗方法主要包括药物溶栓和机械取栓两种方式，以实现闭塞血管的有效再通，然而由于其严格的时间窗要求，导致大部分患者不能获得及时治疗，部分患者即使获得治疗，神经功能也无法获得最大程度改善，故而在急性缺血性脑卒中发生后，对脑组织的神经保护至关重要。

20世纪60年代，低温治疗已作为一种神经保护方法用于临床，根据治疗温度的不同，分为轻度低温（33~35℃）、中度低温（28~32℃）、深度低温（17~27℃）和超深度低温（2~16℃）。然而由于缺乏有效的低温治疗方案和温度管理，临床应用过程中患者易出现严重并发症。20世纪80年代，国内外学者开展了一系列研究，发现28~35℃低温治疗能抑制神经元损伤，保护血脑屏障，从而降低颅脑损伤死亡率，其中1987年Busto首次提出32~35℃条件下全身低温具有脑保护作用。亚低温神经保护的效果与低温方式、目标温度确定、降温速率、持续时间以及复温时间等因素密切相关。亚低温治疗方式主要有两种：一种是通过使用药物对下丘脑体温调节定点进行重新设定，另一种是通过各种冷疗措施增加机体散热。目前临床上常规使用的亚低温实施方式主要有两种：体外低温治疗和体内低温治疗。

体外低温疗法是指通过物理方法降低人体体温至亚低温水平从而达到治疗目的的方法，是降低各种因素导致颅脑原发性或继发性损伤的重要治疗方法，其可以通过抑制有害基因的表达、减少脑组织中自由基的释放、抑制炎性因子及炎症反应、降低血清基质金属蛋白酶含量、减少线粒体释放细胞色素C，抑制细胞凋亡等机制达到保护脑功能、降低致残率的目的。本节将其分为传统降温法和体表降温法两大类。

一、传统降温法

（一）早期降温法

早期降温法主要是通过一些物理方法，比如使用冰盐水、冰块、冰袋等低温物质擦拭、接触人的身体以后，利用热传导、蒸发、热对流等多种方式把热量散出去，从而达到降低机体温度的目的，是除药物治疗外，最简易、有效、安全的降温方法。

低温治疗作为治疗疾病的重要手段之一，很早便被使用，早在公元前3500年，最古老的医学著作《艾德温·史密斯纸草文稿》（Edwin Smith Papyrus）中便记载了低温疗法，在医治"非炎症性胸部水疱（noninfectious chest blister）"病例时，医生自制了一种"凉药膏（cool media）"（内含水果、湖盐、矿物质等），将其混合后敷在绷带上可达到降温效果。公元前1500—公元前1400年，古希腊著名医师希波克拉底（Hippocrates）曾提倡使用冰雪包扎来减少伤员出血，同时他也尝试使用全身低温治疗破伤风。21世纪被称为"冷冻医生"的约瑟夫·瓦隆利用低温疗法帮助患者降低由心搏骤停、脑卒中等引起的神经损伤，温度能低至32℃，持续时间长达11天。有资料记载中国古代神医华佗是水疗法的先驱，在一次针对持续高温患者的治疗过程中,他让发热的女患者长时间坐在室外石头槽中,之后将 100 桶冰水加入槽内使该名患者浸泡在冰水中进行降温,一段时间后他又通过给该名患者裹上厚重被子并坐于火热的泥土炕上进行复温,不久后发热女患者便痊愈了,在此之后华佗经常将发热患者放入石头槽中进行降温治疗。

(二)冷空气降温

1938 年美国 Temple 大学医学院的神经外科医生 Fay 第一次使用全身低温治疗颅脑外伤患者。该手术在费城一个寒冷的冬天进行,Fay 将手术室内暖气全部关闭,并且打开所有通向室外的窗口,利用自然冷空气给手术室降温,患者体温快速下降至 95 华氏度(35℃),并让患者保持这种低温状态 18 小时。随后使用体表加热和热咖啡灌肠等办法给患者复温,几小时后患者恢复正常意识。该手术的成功证明低温对缺血性神经损害有明显的保护作用,但这种降温方式局限较多,受限于无法控制的天气条件,同时在手术施行过程中,医护人员同样暴露于寒冷环境下,掣肘其手术操作,因此无法推广。

冷空气降温法虽然操作简便,但其副作用也很大。由于患者体温降低时全身各器官功能均受到影响,会出现一些较为严重的不良反应。此外,该方法难以有效地维持目标温度,医护人员同样面临较低的温度,寒冷也不利于手术的精准操作。为了摆脱这些掣肘要素的制约,人们利用该降温原理,研制出冷空气降温头盔、降温毯等先进设备应用于临床。

(三)液体降温

中国明代李时珍在《本草纲目》一书中提到雪水甘寒,其中涉及了"冰水""腊雪""冬霜"三种水疗法。第一个用人做模型研究低温的苏格兰医生 James Currie 从 1776 年的一次翻船事故中得到启示,他发现被营救在救生艇上的船长和乘客在寒冷中相继死亡,而泡在海水中的 11 名水手反而活了下来。经过多年的研究与探索,他发现了水手浸泡于低温海水中比在低温的海面上更容易存活的奥秘,此后着力从事冷"水疗(hydrotherapy)"对人体温、脉搏和呼吸的影响以及疾病治疗等相关领域研究。

除古老的浸泡于冷液体的水疗方式外,还可通过湿敷或者擦浴的形式进行降温。毛巾湿敷一般应用于日常家庭低热降温,临床工作中常采用擦浴法进行物理降温。擦浴时由于液体的蒸发可以带走机体的热量,并可导致皮肤毛细血管扩张,故可起到明显的降温效果。擦浴主要包括温水擦浴和酒精擦浴两种形式。

1. 温水擦浴法　温水擦浴是常用的降温方法之一,安全有效,做法方便,其通过辐射、对流以及传导的方式增加体内热量的散失。温水擦浴可以使皮肤内血管扩张,改善血液循环,减轻组织缺氧,增强新陈代谢,降低痛觉神经的兴奋性,使组织松弛,解除肌肉痉挛而引起的疼痛,从而降低体温。一般应使用低于患者皮肤温度的温水,即 32~34℃ 的温水进行擦浴,这样可以很快将患者的皮肤温度传导散发。擦浴时通常选择颈部、腋窝、前胸、后背等血液循环比较丰富、血管比较粗大的部位,擦浴过程一般不超过 20 分钟。擦浴后,应注意观察患者的皮肤表面有无发红、苍白、出血点、感觉异常等症状。半小时后测量患者体温,体温有所下降视为有效。在温水擦浴前最好先在患者头部放置冰袋,这样有助于降温,又可防止由于擦浴时表皮血管收缩,血液集中到头部引起充血。

2. 酒精擦浴法　酒精擦浴是一种简易有效的降温方法。酒精是一种挥发性的液体,在皮肤上迅速蒸发时能够吸收和带走机体大量的热,并具有刺激皮肤血管扩张的作用,故其散热能力较强。酒精擦浴可以使皮肤血管扩张、血液循环加快、散热增加;提高皮肤温度感受器的热敏神经元的兴奋性,抑制产热过程、散热过程加强,从而使体温下降。擦浴前应掌握好酒精的温度及浓度,防止烫伤和出现酒精中毒。擦浴主要实施于表浅大血管处,如颈部、腋下、腹股沟、肘窝等处,而禁止擦胸、腹、背部及足底等,因为这些部位对冷的刺激较敏感,可引起不良反应。如果患者出现兴奋、烦躁、恶心、呕吐等症状,应注意有无酒精中毒,如酒精中毒立即停止擦浴,并予以相应对症处理。因为酒精擦浴有中毒的风险,临床物理降温已不把酒精擦浴作为首选方式。

液体降温法操作方便但临床降温效果相对较差,效率低且不够精准,降温至目标温度以及低温维持和复温均较困难。特别是酒精擦浴还存在着一定的不安全性,因此液体降温法常作为其他诱导亚低温方式的辅助措施。

(四)冰袋降温

早在几千年前,人类就懂得如何运用冰块进行物理降温,并取得了很好的效果。随着科技进步,控温毯等先进降温设备层出不穷,但是冰袋以其取材容易、操作简单、成本低廉等优点在临床应用中仍占据着重要地位。

冰袋降温主要是运用热传导原理,使人体热量散发。实施方式为将冰袋用毛巾包裹置于枕后及全身大血管表浅处。用于制作冰袋的介质主要有清水、盐水、乙醇、芒硝等化学物质等。不同介质的冰袋在临床上的应用效果比较分析见表5-1。

表5-1　不同介质冰袋比较

名称	介质	最佳降温时长	特征
清水冰袋	清水	0.5~1小时	冰冻后硬度高、无法塑形、不易固定;降温效果慢、持续时间短、需频繁更换;患者舒适感较差
盐水冰袋	盐水	3小时左右	形态上呈冰霜状,降温效果优于清水冰袋;十分柔软,能良好地塑形使冰袋充分地接触体表,使患者感到舒适、满意
乙醇冰袋	乙醇	3小时左右	形态上呈冰霜状,降温效果优于清水冰袋;临床降温效果较好、材料易取、制作简单、操作方便、经济实用,且冰袋可以重复使用,值得大力推广应用
盐水乙醇冰袋	盐水+乙醇	3小时左右	形态上呈冰霜状,降温效果优于清水冰袋;集合了盐水冰袋和乙醇冰袋的优点
芒硝冰袋	芒硝	>1小时	芒硝本身也具备吸潮特点,与水相容且渗透性强,降温效果优于清水冰袋,克服了清水冰袋硬度大、有棱角、接触体表不舒适的缺点
化学冰袋	化学物质(高科技聚合物)	>1小时	降温效果优于清水冰袋;无需配制、密封不会溢出、易消毒、易操作、不易弄湿床单,在临床应用中也具有一定优势

虽然许多临床工作者通过大量试验对冰袋进行了改进,如使用盐水冰袋、乙醇冰袋、化学冰袋等,在低温持续时间、冰袋松软度和与身体体表的充分接触度等方面有了很大改进,但相对于其他降温方法,冰袋降温速度过于缓慢,大约每小时降低0.32℃。同时单纯冰袋降温对于亚低温状态的维持有一定难度,并且要定时更换冰袋,特别对于整个头部降温及保护脑出血患者脑细胞和减轻脑水肿方面有一定的局限性,通常只作为其他诱导亚低温方式的联合辅助措施。

早期降温法的优势在于使用方便、操作简易安全,但较易引起患者不适,产生寒战且致使体表血管收缩降低其降温功效。常规的冷却方法,除了对降低体温有用且成本低廉外,还可以作为其他更先进的冷却设备的辅助手段。使用常规冷却技术的缺点是劳动强度大。此外,易产生低于目标温度的冷却结果,并且可能产生有害影响。与表面或血管内冷却系统相比,常规冷却系统在保持温度方面的效果也较差。

虽然新技术及新设备层出不穷,但是基于安全性、并发症、舒适性、医院成本、患者费用等因素考虑,早期物理降温方法在医院、社区、家庭中仍受青睐。临床上往往情况复杂,需要个体化、多模式联合降温,避免单一的降温方式导致诱导期长、维持过程温度不稳定等问题。由于每种方法都有其自身的局限性，我们认为将常规方法与新技术设备结合使用是一种更安全、有效的选择。

二、体表降温

体表降温是亚低温治疗的重要方式之一，分为全身体表降温和局部体表降温，以其降温效果良好、无侵入性且易于实施等特点，被广泛应用于心搏骤停、新生儿缺血缺氧性脑病、重型颅脑创伤、颅脑疾病的围手术期等亚低温神经保护治疗，使脑温降至亚低温水平，达到保护神经和脑组织的作用。目前，体表降温的常见装置主要有降温毯、降温垫和低温帽。

（一）降温毯

降温毯主要应用于全身体表降温，1938 年，美国著名神经外科医师 Temple Fa 将低温治疗首先应用于临床并发明了第一代降温毯。降温毯主要由主机和外设附件两部分组成。主机部分包括制冷系统，温度控制系统和水循环控制系统。外设附件包括降温毯，连接管和体温传感器等。

目前，一般的冰毯降温仪可使患者的脑温在 4~12 小时内降至亚低温水平，一些较为先进的设备则可以在 2~4 小时内达到目标温度，极大地提高了亚低温脑保护效应，也降低了医务人员的护理工作量。例如美国 Arctic Sun 体温控制系统，通过包裹患者的躯干四肢进行降温，与体表接触面积达 40%，降温效果明显优于普通冰毯降温仪。而以色列 MTRE 公司推出的 ALLON 体温控制系统，三维包裹方式，覆盖率达到人体表面积的 85%，有效提高了热交换的效率。

临床上，在实施亚低温治疗时，降温毯常与冬眠合剂、局部降温等联合应用，以预防寒战并达到更好的降温目的。大量临床试验研究证实，全身亚低温治疗很大程度上可以避免脑卒中和其他神经损伤引起的脑缺血损伤，对颅脑损伤和脑血管病患者有明显的降低颅内压、保护脑组织和降低死亡率等作用。根据工作原理，降温毯主要分为两类：水循环降温毯和空气循环降温毯。

1. 水循环降温毯　是临床中最常用、最传统的降温毯，其利用重力原理带动水循环，利用半导体制冷，将水箱内蒸馏水冷却，通过主机与冰毯内的水进行循环交换，促使毯面接触皮肤进行散热，达到降温目的。以 Cincinnati Sub-Zero 公司生产的 Blanketro 为例，该设备除覆盖躯干外，还附加了覆盖头颈部的降温设备；降温速率可达 1.0~1.5℃/h。一项有关心搏骤停患者亚低温治疗的回顾性比较结果显示，水循环降温毯与血管内降温相比，患者死亡率与神经血管评分无明显差异。在 2001 年发表的一项利用水循环降温毯对 19 例急性缺血性卒中患者进行亚低温治疗的对照试验表明，达到核心目标温度 32℃ 的平均时间为3.56 小时，亚低温治疗时程 12~72 小时，结果表明，亚低温治疗对正在接受溶栓治疗的急性缺血性脑卒中患者是可行安全的。通过与早期再通策略结合，可为发生严重缺血性卒中的高危患者提供脑保护。随后，该研究团队在 2004 年又利用水循环降温毯与全身擦拭冰水和酒精结合的方法对 18 名急重症脑卒中患者进行亚低温治疗，患者处于两层降温毯之间，头颈部覆以浸有冰水或酒精的纱布，2~3 分钟更换一次，结果显示该方法可使急性脑卒中患者在相对安全的范围内快速达到亚低温水平。

2. 空气循环降温毯　在亚低温治疗过程中，虽然水循环降温毯是最普遍的降温方法，但是其耗电量大，外附水毯还可能因自身重量而压迫患者或出现漏水的情况，因此空气循环降温毯应运而生。空气循环降温毯的控制装置使用最佳自适应控制算法，仅需输入目标温度，即可按比例混合冷、热空气，适当调节冷却毯的空气温度，从而实现对大脑温度的自动控制。该方法通常是用带喷嘴的气毯盖住患者头部以下的身体或在此降温毯的基础上让患者躺在气垫上，以达到降温的目的。

由于空气循环降温毯比水循环降温毯增加了与皮肤的接触面积，避免了导热介质泄露，因此更具备降温均匀、轻便安全等优点，并且空气的比热系数小于水的比热系数，可以进一步降低能耗。在一项

32 小时的试验中,提供暖风和冷风所消耗的总功率仅为 2.4kW,但其传输的热量相对较少,以 ArizantHealthcar 医药公司生产的 PolarAir 降温毯为例,其降温速率为 0.5~1℃/h,降温效果不及水循环降温毯。因此有学者认为,空气循环降温毯更适合亚低温治疗的复温阶段,以避免过快复温引起的颅内压反弹。关于空气循环降温毯的降温速率,其他实验还有不同的结果,1997 年一项测试了五种不同降温方法在术中的降温效果的试验表明,空气循环降温和水循环降温速率相似;而 Augustine Medical 医疗公司生产的 PolarBair 降温毯,可使人体核心温度降低约 1.6℃/h,因此,空气循环降温毯可能存在降温速率波动范围大的情况。

关于空气循环降温毯的临床应用效果也存在不同意见,在 1998 年利用空气循环降温毯进行的一项针对 25 例重型大脑中动脉缺血性脑卒中的临床研究表明,保持患者身体核心温度 33℃,亚低温时程 48~72 小时,可以治疗缺血后脑水肿,显著降低升高的颅内压,存活率为 56%。虽然取得了较好的治疗效果,但该文章认为不应进行长期高通气,因为低碳酸血症明显增高引起的脑动脉血流减少可能会加剧组织缺血。2001 年美国开展的一项针对重症神经系统疾病患者中枢性发热的临床研究显示,空气循环降温毯不能有效控制神经系统发热患者的体温。

此外有学者提出,空气温度的调节主要依赖于临床工作者的经验操作,没有理论依据来确定空气温度是否适合控制脑温和体温。因此还需开展进一步研究,来提高空气循环降温毯自动控制脑温的精确度。

(二) 降温垫

降温垫是常见的体表物理降温方式之一,传统降温垫价格低廉,但与患者体表接触面积有限,主要有两类:预冷型降温垫和水循环降温垫。新型降温垫以水凝胶降温垫为代表,可控性较强并具有显著的降温优势。

1. 预冷型降温垫　预冷型降温垫以维也纳医药公司生产的 Emcools 为代表,该设备由聚合物晶体制成,使用前冷藏±2 小时,可持续降温约 2 小时。由于低温程度、降温速度、持续时间以及复温速度是亚低温治疗对创伤性脑损伤神经保护作用的关键因素,如亚低温治疗时程一般较长,短时程一般为 24~48 小时,长时程可达 7~14 天,而该设备没有温度控制系统,且不可重复、连续使用,所以无法用于低温维持阶段和复温阶段,此外还潜在损伤皮肤的风险。

2. 水循环降温垫　水循环降温垫以 CoolBlue 为代表,该设备以水循环为传导热量的载体,将水循环垫用于躯干和大腿处降温,原理与水循环降温毯相似,但水循环降温垫多为一次性设备,多适用于动物试验,目前对于此降温垫的临床亚低温治疗效果的证据较少。

3. 水循环/水凝胶降温垫　水凝胶降温垫是目前临床试验中全身体表降温效果最好的装置,其应用负压原理进行水循环控制温度,创新性地使用自黏水凝胶涂层垫,垫内的导电水凝胶可通过使用高流量水将患者身上的热量转移,外设附件覆盖在患者躯干和大腿处进行降温,约覆盖 40% 的体表面积。设备分为自动模式和手动模式,可以自动调节水温或者由临床医生调节水温,与其他体表降温方式相比,在亚低温诱导阶段和维持阶段有显著的降温优势。

以 ArcticSun 温度控制系统为例,降温速率可达 1.5~2.0℃/h。两项小型、非受控的研究表明,这种降温装置可以使发热 38.3℃ 的神经系统危重症患者的体温在 60~90 分钟内恢复正常。美国于 2004 年进行的一项针对 47 名以蛛网膜下腔出血为主的神经危重症发热患者亚低温治疗的前瞻性临床试验中,比较了该新型水循环温度控制系统与传统措施对患者的发热治疗效果。传统的水循环冷却毯覆盖人体约 0.92m² 的表面积,水凝胶涂层降温垫覆盖人体 0.77m² 或 0.60m² 的表面积。经过 24 小时的亚低温治疗,应用新型水循环温度控制系统的患者与应用传统措施的患者相比,75% 减少了发热情况,81% 诱导亚低温水平所花费的时间更少,可以降低很多短期的副作用。

此外,在使用 ArcticSun 之前进行输冷生理盐水及抗寒战治疗,可有效缩短达到目标温度的时间,并维持目标范围。而与血管内治疗相比,在心搏骤停治疗中,虽然血管内亚低温治疗对温度控制更加快速精确,但是二者的致死率和神经保护作用无明显差异。由此可见,水循环/水凝胶降温垫在亚低温脑保护治疗中有重要的临床意义。

(三)低温帽

低温帽是临床常用的局部物理降温疗法,其选择性的脑部降温策略,配合保暖措施,在保持正常核心温度的同时,只冷却头部,可以一定程度上克服全身亚低温治疗时由于体温过低引起的难以避免的严重并发症,如局部缺血、出血倾向和寒战等;以及费用高难以普及等缺点。但是由于降温效果有限,单独使用难以使颅脑核心温度降低到亚低温水平,因此临床常用低温帽辅助降温毯进行亚低温治疗。低温帽的常见设备有:冰帽、降温头盔、水循环头盔。

1. **冰帽** 最具代表性之一的冰帽是 William Elkins 等科学家利用美国国家航空和航天局的附带技术研制出的头颈部联合降温冰帽,由于头颈部大血管相对密集,血流量大,因此许多降低高热应力的研究中,头部和颈部区域一直被认为是最有效的身体降温区域。该装置由两个部分组成,即头部、颈部衬套和调节装置。衬套轻薄可调节,可适应不同的头部尺寸,与头颈部紧密贴合。调节装置包括两个集成层,即一个液体冷却热交换器和一个可加压空气囊。空气囊加压可使冰帽与头颈部皮肤紧密贴合,达到局部降温效果。

冰帽实施方便快捷,无创伤性损害,全身不良反应较少,可避免由于全身降温引起的副作用,如寒战。多位学者先后应用头颈部降温的方法治疗严重颅脑外伤和心搏骤停患者,均取得比其他方法更好的治疗效果,且耳蜗温度降低迅速。有研究认为,由于冰帽在 48 小时亚低温治疗期间将大脑表面温度保持在核心温度以下约 1.5~2.5℃,当核心温度降至 32℃,大脑表面温度降至 29.4℃。因此,从理论上讲,在低温治疗过程中,皮质或浅表损伤可能因为位置表浅而产生副作用,而深层损伤却可能取得较好的神经保护效果。

2. **降温头盔** 奥地利生产的 Emcools 冷金属板新型降温装置,由多个不同面积的金属板组成,通过硅胶网使金属板与皮肤紧密接触。$0.5~0.6m^2$ 的体表面积需要 $15~17$ 块 $10cm×35cm$ 的金属板。由于在使用期间不依赖能量供应,不受场所的限制,可以在医院外由非医务人员使用。在一项有关心搏骤停非侵入性亚低温治疗的动物对照试验中使用了该装备,在试验前将金属板预冷至 $-20℃$,利用硅胶网将金属板与猪皮肤紧密贴合,研究表明,在心搏骤停实验动物中金属板降温速率可达 $4.1℃/h$,明显优于冰袋、酒精擦拭和风扇等体外降温方式,是一种高效诱导治疗性亚低温的方法。由于该装置目前主要应用于动物实验,临床应用的效果需要更多的研究证据。

3. **水循环头盔** 针对新生儿缺血缺氧性脑病进行的一项动物实验使用了水循环头盔,给仔猪用水循环头盔覆盖头部,冷却七个小时,帽子上敷有循环冷水管路,在冷却过程中,使用辐射式顶置加热器加热身体。这种冷却方法可能进一步限制与全身体温过低相关的副作用,并可能在临床实验研究中适用于早产儿。

体表降温作为临床常用的亚低温治疗方式,在降温速率、临床应用方面各有特点(表 5-2)。因为皮肤有较大的表面积与内脏进行热量交换,所以在亚低温治疗中,体表降温具有重要的临床意义,但是体表降温热存在交换率低,达到目标温度所需的时间长,难以精确控制复温速度导致复温中的病情反跳等不足,这都影响了亚低温治疗的疗效;而血管内治疗虽然设备贵、导管难以护理,但是由于其降温快、精确性高的独特优势,可以对上述情况有良好的改善,日益被临床医护工作者所重视。

表 5-2 体表降温方法与血管内降温方法对比

	降温毯		降温垫			低温帽			血管内治疗
	水循环	空气循环	预冷型	水循环	水凝胶垫	冰帽	降温头盔	水循环头盔	
速率(℃/h)	1.0~1.5	0.5~1	1	1	1.5~2.0	—	4.1	—	2.6±2.8
代表仪器	Blanketro	Polar Bair	Emcools	CoolBlue	ArcticSun	NASA	Emcools	RapidCool	Coolgard
特点及临床意义	常与药物降温、局部降温联合使用;水循环降温毯在心搏骤停的治疗中,与血管内治疗效果差异不大。空气循环降温毯降温均匀;适用于亚低温治疗的复温阶段;可降低颅内压,但应避免长期高通气		预冷型及水循环降温垫不可重复、连续使用;不能用于亚低温治疗的维持、复温阶段,多适用于动物试验。水凝胶降温垫在亚低温诱导、维持阶段较其他体表降温方式有显著优势;与血管内低温治疗相比效果相差不大			低温帽方便、无创、全身不良反应较少;降温头盔不依赖能量供应、不受场所的限制,对心搏骤停患者有显著的降温效果。水循环头盔可能适用于早产儿			血管内治疗降温速率快,控制温度更精准;有创操作,增加了血管内并发症风险

(卫慧敏 关玉莹 高原 李明)

参 考 文 献

[1] FISHER M,SAVER JL. Future directions of acute ischaemic stroketherapy[J]. Lancet Neurol,2015,14(7):758-767.

[2] WASSINK G,DAVIDSON JO,DHILLON SK,et al. Therapeutic Hypothermia in Neonatal Hypoxic-Ischemic Encephalopathy[J]. Curr Neurol Neurosci Rep,2019,19(2):2.

[3] 张涵奕,刘帆. 亚低温治疗应用于急性脑梗塞的研究进展[J]. 四川医学,2016,37(11):1307-1310.

[4] CHARUDATT VAITY,NAWAF AL-SUBAIE,MAURIZIO CECCONI. Cooling techniques for targeted temperature management post-cardiac arrest[J]. Critical Care,2015,19(1):103.

[5] FORKMANN M,KOLSCHMANN S,HOLZHAUSER L,et al. Target temperature management of 33 degrees C exerts beneficial haemodynamic effects after out-of-hospital cardiac arrest[J]. Acta Cardiol,2015,70(4):451-459.

[6] LYDEN P,ANDERSON A,RAJPUT P. Therapeutic hypothermia and Type II errors:Do not throw out the baby with the ice water[J]. Brain Circ,2019,5(4):203-210.

[7] OH S H,OH J S,KIM Y M,et al. An observational study of surface versus endovascular cooling techniques in cardiac arrest patients:a propensity-matched analysis[J]. Crit Care,2015,19(1):85.

[8] GLOVER G W,THOMAS R M,VAMVAKAS G,et al. Intravascular versus surface cooling for targeted temperature management after out-of-hospital cardiac arrest-an analysis of the TTM trial data[J]. Crit Care,2016,20(1):381.

第二节 体内低温治疗

一、血管内低温

血管内低温是一种利用介入导管设备经由血管通道对人体进行局部或全身降温的方式,根据降温方式可分为低温灌注和低温热交换。根据冷源实施部位又可分为静脉低温和动脉低温。一般来说,静脉低温用于诱导全身低温,而动脉低温可实现选择性局部低温。

（一）低温灌注

血管内低温灌注的方式起源于体外循环,它是将低温溶液注入血管与血液直接混合从而达到降温的目的。目前灌注液体包括生理盐水、林格溶液、白蛋白溶液以及自体血液,其中自体血液低温灌注的实施最为复杂,医疗条件要求最为严格。根据低温灌注的具体实施方法可将其分为静脉低温溶液灌注、动脉低温溶液灌注及自体血低温灌注。

1. 静脉低温溶液灌注　外周静脉快速输注低温生理盐水是临床上实施全身低温最实用的方式,该方式简单易行且安全有效,虽然维持低温效果较差,目标温度不可控,但可作为诱导低温的有效手段为心搏骤停患者争取更宽治疗时间窗。大量临床试验证实,通过外周静脉快速输注 30~40ml/kg(最多至 2L 用量)的低温生理盐水或乳酸格林液是安全可行的低温诱导方式。Kim F 等报道针对院外心搏骤停患者,快速输注 500~2 000ml 的 4℃生理盐水可有效、安全、平稳地将患者核心体温降低至亚低温区域,中心体温能平均下降 1.24℃±1℃,对照组平均下降 0.94℃±0.10℃。

通过中心静脉插管进行深部静脉低温灌注能够更直接地降低核心温度,该方法操作复杂,但降温速度更快。Rajek 等对 9 名健康男性实施深部静脉低温,通过左肘前静脉分别给予 4℃和 20℃生理盐水,灌注量为 40ml/kg,30 分钟后,其核心温度分别降低了 2.5℃±0.4℃和 1.4℃±0.2℃,降温效果远大于预期。

2. 动脉低温溶液灌注　动脉低温溶液灌注可以减轻静脉灌注方式带来的全身低温副作用。实施时,需选择合适的介入导管经皮穿刺至目标区域进行低温灌注。在灌注血管的选择上,除去操作难度带来的限制,一般选择靠近需要进行低温神经保护区域的血管,如开展选择性脑部低温时,选用颈总动脉或颈内动脉进行灌注。目前已报道的专门用于血管内低温灌注的导管有两款,均通过采用隔热设计,来降低低温液体在体内输送过程中的热交换速率,减少低温副作用,做到精准控温的同时提高局部降温效率。

FocalCool 公司研发了一款用于低温灌注的隔热导管 Khione,该导管采用高热绝缘材料制成,使用时承担导引导管的作用,Khione 隔热导管经皮穿刺至颈总动脉,搭配使用 XT-27 微导管插至颈内动脉进行低温生理盐水的灌注。Caroff 等使用该套管以 20~40ml/min 的速度对猪模型灌注 4.5℃的生理盐水,平均低温 14.4 分钟后,最低温度可达 23.8℃,而颅内局部低温对对侧脑组织和核心温度的影响非常小,核心温度仅有平均 0.2℃的降低。Merrill 等采用体外模型对比了该导管与常规导管在相同低温灌注条件下的隔热效果,结果显示 Khione 导管展现出优异的隔热性能,其出水口温度比常规导管能低 15℃左右,临床使用条件下诱导低温效能是常规导管的 2~3 倍。

Hybernia 导管系统(Hybernia Medical,LLC)通过在 4.5F 隔热灌注导管内镶嵌温度传感器,导管尾部连接低温液体灌注控制器,可以实现对目标区域的精准控温。Choi 等将该导管插入猪的颈总动脉处,采用 0.1~70ml/min 的流速灌注 0~4℃生理盐水,平均灌注 5 分钟,灌注同侧颅内温度可达到 33℃,且该温度明显低于对侧颅温和核心温度。

3. 自体血低温灌注　自体血低温灌注是将血液从人体血管内引出,至体外循环管路中,经热交换降温后,再输回体内。根据患者病症或降温需求,血液的引出路径与回输路径可有不同设置,如静脉-静脉、静脉-动脉以及动脉-动脉。一般来说,静脉-静脉体外循环降温时,实施目标为全身低温,使用双腔透析导管置入患者股静脉或者下腔静脉进行血液的引出与回输;静脉-动脉体外循环降温时,根据灌注的动脉位置,可选择实现全身低温或局部低温;动脉-动脉多用于选择性局部降温。自体血体外循环冷却设备包括血泵、热交换器、制冷器、肝素化管路等核心部件以保证血液的正常输送及有效降温。目前,已报道的可用于自体血低温治疗的体外循环管路有体外膜氧合器(extracorporeal membrane oxygenator,ECMO)、心肺旁路以及血液透析滤过等。

血液的体外循环降温可以简单地通过将部分管路浸入冰水浴池进行调控,也可将管路与专门的热交换设备串联实现冷却。KTEK-Ⅲ采用的是盘管冷却技术,将体外循环的部分血流管道通过该设备即可达到血液降温的效果。在日本该设备已经成熟地运用于院外心搏骤停后复苏患者的神经保护。热交换器ECMOtherm-Ⅱ和BIOtherm同样可与体外循环管路结合使用,主要针对血液全身灌注、冠状动脉灌注和快速灌注所需的控温而设计,其不锈钢的材质提供可靠稳定的热交换,有机硅涂层保证优异的血液相容性。

新型介入导管如TwinFlo导管和FocalCool导管是专门针对选择性局部低温设计的新型介入导管,TwinFlo导管(又名DuoFlo)旨在给脑部提供更精准、更快速、更深低温的低温治疗以达到重症监护过程中的脑保护作用,同时避免核心温度的降低。它是由两根导管搭配的同轴套管结构组成,外管外径14F,在应用时经股动脉穿刺到达主动脉弓;内管为双腔结构,外径9.5F,在应用时由外管通道插入至颈动脉处。使用时,血管内的血液从外管与内管的间隙中引出,内管头部球囊膨胀阻塞颈动脉,冷却血液从球囊后方的顶端导入,避免低温血液与血流直接混合,提高降温效率。同时TwinFlo导管还可以跟血管取栓术配合使用,其球囊内管的内径为2.0mm,允许取栓的导管类器械通过进行操作。Ronald J. Solar等报道了TwinFlo导管的最初人体试验,医生在对一名脑动脉瘤患者治疗时,因血管堵塞时间需延长,使用TwinFlo进行选择性脑部降温至26℃同时保持核心正常体温(36.7℃),患者恢复得比预期的要快,术后预后好,无神经功能缺陷。目前的人体临床试验虽然获得了非常良好的神经预后效果,并验证了其应用可行性,但其低温治疗的有效性还需要进一步的研究证实。

CoolGuide导管主要针对心脏病尤其是冠状动脉堵塞造成的心肌梗死病症进行局部心肌的自体血低温灌注而设计。导管为三腔结构,最大的内腔作为血液冷却和输送通道,翼状的两个小腔作为封闭循环低温生理盐水通道,对大腔内通过的血液进行降温。导管采用编织复合结构,三腔的内芯为PTFE材质,外壳为不锈钢编织层及尼龙材料,保证导管的可操作性。在应用时,导管通过血管鞘穿刺,经股动脉至冠状动脉,随后血液被蠕动泵从导引鞘引出,回输至CoolGuide导管最大内腔,同时4℃的生理盐水以45ml/min开始循环给血液降温,血液经过长距离热交换后温度降低并从头部输出至目标组织。通过体外模拟发现当血流为30ml/min时,即可达到20W的目标降温能力。同时大型猪试验表明该流速下,心肌组织可在5分钟内降温3℃。之后Thomas又对该导管进行了结构改进,在原有基础上增加了3个小孔,该小孔为血液的自灌注孔,利用主动脉与冠状动脉之间的血压差使得血液能够自发地进入导管中进行冷却后输注,这样能够减少体外泵等血液循环设备,增加操作的便利性。但对应体外模拟结果,其冷却效能仅为6W,达不到预设的20W要求,还需改进。

(二)热交换降温

血管内热交换降温是采用特殊设计的介入导管穿刺至目标血管对血液进行间接地非接触式降温。导管均为多腔设计,其中冷却液流动的两腔封闭互通。导管头部承担热交换功能,导管尾部连接体外设备注入并引出冷却生理盐水使其在导管头部不间断循环带走热量。目前市面上已有3款成熟的血管内热交换设备应用于临床,还有一些在研新型热交换导管。

1. Thermogard XP®体温管理控制仪 Thermogard XP®(原CoolGard TM)体温管理控制仪(图5-1),搭配了四种血管内热交换导管使用,分别为Cool Line®、Solex 7 TM®、Icy®、Quattro®,这些导管是以热交换为原理的静脉介入导管,根据应用需求如插入部位、滞留时间、冷却速度等有着不同的设计,其性能如表5-3所示。导管头部粘接与管体同轴的数个互通的球囊,球囊内封闭循环流动的低温生理盐水作为诱导低温介质,导管尾部与Thermogard XP设备连接,该设备除了提供低温生理盐水及其流动力外,还可根据监控到的人体核心温度与设定的目标温度值的差距自动调节循环生理盐水的温度以快速达到并稳定在目标温度。该血管内温度管理系统

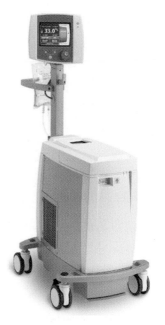

图5-1 Thermogard XP设备

技术较为成熟,目前已经有较多用于危重症患者和神经外科领域如蛛网膜下腔出血、脑外伤、颅内出血、缺血性脑卒中等病症的临床试验,均表现出比体表降温更快的降温速率及更高的稳定性。与此同时,许多针对 Thermogard XP 低温导管系统的临床研究表明虽然其诱导低温能力强,但是其神经预后效果与体表低温并无明显差异,同时全身低温的副作用虽然有一定程度的减轻但仍无法避免。

表 5-3　Zoll 的血管内温度管理系列导管的特性

导管名称	球囊个数	导管长度	插入部位	停留时间	冷却能力
Cool Line®	2	22cm	锁骨下静脉、颈内静脉、股静脉	4 天或 7 天	74W
Solex 7™	蛇形球囊	25cm	锁骨下静脉、颈内静脉	4 天或 7 天	144W
Icy®	3	38cm	股静脉	4 天	139W
Quattro®	4	45cm	股静脉	4 天	173W

2. InnerCool RTx 血管内温度控制系统　与该系统搭配使用的 Accutrol™ 介入导管带有温度传感器的热交换低温治疗导管。温度传感器位于导管顶端,由热敏电阻制成,不同于其他设备需要额外的直肠、膀胱或耳内等温度探针,该设计使系统能够直接地获取血管内血液温度而没有延迟,使温度控制系统能够及时反应,更有助于患者诱导和维持低体温状态。管体有三个内腔,导管插入人体内的部分不同于常规的介入导管的高分子材质,它是由柔韧的金属制成,能够增强热交换效果。在使用时,导管经股静脉穿刺至下腔静脉,其穿刺操作与中心静脉导管的相同,导管与 InnerCool RTx 设备(图 5-2)连接,由设备提供低温生理盐水在管体内流动。管体金色部分承担热交换作用,其表面有螺旋状沟壑,目的是加大与血液的接触面积,分割血流,最终增强冷却效率。可根据患者体重选择导管型号,目前的导管外径有 9F、10.7F 和 14F。Inner-Cool RTx 血管内温度控制系统最先应用于颅内动脉瘤患者的诱导和维持低温及复温,该系统的低温诱导效果优异,同样优异的低温诱导效率在急性缺血性脑卒中患者的亚低温治疗中得以体现,InnerCool RTx 温度控制系统近年来的报道更多的还是关于 ST 段抬高型心肌梗死患者,均表现出积极正向的治疗效果。Accutrol™ 低温导管系统作用于下腔静脉,其致低温效果属于全身低温,副作用相对体表低温有所减轻但同样不可避免。同时 Accutrol™ 导管与 Zoll 的低温导管相比,不能兼顾中心

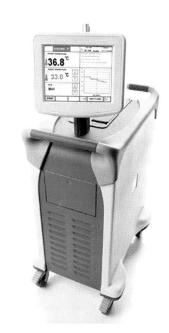

图 5-2　InnerCool RTx 设备

静脉导管的给药、采血、监控等功能,如患者在低温治疗时有此需求,还需要再另开介入创口。

3. Setpoint 球囊低温导管　加拿大研制了一款球囊低温导管 Setpoint,导管头部有一段螺旋交织的球囊作为热交换区域,球囊内部封闭循环低温生理盐水与血液进行对流换热。该导管为三腔导管,其中两个腔作为生理盐水通道,剩余一个腔作为导丝导引通道,当导管通过股静脉穿刺至下腔静脉到达隔膜位置后,导丝退出,该内腔即可作为温度探针通道。球囊未扩张时导管外径为 9.2F,通入生理盐水充分扩张后为 8.25mm,占下腔静脉横截面的 8%~10%,不会造成血流紊乱。该导管可以与不同的温度控制系统配合使用而达到不同的降温效果,目前已报道的有 Radiant Reprieve™ 系统和 Zoll Proteus™ 系统,其降温速率分别为 3.3℃/h 和 9.6℃/h。

4. 在研新型血管内低温导管　在研的一款新型血管内低温导管创新性地将缺血性脑卒中取栓介入操作和热交换诱导低温结合起来。针对脑卒中取栓前中后 3 个阶段实施低温,有效地延长时间窗,增强神

经保护效果,提高患者预后。该导管管体包含 3 个内腔,最大腔作为介入取栓通道,如取栓支架、药物洗脱球囊、碎栓吸栓导管等可通过此腔进行操作。两个小腔连接体外热交换设备作为低温生理盐水通道,并与管体外侧阵列排布的数个大小形状相等的球囊连通,使球囊内部不间断循环低温溶液且流向与血流方向相反,增强对流换热效果。在治疗时,将该导管从患者的股动脉插入穿刺至颈总动脉或颈内动脉近端。Gattneo 等人采用羊作为动物模型验证了该导管的颅内降温效果,将导管置于羊的颈总动脉,循环 6℃ 的生理盐水,实施 180 分钟,与对侧颅温相比,最大温差可达 1.3℃,与体温差 1.4℃,证实该导管能够有效地实施颅内选择性低温。虽然可以在 30~40 分钟内有效地将颅温降低至亚低温 35℃ 并且与体温有一定温差,但体温同时也有一定程度的降低,全身低温的副作用难以避免,比较遗憾的是目前还未采用卒中模型验证导管同时实现低温换热和取栓操作的可行性和有效性。若要配合取栓使用,应该在设计上增加堵塞球囊,便于取出碎栓。

二、体腔低温

体腔低温与体表低温不同,首先体腔一般处于人体内部甚至靠近关键器官组织,便于直接对核心区域降温,其次体腔周围分布着大血管,利于血液对流降温,并且体腔的表面常附着有黏膜层,不仅导热迅速还可蒸发带走热量。相比血管内低温,体腔降温的侵入性更弱,病患感染风险更低。用冷却的无菌生理盐水或乳酸林格溶液对胸腹腔、胃、膀胱、直肠等进行灌洗可以达到全身低温的目的。

(一) 通过鼻腔低温

2015 年欧洲复苏委员会和欧洲医学会的急救医学指南中指出鼻腔降温是复苏后温度控制的有效方法之一。目前的鼻腔降温主要还是两种,冷却水循环的鼻腔导管接触降温和高流速通气的蒸发降温。

1. RhinoChill 经鼻腔降温便携式设备 RhinoChill 是一款成熟的经鼻腔降温的便携式设备,适用于病患在抵达医院前进行早期快速的低温诱导。如图 5-3 所示,该设备包含鼻腔导管、氧气罐、控制系统和冷却剂罐等核心部件,化学和生物惰性的全氟化碳冷却剂与氧气混合后通过鼻腔导管将喷洒于鼻腔黏膜,雾化的全氟化碳迅速挥发,可将鼻腔黏膜表面温度在短时间内下降至 2℃。表皮高度血管化的鼻腔位于颅底,作为热交换器,可将低温通过血液循环和颅骨传导到达整个脑部,可用于实施选择性脑部低温。在气流 40ml/min 的标准工作条件下,设备配备的 2L 冷却剂可维持工作 1 小时,配置的氧气可使用 22.5 分钟,但氧气管接口还可直接与救护车和医院内的供氧机连接,可满足更长时间的工作需求。在使用时,全氟化碳的混合气体将从口鼻溢出,故需要保持口部张开,还需要使用插管或声门装置对呼吸道进行保护,而未雾化的全氟化碳液体可能从鼻孔流出或者经过咽喉进入胃部,少量进入血液或者肺部的全氟化碳将很快地从肺部代谢排出。RhinoChill 不带温度反馈系统,不能用于维持低温,仅适用于低温诱导,也不推荐将该设备用于清醒的未镇静的病

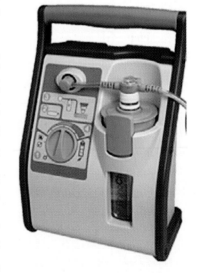

图 5-3 RhinoChill 设备

患。已经有许多临床试验如 Prince Trial、Princess Trial 等证实了 RhinoChill 的积极效果,但仍存在一些问题。比如全氟化碳虽然是已知的毒性最小的化合物,也被用作于人体免疫调节剂和白细胞趋化抑制剂,但在一些研究中,全氟化碳具有致癌性,同时美国环保署认为它是一种具有对生物有害的有毒物质。同时它的成本特别高,作为救护车急救费难以被患者接受。

2. CoolStat 便携式鼻腔降温设备 CoolStat 是一款基于蒸发吸热原理的便携式鼻腔降温设备,该设备的核心部件包括带流速、压力、湿度以及温度传感器的自反馈控制单元、送风机、可替换的干燥剂盒和空气

净化过滤器。工作时,净化的干燥空气由特制的呼吸面罩通入鼻腔流经鼻甲,随后从口腔流出,形成单向的高速气流。鼻甲的首要作用是给吸入的空气加温加湿,避免生冷的空气直接进入敏感的肺部,同时鼻腔内高度血管化,表面积大,附有鼻黏膜,当干燥的空气高速通过时,将诱导黏膜上的水和黏液蒸发,汽化的相变过程产生的吸热反应是主要热交换机制。CoolStat 目前还没有被 FDA 批准用于任何适应证的治疗,但该设备目前正用于神经源性发热(中枢性发热)的临床研究,如脑卒中、创伤性脑损伤、癫痫发作和代谢性脑病都可导致中枢性发热。同时正在探索将该设备应用于院前心搏骤停后患者。

3. QuickCool 鼻腔冷却系统 QuickCool 鼻腔冷却系统(QuickCool AB)采用的闭环低温循环对鼻腔进行接触降温,由一个便携式泵、制冷器及热交换器组成的控制器和两根相互独立的鼻腔球囊导管构成。使用时将一次性鼻腔球囊导管插入患者鼻孔,球囊内部通过外部控制器不间断循环低温生理盐水,接触鼻腔黏膜进行降温。低温球囊与鼻腔表皮接触后,对鼻腔内接触面直接降温,随后静脉和动脉的对流换热引起体温降低。该系统以鼻腔作为降温部位以实现脑部降温,但多个研究表明 QuickCool 鼻腔降温起效慢,不足以实现选择性脑部降温。

除了上述鼻腔设备,关于鼻腔降温方法的研究还有很多,包括使用高流速氧气或低温氧气通入上呼吸道进行蒸发降温,利用气体的绝热膨胀降温,以及同样利用低温液体循环的鼻腔及咽喉球囊降温导管。鼻腔位置与内部构造特殊,咽喉及上食管降温能够直接与双侧颈动脉产生热交换从而达到选择性脑部降温的目的。

(二)食管热交换诱导低温

食管降温设备其诱导低温的核心部件是一根与胃管相似的三腔硅胶导管,该导管基于闭环低温循环原理与食管壁接触进行降温,通过口腔放置于食管,其顶端到达胃部,顶端有一个开口与中间腔连通,可满足普通胃管的胃部抽吸、减压及喂食作用。食管周围分布着大血流组织器官如腔静脉、主动脉、奇静脉以及心脏和肺,提供了有效的热交换环境,对食管接触冷却后,低温通过传导到达周围组织,再通过血液对流迅速到达全身。目前该导管可配适 4 款体外自反馈低温设备,Altrix、Medi-Therm Ⅲ、Blanketrol Ⅱ 和Ⅲ以及 Norm-O-Temp,不同的设备可提供不同的冷却水流速,带来不同的降温效率。该设备在 2014 年开始应用于临床研究,设备功效和使用便捷性得到认可,且均无设备相关的副作用出现。

食管降温设备优于常规的体表降温设备,其降温速率与许多报道的血管内低温速率相近,但其操作简便,暴露风险低,不需要无菌环境或手术技巧,设备置入时间仅需不到 1 分钟,且可立即开始降温。控温有效,调温方便,优于标准的降温方式,明显减轻了护理难度。

(三)腹腔灌洗诱导低温

腹腔内分布着许多大血管,同时肠道的褶皱表皮比表面积大,使得腹腔成为优异的热交换场所。自动腹腔灌洗系统(APLS)是一个完全自动化体温控制设备,其自反馈的设计可以将患者冷却到设定的目标温度,并在指定的时间内保持这个温度,然后以所需的速度逐渐复温。使用时,将螺纹插管结合液基检测技术在腹部做腹腔开口,与 APLS 连接的灌洗导管经由该插管进入腹腔,随后将冷却的乳酸林格溶液注入腹腔,通过不断注入和引出低温溶液达到降温目的。腹腔灌洗导管为三腔结构,其中两个腔用于注入和引出乳酸林格溶液,余下一腔用于监测腹腔压力。根据腹腔内压力,调整灌注的溶液体积(2~6L)。自动腹腔灌洗系统目前已经应用于心搏骤停和心肌梗死患者腹腔灌洗降温迅速,快速的降温可以有效地延迟和减轻寒战,减少低温引起的代谢紊乱发生,同时减少镇静药物需求,与慢低温相比,快速降温还可以预防轻微的神经损伤。

(四)肺部注入全氟化液诱导低温

液体通气已经被应用于新生儿和成人呼吸窘迫症,与常规气体交换原理不同,它是采用可携带氧气的全氟化碳溶液进入肺部达到气体交换的目的,哺乳动物肺部内的肺泡表面积约为皮肤表面积的 100 倍,巨大的表面积可提供快速高效的热量传递,同时肺包围了心脏,降温后有望对心搏骤停情况下的心肌实现迅速冷却,将冷却的富氧全氟化碳溶液注入肺部以实现诱导低温的动物实验已有许多报道,这些实验均实现了超快速降温。

综上所述,体内低温诱导降温更加直接高效,这些方式在降温速率及维持低温稳定性上表现优异,能够更快速、更低温度、更长时间、更稳定地实施降温,但伴随的是一定程度的人体创伤,对医护人员的相关操作技术要求较高。因此,关于体内低温设备的研究还有广大的探索空间,以使其功能不断完善而更加适用于低温诱导。

(鲍路姿 关玉莹 李明 尹志臣)

参 考 文 献

［1］ 王鹏,吉训明.低温液体灌注产生亚低温的进展［J］.介入放射学杂志,2007,5:357-360.

［2］ 涂加园,孙琳,刘云,等.院前急救中早期诱导亚低温治疗院外心搏骤停患者效果的系统评价［J］.护理学报,2019,9: 46-51.

［3］ KIM F,OLSUFKA M,LONGSTRETH W T,et al. Pilot randomized clinical trial of prehospital induction of mild hypothermia in out-of-hospital cardiac arrest patients with a rapid infusion of 4 degrees C normal saline［J］. Circulation,2007,115（24）: 3064-3070.

［4］ RAJEK A,GREIF R,SESSLER D I,et al. Core Cooling by Central Venous Infusion of Ice-cold（4°C and 20°C）Fluid Isolation of Core and Peripheral Thermal Compartments［J］. Anesthesiology,2000,93（3）:629-637.

［5］ CAROFF J,KING R M,MITCHELL J E,et al. Focal cooling of brain parenchyma in a transient large vessel occlusion model: proof-of-concept［J］. Journal of neurointerventional surgery,2020,12（2）:209-213.

［6］ MERRILL T L,MITCHELL J E,MERRILL D R. Heat transfer analysis of catheters used for localized tissue cooling to attenuate reperfusion injury［J］. Medical Engineering & Physics,2016,38（8）:758-766.

［7］ CHOI J H,MANGLA S,BARONE F C,et al. Brain Cooling with a Novel Endovascular Catheter; proceedings of the 2nd European Stroke Organisation Conference（ESOC 2016）,F,2016［C］.

［8］ NAGAO K,HAYASHI N,KANMATSUSE K,et al. Cardiopulmonary cerebral resuscitation using emergency cardiopulmonary bypass,coronary reperfusion therapy and mild hypothermia in patients with cardiac arrest outside the hospital［J］. Journal of the American College of Cardiology,2000,36（3）:776-783.

［9］ SAYERS G M,GABE S M. Restraint in order to feed:justifying a lawful policy for the UK［J］. European journal of health law, 2007,14（1）:3-20.

［10］ GABOR G.［How many times to consent to an ECT treatment?（or thoughts about the legal regulation of ECT treatment）］［J］. Psychiatria Hungarica :A Magyar Pszichiatriai Tarsasag tudomanyos folyoirata,2007,22（1）:95-96.

［11］ MATTINGLY T K,PELZ D M,LOWNIE S P. Cooling Catheters for Selective Brain Hypothermia［J］. American Journal of Neuroradiology,2016,37（5）:A4749.

［12］ SOLAR R J,MATTINGLY T,LOWNIE S P,et al. Neuroprotection by selective endovascular brain cooling-the TwinFlo Catheter ［J］. EuroIntervention :journal of EuroPCR in collaboration with the Working Group on Interventional Cardiology of the European Society of Cardiology,2020,15（14）:1291-1296.

［13］ MERRILL T L,MERRILL D R,NILSEN T J,et al. Design of a Cooling Guide Catheter for Rapid Heart Cooling［J］. Journal of Medical Devices,2010,4（3）:035001.

［14］ MERRILL T L,MERRILL D R,AKERS J E. Improved Ease of Use Designs for Rapid Heart Cooling［J］. Journal of Medical Devices,2012,6（3）:035001.

［15］ FAIRCHILD A L,GABLE L,GOSTIN L O,et al. Public goods,private data:HIV and the history,ethics,and uses of identifiable public health information［J］. Public health reports,2007,122（1_suppl）:7-15.

［16］ NOC M,ERLINGE D,NESKOVIC A N,et al. COOL AMI EU pilot trial:a multicentre,prospective,randomised controlled trial to assess cooling as an adjunctive therapy to percutaneous intervention in patients with acute myocardial infarction[J]. EuroIntervention：journal of EuroPCR in collaboration with the Working Group on Interventional Cardiology of the European Society of Cardiology,2017,13(5):e531-e539.

[17] CATTANEO G,SCHUMACHER M,MAURER C,et al. Endovascular Cooling Catheter for Selective Brain Hypothermia：An Animal Feasibility Study of Cooling Performance[J]. AJNR American journal of neuroradiology,2016,37(5):885-891.

[18] SANDRONI K,CLAUDIO,BOTTIGER,et al. European Resuscitation Council and European Society of Intensive Care Medicine Guidelines for Post-resuscitation Care 2015 Section 5 of the European Resuscitation Council Guidelines for Resuscitation 2015 [J]. Resuscitation,2015,95(10):202-222.

[19] CASTREN M,NORDBERG P,SVENSSON L,et al. Intra-arrest transnasal evaporative cooling：a randomized,prehospital,multicenter study（PRINCE：Pre-ROSC IntraNasal Cooling Effectiveness）[J]. Circulation,2010,122(7):729-736.

[20] HODGE J G,JR. ,GABLE L A,CALVES S H. The legal framework for meeting surge capacity through the use of volunteer health professionals during public health emergencies and other disasters[J]. The Journal of contemporary health law and policy,2005,22(1):5-71.

[21] NYBO L,WANSCHER M,SECHER N H. Influence of intranasal and carotid cooling on cerebral temperature balance and oxygenation[J]. Frontiers in Physiology,2014,5(79):1-5.

[22] KULSTAD E,METZGER A K,COURTNEY D M,et al. Induction,maintenance,and reversal of therapeutic hypothermia with an esophageal heat transfer device[J]. Resuscitation,2013,84(11):1619-1624.

[23] POLDERMAN K H,NOC M,BEISHUIZEN A,et al. Ultrarapid Induction of Hypothermia Using Continuous Automated Peritoneal Lavage With Ice-Cold Fluids：Final Results of the Cooling for Cardiac Arrest or Acute ST-Elevation Myocardial Infarction Trial[J]. Critical Care Medical,2015,43(10):2191-2201.

[24] NICHOL G,STRICKLAND W,SHAVELLE D,et al. Prospective,multicenter,randomized,controlled pilot trial of peritoneal hypothermia in patients with ST-segment- elevation myocardial infarction [J]. Circulation Cardiovascular Interventions,2015,8 (3):e001965.

[25] YANG S S,JENG M J,MCSHANE R,et al. Cold Perfluorochemical-Induced Hypothermia Protects Lung Integrity in Normal Rabbits[J]. Biology of the Neonate,2005,87(1):60-65.

第三节 体外低温模拟

低温治疗所需要的亚低温可以通过诸多方式和设备实现,每一种方式都有自己的特点和适用情况,但都有共同的目的,即实现目标区域安全、有效、快速降温。降温效果存在客观评价指标,其中活体实验最为贴近低温设备实际使用情况,但活体实验需要的时间及成本较高,可重复性较低,导致低温设备的研发周期长、开发成本高。所以在活体实验之前,可通过进行体外实验模拟和计算模拟来验证其性能。实验模拟需要搭建模拟血液循环回路装置,主要针对血管内降温设备进行模拟,而计算模拟可以针对所有的降温方式,通过构建合适的降温数学模型进行计算模拟。值得注意的是,尽管研究者们通过各种方式使得模拟情况尽量贴近真实情况,但不可能完美复制设备的临床使用条件,所以体外模拟检验仍存在局限性,需要结合模拟的特点进行使用。

一、体外实验模拟

（一）概述

低温设备的体外实验模拟主要通过搭建体外模拟血液循环回路装置（mock circulation/loop system）来实现。起初该装置主要用于验证心室辅助设备（如心室辅助血泵）的性能指标,通过建立与人体血液循环相似的人工循环回路,在几何层面为待测试实验设备提供相似的工作环境,有的模拟循环装置也可用于插管操作模拟。

低温医学领域,模拟血液循环回路装置主要用于模拟血管内降温设备的降温过程和降温效果。由于模拟管路制造工艺的限制,模拟的人体血管以体内大血管为主(例如颈动脉),基本满足实验要求。此外该模拟装置也能够测试心室辅助装置的泵血性能、血液相容性及总体生物相容性,在面对搏动式血泵时还能通过弹性腔理论(arterial windkessel)将脉冲流动转化为稳定流动。但低温设备体外模拟的侧重点不再是血液循环本身,而是还原出低温目标区域的主要血管几何特征及血液流动状态,获得温度、压力及流量变化等参数信息,从而实现对低温设备性能的模拟验证以及低温治疗策略的检验。模拟循环管路中可以根据需求注入真实人体血液、模拟血液或生理盐水等液体,在热分析时可近似采用蒸馏水的热力学参数。依据实验需求,可在管路中不同位置设置温度传感器、压力传感器和流量计等监测设备获得流动参数。

（二）实验用装置介绍

模拟血液循环回路装置主要由五个子系统构成:动力子系统、管路子系统、温控子系统、监测子系统和储液子系统,由这五个部分相互配合,组成模拟回路,每个子系统可以根据实验条件、实验需求搭配不同的组合。

1. 动力子系统　主要为回路内液体提供动力,推动其在管路内完成循环,并通过参数设置控制液体的流量、压力等流动参数。通常由滚压泵或离心泵等血泵提供动力,在以搏动式血泵作为动力的循环回路中,还可以设置弹性腔将管路中的流动由脉冲式流动转化为稳定流动。

2. 管路子系统　是模拟血液循环回路装置中最为重要的部分,直接关系到体外实验的成败,可分为连接管路部分和目标区域模拟管路部分。连接部分主要包括连接模拟装置各个部件的管路及接头等,负责把不同组件连接起来,并确保连接紧密,同时也要为监测子系统留出监测位置保证其适于安装。目标区域模拟管路部分是管路子系统的关键部分,需要实验者根据实验需求,提取出目标区域主要血管的几何特征,使用高透明度的玻璃或硅胶等材料完成模型制作。总体而言,该体外血管模型受限于玻璃制造工艺和质控能力,主要针对大血管及少量的主要血管分支,外形简单;硅胶等高分子管路可以还原出更多的血管分支,但同样仅限于主要分支血管。因此为了便于制造加工,一些次要的血管弯曲和血管分支会被省略,使得体外血管模拟管路无法完全模拟体内真实血管网络结构。

3. 温控子系统　主要作用是确保回路中的液体温度维持在37℃左右。由于模拟装置整体暴露在空气中,且空气温度一般低于血液温度使得装置不断散发热量,在加入低温装置后,管路中的液体降温会更加明显,所以需要对液体进行加热使其维持在37℃附近。温控装置一般与储液罐集成在一起,当储存循环液体作为流动缓冲的同时,对液体进行加热。

4. 监测子系统　主要收集循环装置中包括流量、温度、压力等各项流动与温度信息,通过安装流量计、压力传感器和温度探针来获取这些数据。监测装置主要安装于连接管路上,需要在装置设计之初就确定好监测装置的安装位置,预留相应管路位置,或在可能安装传感器的位置留出安装位;此外安装设计需要尽量避免可能导致误差的因素,例如温度传感器的浸入误差等。

5. 储液子系统　主要用于储存循环管路中需要的液体,同时具备加热能力,弥补系统散失的热量,将温度维持在37℃附近。在循环回路中,具体担任此任务的是加热储液罐,首先为循环管路提供足够的循环液体储备,排出使用过程中可能产生的气泡。其次,在储液罐的内部设有加热装置,持续对循环液体加热以维持恒定的37℃环境,并具有一定保温能力。

（三）体外模拟循环回路装置的建立

以低温灌注降温设备为例,利用介入导管通过从股动脉插管延伸至颈动脉,向目标区域灌注低温生理盐水以达到治疗目的,但低温生理盐水传输过程中存在换热升温问题,这一过程往往不可控且低温生理盐水升温显著,所以对路径中的换热情况进行模拟与验证研究非常重要。血液循环回路装置整体布局如图

5-4所示,其右侧B端连接股动脉,C端连接颈动脉,实验模拟的目的是检验低温灌注导管插入血管后,导管内低温灌注液的温度变化以及带来的血液温度变化。

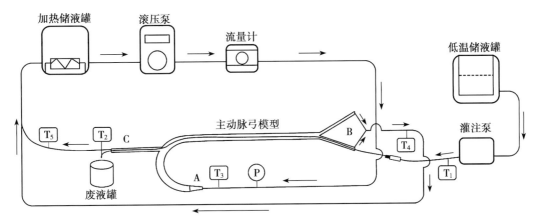

图5-4 完整模拟循环回路装置简图

首先明确循环液体,主要由实验目的和实验条件决定。在本例中主要探索的是热力学相关的参数变化,所以选择与血液热力学性能相近的液体即可,文献中通常采用去离子水代替生理盐水(去离子水冰点0℃,生理盐水冰点为-0.53℃),但在探索与血液成分相关的实验时,就需要采用动物血液或者人体血液作为循环液体。在循环回路中,循环液体首先从加热储液罐注入循环回路,在滚压泵的抽取下,进入循环管路,从主动脉弓模型的A端进入,分别从B端、C端两个出口流出,随后回流到加热储热罐中。在低温灌注系统中,导管从主动脉弓模型B端下方的分支中插管进入,随后从C端伸出主动脉弓模型,插管位置与实际手术中相近,即从股动脉(B端)插管至颈动脉(C端),随后低温灌注液从低温储液罐中被灌注泵吸出,由灌注泵控制灌注流量,进入低温灌注导管,随后从导管末端流入废液罐。在参数监测方面,主要由5个温度探针、1个压力传感器及1个流量计负责。压力传感器布置在循环液体进入主动脉弓模型之前,主要检测循环液在进入模型前的压力;流量计布置在滚压泵之后,主要负责测量进入循环回路的循环液的流量。因为本实验模型主要针对温度变化,所以布置了5个温度探针,分布在主动脉弓模型的入口、出口及低温灌注导管的入口、出口,这样便能够获得循环液在流经降温区域前后的温度变化以及低温灌注液在灌注前及灌注出口之间的温度变化。数据处理,研究者便可以知道低温灌注液在导管传输过程中温度升高的情况,以及血液温度受低温灌注液影响的变化,对临床医生制定低温策略提供数据支撑,以达到精准降温的目的。

目前市面上已经有较为成熟的模拟血管产品,包括颅内血管模型、主动脉弓模型、心脏血管模型等,同时也有可搭配的泵体及流量计等配套设备,在市面出售产品难以满足需求时,亦可自行建模定制,相对而言整体设备搭建较为便利,但需要做好数据监测与采集。

二、体外计算模拟

采用体外实验模拟手段会受到适用条件的限制(如只能用于测试采用血管内降温),并且实验模拟只能提取出目标区域内的血管,无法还原目标区域附近的组织、骨骼甚至皮肤等。随着计算机模拟技术的提升以及计算能力的提升,这些问题都能得到一定程度上的缓解。本小节主要侧重介绍计算模拟的应用,包括以传热模型为基础构建公式的计算模拟和以实际几何外形、热力学特性参数为基础构建有限元分析模型的计算模拟。

低温治疗过程中,在组织乃至器官中均发生热传递过程。低温治疗的核心是温度控制,人体的温度场分布较为复杂,温度梯度不仅存在于头部与身体核心之间,大脑内部区域也会出现温度梯度。在动物实验及临床治疗中,出于二次损伤的担忧,温度探测器安放位置有限,能够进行组织温度监测与控制的方法极为有限,传统点测量的方式也意味着无法描绘立体温度场,无法实施精准可控的低温治疗,大大限制了其疗效。磁共振成像技术可无创实现三维温度探测,但分辨率低,难以满足低温治疗探测微小温度变化的需求。

计算模拟方式可通过建立数学模型还原活体组织的几何特征及热力学特征,但活体组织过于复杂,数据量极大,以目前的技术水平和计算能力来说难以实现,所以需要对人体模型进行简化,忽略非关键因素,根据模拟目的降低模型的复杂性,在计算量和精确度之间取舍。如图 5-5 所示,完全真实的血管模型是最为复杂的,理论上基本可以等同真实情况,随着纳入模型的血管数量和还原度的下降,模型会逐渐简化易用,直到最基础的传热模型,开展宏观笼统的生物传热分析,随着复杂程度的下降,模型数量也随之增多。

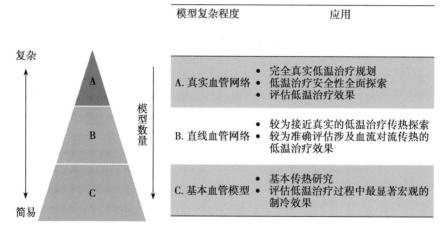

图 5-5　传热模型的简单分类

建立热力学模型之后,可以应用于多个医学领域的传热模拟,包括烫伤、发热、冷冻治疗、低温治疗等一系列涉及温度相关的疗法,并且随着计算能力的提升,其重要性会进一步提高,计算精度和分辨率也会越来越高。

（一）生物组织传热模型

人体内传热过程较为复杂,包括热传导、对流和辐射三种基本传热方式,其中还伴随着热量的产生。维持体温的恒定是人体基本的需求之一,在热力学中,这意味着人体产热与热量散失需保持平衡,不同的分析范围包括不同的热力学过程。以整个人体为分析对象时,意味着人体与环境之间的换热达到平衡,即新陈代谢产热,与环境的热传导、热辐射等过程达到平衡;以人体内的某一部分为分析对象时,血液灌注也会成为一个重要的热力学过程。

近几十年以来,随着传热生物热现象的不断研究,数学模型的不断完善,生物传热学有了长足的进步,主要体现在生物热物性参数测试能力的提升、新的生物传热模型及传热方法的构建、生物热力学在多个领域的应用及扩展等。但是,鉴于生物组织结构及物化性质的复杂性,此领域远未达到成熟的阶段,主要困难体现在两个方面。首先,生物传热模型需要生物组织热物性参数作为已知量输入,在其参数测量方面,没有一种方法能够完成热物性参数如热扩散系数、导热系数、血液灌注率及代谢产热的同时测量,更遑论其随空间时间等条件变化时的参数测定。分次、分批测量又必定会导致测量参数存在不一致的问题。无损测定也是尚未攻克的难题。其次,生物组织在结构上的复杂性也决定生物组织传热模型无法完全复刻生物组织的实际结构,同时由于缺少生物体三位温度场的无损测定方法,因此也无法实现模型的精确检验。在数学模型作为一个强力工具被引进生理学之前,早期的研究者倾向于使用定性的语言描述来阐释各种生理学参数之间的关系,但随着计算能力的提高和数学模型的逐步建立,生物热力学进入了可以定量描述的发展阶段,其发展过程就是不断逼近真实情况,减小假设条件影响的过程。

1934 年,Burton 等人便首次将热传导方程引入人体传热分析过程中,前提是假定人体具有均匀且不变的密度、比热容、导热系数、细胞代谢产热,并且导热符合一维稳态性,该模型得出的人体温度分布表现为一条抛物线。但是这一模型太过理想,随后 Eichona 等人在 1945 年提出了人体温度分布"壳传热模型",即体内核心部位与外表皮肤之间的传热过程,并在两年后建立起了相应的数学模型,在此模型中,核心与外壳之间的传热决定外壳与环境之间的热交换。

1948 年由 Pennes 提出了被广为接受的生物组织传热模型,被后续研究者奉为经典生物传热方程(bioheat transfer equation,BHT),并对其不断做出各种"定制"而沿用至今。起初该模型用于预测人类前臂的热场分布,其重要性主要体现在两点:①在人体内模型的构建中首次将血液灌注的作用纳入考量,假设发生于血管和周围组织间的能量交换主要通过血液流速很慢的毛细血管壁,血液的热量分布可以被理解为血液进入了一个假想的泳池(毛细血管床,血管直径在 $0.005 \sim 0.015$mm 之间),血液一旦进入则很快与周围组织达到热量平衡,所以血液离开血管的温度和进入静脉循环的温度都是组织温度,基于此提出灌注血液和周围组织之间对流换热的计算方法。②Pennes 将生物组织传热模型表达为偏微分形式方程,为后续此形式的生物组织传热方程定下了很好的模板。该方程表达为:

$$\rho c \frac{\partial T}{\partial t} = \nabla k \cdot \nabla T + (\rho c)_b \omega_b (T_b - T) + q_m$$

等式右侧中间项即为血流灌注对整体能量平衡带来的热量,可以看出此项是一个无方向的标量,其大小与体积血流以及局部组织和主要供血动脉温度之间的差成正比,式中 ρ 代表组织密度,c 代表比热容,T 代表温度,t 代表时间,k 代表导热系数,ω 代表灌注流量,角标 b 代表血液,q_m 表示该部分代谢产生的能量。可以看到,Pennes 方程的基础就是基于普通热传导公式在右侧添加了两项热源。随后 Baish 等人的研究证明了该模型能够有效预测在动态组织等效体模中未达到热平衡的平行管的流动热效应,Van Leeuwen 等人基于 Pennes 模型和离散血管模型的研究也表明二者温度云图较为接近。

很多研究者在后期质疑了 Pennes 模型在物理上的和生理上的合理性,尤其是流动血液的热力学分布,事实上目前公认的热力学平衡过程发生在毛细血管前/后的血管中而非 Pennes 认为的毛细血管中。Wulff 认为对流效应源于净组织血液通量,所以血流分布必须要用有方向性的项来表示。Klinger 则强调了血管中血液流动造成的对流现象对热扩散的影响。其后,Wissler 和 Crosbie 等人于 1963 年提出了新的人体体温模型研究,在所建立的模型中首次将人体体温调节机制的影响纳入考量,这也是早期模型常忽略的一个点。

1980 年,Chen 及 Holmes 建立了 CH 模型,该模型评估了单个血管的等效热力学长度(l_e),并定义 l_e 为血液和组织温度差降到初始值的 $1/e$ 时的血管长度。当血液温度中时间依赖的变量远小于血管特征长度上的空间变量的时候,血管温度 T_b 取决于:

$$A(\rho c)_b \overline{V} \frac{dT_b}{ds} = U \cdot P(T - T_b)$$

此方程可简写为:

$$l_e \cdot \frac{dT_b}{ds} = T - T_b$$

$\overline{V}$ 表示局部血流速度,U 为局部总热扩散系数,P 为血管周长。

该模型中,血管被分为两类:独立存在的大血管,血管与组织一起作为连续体的小血管。一部分与流经组织温度不同的小血管在热力学上具有重要性。这两类血管的界定在于血管树中 e 近似为 1 的部分，意味着血管真实长度和热力学等效长度统一秩序。

CH 模型可以被描述为：

$$\rho c \frac{\partial T}{\partial t} = \nabla \cdot k \nabla T + (\rho c)_b \omega^* (T_a^* - T) - (\rho c)_b \overline{u} \cdot \nabla T + \nabla \cdot k_p \nabla T + q_m$$

方程等号右侧的单项 Pennes 方程被替换为三项：第一项为更加精准的灌注项，第二项为血流流动引起的热对流项，第三项为灌注增强后的传导导热项，角标 a 代表动脉，星标 * 代表 CH 模型中构成连续体的最大血管，u 代表平均体积血流量密度。可以看到，本质上 CH 模型是 Pennes 模型的精准加强版，并没有脱离其范畴，但是 CH 模型将大血管单独对待，这能够提升模型的精准性，因为 Pennes 模型限制了纳入考量的血管直径，但是精准性的提升意味着方程求解的复杂性，并且 CH 模型需要输入局部血管的几何尺寸，仅在一些以猪肾为模型对象的研究中取得了成功应用。

在 Pennes 模型以及 Pennes 模型的衍生模型被提出之后，Weinbaum 等人基于 Keller 和 Seiler 等人的数学方法提出了新的模型，应用于非主要血管并且有热力学重要性的小血管的分析。基于解剖学和热力学知识，有别于之前的研究，该模型的基础构成是一定体积的圆柱形组织中，存在一对直接连接毛细血管的小血管，而组织中的换热，主要在这两条有热力学重要性的流向相反的小血管中进行，而非毛细血管。

基于上文的综合论述，在所有的模型中，Pennes 模型仍是最具有实用意义的模型，该模型也常常见诸于其后的研究，很多研究者基于此模型做出了诸多改进，使其适用于不同的实际应用场景，并且此模型还存在很多进一步发展的空间。Pennes 模型做到了精确性与易用性之间的平衡，仅采用血液灌注率 ω_b 和血液温度 T_b 这两个参数作为与血液相关的灌注项参数，血液既可以作为热源，也可以吸收热量，这取决于血液与周围组织的温度梯度。

以上内容主要概述了生物组织模型的发展历程，并简述了个别有代表意义的模型，没有针对单一模型的深入推导与剖析，但是不难看出的是，不同的模型，各有其侧重的方向，都存在优点与缺点，需要研究者自行取舍，本文在此仅作为方向选择的指导，基于本文提到的各种模型，可以做出诸多提升适用性的改进。

（二）生物组织传热模型在亚低温神经保护中的应用

缺血性脑卒中亚低温神经保护治疗的核心目的在于保护缺血区脑组织神经，对于降低脑梗死体积，减小致残率有着深远意义。但在低温治疗的过程中，温度的准确监测至关重要。在颅内无损温度探测手段有限的情况下，计算模拟热分析成为一个重要的手段，这种分析手段的瓶颈就在于模型对真实情况的还原程度以及计算能力。本部分的主要目的在于分析脑组织在低温治疗过程中，使用低温设备的降温情况，少部分还会涉及脑组织在停止低温后的复温过程热分析。

在靶向低温脑保护中，常使用两种方式，一种是直接通过头皮进行体外降温，另一种是经由颈部血管直接灌注低温液体或低温血液。第一种降温方式的计算模拟主要针对头部，而第二种降温方式则需要联合相关部位和头部一起计算。因此，可分为头部模拟和非头部模拟，非头部模拟则主要体现在颈部或主动脉弓模拟。

1. 头部热分析 如前文所说，Pennes 方程为最具有实用意义的生物组织传热模型，适用于毛细血管（直径 0.005~0.015mm）的传热分析。由于脑组织内主要为较为细小的血管，所以头部模拟一般都会选择使用 Pennes 模型进行计算。根据需求，头部的模型可以是抽象为标准球形的解析几何形式，也可以是基于 CT 图像所建立的真实模型，模型越接近真实的人体头部，计算就越精确，当然对计算能力的需求也会更高。以球形头部模型为例，分析如何对头部低温治疗的热力学场进行分析，基于 CT 图像建立的接近真实头部几何外形的模型分析流程相同，区别仅在模型的几何外形，需要借助 Mimics 和 COSMOL/ANSYS 等商业软件实现求解。

（1）体表降温方式下的头部热分析：体表降温的分析较血管内降温更为简单，主要通过热传导实现，现有计算多不涉及血流灌注带来的热量交换，步骤如下。

1）建模：在 Pennes 模型中我们可以看到，整个模型使用解析式来计算，而头部的形状并非规则的几何外形，无法使用解析形式来表达头部的几何外形，即便可以也难以计算，所以在计算前需要对头部进行一定简化，大部分研究都会将头部外形简化为球形，在获得可用的几何解析式的同时较为贴近头部的结构以保证一定计算精度，如图 5-6 所示为该球形的剖面，从最外层到最内层分为头皮、颅骨、脑灰质、脑白质这四种成分，r_1 为脑白质半径，r_2 为脑灰质半径，r_3 为颅骨半径，r_4 为头皮半径。虽然脑灰质与脑白质在热力学方面的参数相近，但是由于血液灌注率不同，所以将脑灰质与脑白质做了简单区分。

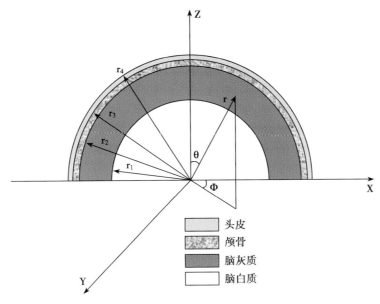

图 5-6 头部模型简图（剖面）

2）代入 Pennes 公式：在每层内热力学参数均匀不变的情况下，代入 Pennes 方程可以得出：

在头表面皮层内：

$$(\rho c)_{scalp} \frac{\partial T_{scalp}}{\partial t} = \frac{k_{scalp}}{r^2} \left[\frac{\partial}{\partial r}\left(r^2 \frac{\partial T_{scalp}}{\partial r}\right) + \frac{1}{\sin\theta} \frac{\partial}{\partial\theta}\left(\sin\theta \frac{\partial T_{scalp}}{\partial\theta} + \frac{1}{\sin^2\theta} \frac{\partial^2 T_{scalp}}{\partial\Phi^2}\right) \right]$$
$$+ (\rho c)_{blood}\omega_{scalp}(T_a - T_{sc}) + q_{scalp}$$

在颅骨层内：

$$(\rho c)_{bone} \frac{\partial T_{bone}}{\partial t} = \frac{k_{bone}}{r^2} \left[\frac{\partial}{\partial r}\left(r^2 \frac{\partial T_{bone}}{\partial r}\right) + \frac{1}{\sin\theta} \frac{\partial}{\partial\theta}\left(\sin\theta \frac{\partial T_{bone}}{\partial\theta} + \frac{1}{\sin^2\theta} \frac{\partial^2 T_{bone}}{\partial\Phi^2}\right) \right]$$
$$+ (\rho c)_{blood}\omega_{bone}(T_a - T_{bone}) + q_{bone}$$

在脑灰质层内：

$$(\rho c)_{br,g} \frac{\partial T_{br,g}}{\partial t} = \frac{k_{br,g}}{r^2} \left[\frac{\partial}{\partial r}\left(r^2 \frac{\partial T_{br,g}}{\partial r}\right) + \frac{1}{\sin\theta} \frac{\partial}{\partial\theta}\left(\sin\theta \frac{\partial T_{br,g}}{\partial\theta} + \frac{1}{\sin^2\theta} \frac{\partial^2 T_{br,g}}{\partial\Phi^2}\right) \right]$$
$$+ (\rho c)_{blood}\omega_{br,g}(T_a - T_{br,g}) + q_{br,g}$$

在脑白质层内：

$$(\rho c)_{br,w} \frac{\partial T_{br,w}}{\partial t} = \frac{k_{br,w}}{r^2} \left[\frac{\partial}{\partial r}\left(r^2 \frac{\partial T_{br,w}}{\partial r}\right) + \frac{1}{\sin\theta} \frac{\partial}{\partial\theta}\left(\sin\theta \frac{\partial T_{br,w}}{\partial\theta} + \frac{1}{\sin^2\theta} \frac{\partial^2 T_{br,w}}{\partial\Phi^2}\right) \right]$$

$$+(\rho c)_{blood}\omega_{br,w}(T_a-T_{br,w})+q_{br,w}$$

式中下角标 scalp、bone、br,g、br,w 分别代表头皮、颅骨、脑灰质、脑白质，表达形式基本相同。层与层之间的换热以热传导为主，可以忽略层之间对流等换热行为。

3）辅助公式的引入——降温阶段：在针对缺血性脑卒中或其他影响脑血流的疾病中，为了体现出血流量在不同区域、不同情况下的差距，出于便利和区分度的平衡，通常会把头部模型等分为四个象限，令其中一个象限为缺血性脑卒中状态，即血流量降低，缺血核心区血流量能降低至正常值的 25%，缺血半暗带则为 40% 左右，其余正常象限血流量则认为与温度相关。如果血流量表示为 ω_{br}，正常血流量为 $\omega_{br,0}$（37℃ 体温下），那么其关系可以表示为：

$$\omega_{br}=40\%\omega_{br,0}$$

除此之外，还需要一些辅助性公式帮助获得计算参数，在新陈代谢产热方面，Michenfelder 和 Milde 等人最初在大脑温度从 37℃ 降到 27℃ 的过程中提出，新陈代谢产热速率以 3 为因子下降，随后 Xu 等人提出了以大脑温度为指标的新陈代谢产热解析公式：

$$q=q_0 3^{\frac{T-37}{10}}$$

其中 q_0 表示的是大脑温度为 37℃ 时的新陈代谢产热。新陈代谢速率同样会受到缺血的影响，在缺血核心区新陈代谢速率降为正常值的 30%，缺血半暗带则为 50%，其计算方式与血流量计算方式相同，不再赘述。

有动物实验表明，在循环骤停时，代谢速率随着脑血流灌注率的下降而平行下降，在随后的猪模型与狗模型中也证实脑血流灌注率与脑新陈代谢速率存在耦合关系，同时也有文献证明在 20~26℃ 及 20℃ 以下的深低温中，脑血流灌注率和脑新陈代谢速率脱离耦合关系。根据脑血流灌注率与温度关系的相关文献，给出正常区域中其关系的解析式：

$$\omega_{br}=\omega_{br,0} 3^{\frac{T_{br}-T_a}{10}}$$

在给出以上参数关系之后，计算模型还需确定温度和热通量参数等条件。我们假设球体模型下表面为绝热环境。低温设备涵盖两种降温条件：以冰敷为代表的恒定体表降温温度型和以低温头盔为代表的恒定体表降温功率型。这两种类型的体表降温设备均依靠贴附头皮吸热，因此边界条件都设定在头皮皮肤上，恒定降温温度型设定为 $T_{skin}=0℃$，根据 Ku 等人的研究，恒定降温功率型设定为 $h=30Wm^{-2}K^{-1}$，$T_\infty=0℃$。头部初始温度即为没有降温前的稳态温度。在使用恒定降温功率模式降温时，热通量条件给定为：

$$-\vec{n}(-k\nabla T)=h(T_{inf}-T)$$

边界条件及初始化条件给定为：

$$r=0,\frac{\partial T_{br,w}}{\partial r}=0$$

$$r=r_1,T_{br,g}=T_{br,w},k_{br,g}\frac{\partial T_{br,g}}{\partial r}=k_{br,w}\frac{\partial T_{br,w}}{\partial r}$$

$$r=r_2,T_{bone}=T_{br,g},k_{bone}\frac{\partial T_{bone}}{\partial r}=k_{br,g}\frac{\partial T_{br,g}}{\partial r}$$

$$r=r_3,T_{scalp}=T_{bone},k_{scalp}\frac{\partial T_{scalp}}{\partial r}=k_{bone}\frac{\partial T_{bone}}{\partial r}$$

$$r=r_4,T_{scalp}=T_{skin}$$

$$\theta = \frac{\pi}{2}, \frac{\partial T_{scalp,bone,br,g,br,w}}{\partial \theta} = 0$$

$$T_{scalp,bone,br,g,br,w}(r,\theta,0) = T_{scalp,bone,br,g,br,w}(r,\theta,2\pi)$$

$$t = 0, T_{scalp,bone,br,g,br,w} = T_0(r,\theta,0)$$

4）辅助公式的引入——复温阶段：通常为了便利和安全性的考虑，复温的方式就是除去降温设备，让患者在室温环境下恢复正常头部温度，假定室温为常温25℃，则此时的边界条件就是头部温度在皮肤与室温空气对流换热情况下逐步升温（$h_{air} = 8Wm^{-2}K^{-1}$）。建立稳态温度场 $T_c(r,\theta,\phi)$，此时仅需要替换以上边界条件中的：

$$r = r_4, -k_{scalp} \frac{\partial T_{scalp}}{\partial r} = h_{air}(T_{scalp} - T_{air})$$

$$t = 0, T_{scalp,bone,br,g,br,w} = T_c(r,\theta,\phi)$$

至此，普通头部降温方式的所需公式已经基本给出，可供读者参考的相关热力学参数参见表5-4。

表5-4 常用热力学参数表

部位	比热容 C [W/(kg·k)]	密度 ρ （kg/m³）	导热系数 k （W/mK）	灌注率 ω₀ [ml/(min·100g)]	新陈代谢速率 q₀ （W/m³）	半径 （成人）(mm)	半径（婴儿）(mm)
血液	3 800	1 050	0.5				
头皮	4 000	1 000	0.34	2.0	363.4	93	57
颅骨	2 300	1 500	1.16	1.8	368.3	89	55
脑灰质	3 700	1 050	0.5	80	16 700	85	53
脑白质	3 700	1 050	0.5	20	4 175	67	42

5）模型求解：在此公式中，选择有限差分法作为偏微分方程解的数值求解方法。后续的求解需要通过程序的编写进行演算，使用诸如Python语言或Fortran语言等工具，计算的残差等精度设置可以根据需求和计算能力灵活设置。

以上便是使用生物组织传热模型求解头部低温效果的大致流程，可以看到，此方法整体而言难度在于公式体系的建立，现在建立的体系已经较为成熟完善，整体而言较为实用，但也存在本身的局限性，比如在建立模型阶段，受限于对解析式的需求，需要建立球形这一规则的几何外形，并不契合真实的头型；头部也存在不符合Pennes模型假设的血管；未考虑脑脊液的传热作用；大脑的几何外形过于简化；无法对缺血区域精准定位，准确定义缺血体积及外形等。

（2）血管内降温方式下的头部热分析：体表降温所用的低温设备较为简单易行，但是研究表明，体表降温方式中的热量传递需要经过头皮、颅骨及脑脊液等物质的层层阻隔，降温区域难以深入头部进入大脑，降温速率慢，因此对大脑的低温神经保护效果有限。

低温灌注或低温导管闭管循环热交换降温等降温方式则可以通过将常温血液转变为低温血液，使其经由颈动脉进入脑组织从而实现对脑组织进行直接降温，在热分析中与体表低温方式有所区别。大脑的血流由颈总动脉提供，颈总动脉分为颈内动脉和颈外动脉，颈内动脉的血液进入大脑前循环，前循环约占据整个大脑血流量的75%，其血管体积也占据大脑血管总体积的75%，而颈外动脉的血液进入大脑后循环，其占比为剩余的25%。以低温灌注降温方式为例，通常情况下，介入导管的末端位于颈总动脉的分支之一颈内动脉中，低温灌注液在与血液混合后进入大脑前循环。如图5-7所示，大脑的75%区域受低温血液灌注，剩余25%区域受常温血液灌注，假设前循环和后循环并无交叉区域且两亚区域血液无法混合，那么在计算中仍需要单独计算的就是低温生理盐水和血液混合之后的混合液温度，此处暂且不讨论血液的稀

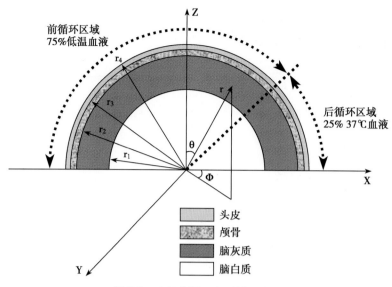

图 5-7　头部前循环和后循环简图

释和传输路径换热导致的差距,混合液的温度有两种方式可以得到:

1)利用本节所介绍的实验模拟方法,使用玻璃或硅胶复原出主动脉弓的几何模型,模拟从股动脉插管至颈内动脉灌注的过程,使用温度探针和流量计测量出低温生理盐水与血液混合后的温度与流量。需要注意的是,由于导管传输路径中的换热非本书涉及的重点,应采用有隔热效果的导管以避免传输路径中的换热影响实验结果。

2)使用 ANSYS 等工程分析软件或相关流体力学分析软件,通过建立如图 5-8 所示的模型,计算得出混合液的温度与流量。可以根据实验条件决定采用何种方式。

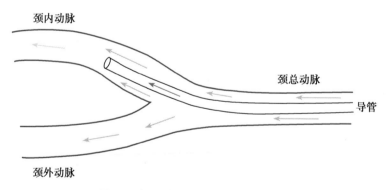

图 5-8　低温灌注导管插管末端示意图

2. 其他相关部位热分析　在对大脑进行靶向低温时,头部并不是唯一牵涉到的部位,在对头部进行热分析的同时还需要其他部位的热分析,比如在使用颈动脉外侧血管壁的位置贴敷降温片的方式进行降温时,或在颈部体表使用降温围脖进行降温,以及使用闭管循环降温导管对血管内血液换热时,均需要对特定部位单独分析。颈部降温的目的是使得颈总动脉内的血流温度降低,低温的血液进入脑组织使得大脑温度下降,达到低温神经保护治疗效果。

颈部的主要血管为颈总动脉、颈内动脉、颈外动脉、颈内静脉和颈外静脉,都属于较大的血管且热力学重要性也较高。在颈部热力学分析时,可以适当简化血管结构,保留对分析较为重要的血管,其余血管可以看作与周围组织相同,Zhu 和 Bommadevara 等人的研究也表明,可以忽略位于不同位置的血管间的热交换。在热分析时,血管的延伸路径也可以截弯取直,将血管看作直的管体结构。

首先我们以组织间降温片对颈动脉降温的方式为例,说明颈部低温的热分析。组织间降温方式主要是通过将降温片放置于双侧颈总动脉外侧血管壁对流经颈总动脉的血流降温,随后低温血液达到脑部实现低温,这种降温方式比使用颈部低温围脖要更为直接,也不会涉及颈总动脉内的操作。在此降温方式中,较为重要的血管只有双侧颈总动脉,对于颈总动脉来说,主要传热过程有三个:周围肌肉组织的产热、降温片的吸热和颈部皮肤与环境换热,整个颈部最主要的热力学过程为血液流动带来的换热和颈部的热传导。因此,建立的颈部模型无需复杂,只需要双侧颈总动脉和周围肌肉组织即可,颈内动脉和颈外动脉这两个分支也无需考量。建立的模型见图5-9。

以圆柱底面圆心为原点,建立圆柱坐标系,那么颈动脉与周围组织的能量守恒方程可以表示为:

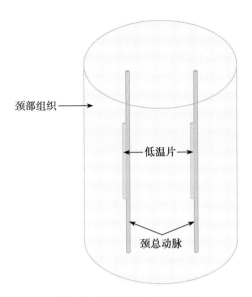

颈部组织 ←
低温片 →
颈总动脉

图5-9 颈部血管与组织简图

颈动脉:

$$\rho c \frac{\partial T_{ai}}{\partial t} = k_b \left\{ \left[\frac{1}{r_{ai}} \frac{\partial}{\partial r_{ai}} \left(r_{ai} \frac{\partial T_{ai}}{\partial r_{ai}} \right) \right] + \frac{1}{r_{ai}^2} \frac{\partial^2 T_{ai}}{\partial \theta_{ai}^2} + \frac{\partial^2 T_{ai}}{\partial z^2} \right\} + (\rho c)_b u_{ai} \frac{\partial T_{ai}}{\partial z}$$

$$r_{ai} \leq a_{ai}, 0 \leq z \leq L, i = 1, 2$$

周围组织:

$$\rho c \frac{\partial T_t}{\partial t} = k_t \left\{ \left[\frac{1}{R} \frac{\partial}{\partial R} \left(R \frac{\partial T_t}{\partial R} \right) \right] + \frac{1}{R^2} \frac{\partial^2 T_t}{\partial \theta^2} + \frac{\partial^2 T_t}{\partial z^2} \right\} + (\rho c)_b \omega_n (T_{a,neck} - T_t)$$

$$R \leq R_t, r_{ai} > a_{ai}, 0 \leq z \leq L, i = 1, 2$$

在颈动脉能量守恒方程中,i 代表两个颈总动脉分支,可以为1或2代表左侧颈总动脉与右侧颈总动脉,下角标 a, t, n 分别代表动脉(artery)、组织(tissue)以及颈部(neck)。参数范围中 a_{ai}, R_t 分别代表血管半径和颈部组织圆柱体的半径,u 则代表颈总动脉的平均血流速度,$T_{a,neck}$ 则代表来自身体核心输入颈部的血流温度,即为37℃。其后的流程与前文头部模拟相同。

研究者可以自行决定颈部的环境温度,一般与颈部皮肤进行自然对流换热,辐射散热可以考虑也可忽略。低温片之中快速流通低温液体,可以认为其为恒定温度的降温方式,与循环的低温液体温度相近。在一些研究中,颈部模型的上表面通常与头部模型的底面交界且存在热通量,联合前文所述的头部低温模型,可以做联合计算,得到更为精确的头部温度场分布。颈部模拟同样也有研究者使用真实 CT 图像作为基础,经过一定简化后进行热分析,整体求解过程类似。

综合来看,受限于计算能力和纳入考量因素的有限,不论是实验模拟方式还是计算模拟方式,获得实验数据的准确性和全面性仍然无法达到精准预测真实情况的程度。

实验模拟方式较为直观,但是受限于模型制作的工艺,其精细程度也停留在主要分支血管,并且血管模型无法体现周围组织的热力学环境包括比热容、导热系数、热扩散系数及影响较大的呼吸作用产热,搭建循环设备所需时间和开销较大。计算模拟则主要受制于计算能力和需要纳入模型的真实人体数据的详实程度,现有基于 Pennes 方程及其改良建立在若干假设之上,也只能做出区域性的较为模糊的计算;其改进模型也只能纳入大血管的数据,较为细小的血管甚至毛细血管计算则无从谈起。但是随着计算能力的快速上升,可以纳入模型计算的血管和组织划分的越来越惊喜,在未来实验人员有希望借助 CT 和全血管数据建立越来越贴近于真实人体的计算模型,而无需或者说需要越来越少的假设与近似。因此,相较而言计算模拟是更有潜力的模拟方式,但其仍需相关数据和模型以及计算能力的大幅提升。

(高原　姜缪文　李明　尹志臣)

参 考 文 献

[1] CHOI J H,MARSHALL R,NEIMARK M,et al. Selective brain cooling with endovascular intracarotid infusion of cold saline:a pilot feasibility study[J]. American Journal of Neuroradiology,2010,31(5):928-934.

[2] BUSTO R,DIETRICH W D,GLOBUS M Y-T,et al. Small differences in intraischemic brain temperature critically determine the extent of ischemic neuronal injury[J]. Journal of Cerebral Blood Flow & Metabolism,1987,7(6):729-738.

[3] STONE G J,YOUNG W L,SMITH C R,et al. Do standard monitoring sites reflect true brain temperature when profound hypothermia is rapidly induced and reversed?[J]. Anesthesiology:The Journal of the American Society of Anesthesiologists,1995,82(2):344-351.

[4] WASS C T,WAGGONER III J R,CABLE D G,et al. Selective convective brain cooling during hypothermic cardiopulmonary bypass in dogs[J]. The Annals of thoracic surgery,1998,66(6):2008-2014.

[5] KOK H P,GELLERMANN J,VAN DEN BERG C A,et al. Thermal modelling using discrete vasculature for thermal therapy:A review[J]. International Journal of Hyperthermia,2013,29(4):336-345.

[6] MACHLE W,HATCH T J P R. Heat:man's exchanges and physiological responses[J]. Physiological reviews,1947,27(2):200-227.

[7] PENNES H H J J O A P. Analysis of tissue and arterial blood temperatures in the resting human forearm[J]. Journal of applied physiology,1948,1(2):93-122.

[8] BAISH J,FOSTER K,AYYASWAMY P. Perfused phantom models of microwave irradiated tissue[J]. journal of Biomechanical Engineering,1986,108(3):239-245.

[9] VAN LEEUWEN G M,HAND J W,LAGENDIJK J J,et al. Numerical modeling of temperature distributions within the neonatal head[J]. Pediatric Research,2000,48(3):351-356.

[10] CHEN M M,HOLMES K R J A O T N Y A O S. Microvascular contributions in tissue heat transfer[J]. Annals of the New York Academy of Sciences,1980,335(1):137-150.

[11] WEINBAUM S,JIJI L,LEMONS D. Theory and experiment for the effect of vascular microstructure on surface tissue heat transfer—Part I:Anatomical foundation and model conceptualization[J]. journal of Biomechanical Engineering,1984,

[12] WULFF W J I T O B E. The energy conservation equation for living tissue[J]. IEEE transactions on biomedical engineering,1974(6):494-495.

[13] KLINGER H J B O M B. Heat transfer in perfused biological tissue—I:General theory[J]. Bulletin of Mathematical Biology,1974,36:403-415.

[14] WISSLER E H J T I M,SCIENCE C I,INDUSTRY. An analysis of factors affecting temperature levels in the nude human[J]. Temperature—Its measurement and control in science and Industry,1963,3(3):603-612.

[15] XU X. The evaluation of heat transfer equations in the pig renal cortex[D]. University of Illinois at Urbana-Champaign,1991.

[16] JIJI L,WEINBAUM S,LEMONS D. Theory and experiment for the effect of vascular microstructure on surface tissue heat transfer—part II:model formulation and solution[J]. journal of Biomechanical Engineering,1984,106(4):331-341.

[17] O'COLLINS V E,MACLEOD M R,DONNAN G A,et al. 1,026 Experimental treatments in acute stroke[J]. Annals of neurology,2006,59(3):467-477.

[18] HACKE W,KASTE M,BLUHMKI E,et al. Thrombolysis with Alteplase 3 to 4.5 Hours after Acute Ischemic Stroke[J]. New England Journal of Medicine,2008,359(13):1317-1329.

[19] XU X,TIKUISIS P,GIESBRECHT G J J O A P. A mathematical modelfor human brain cooling during cold-water near-drowning[J]. Journal of Applied Physiology,1999,86(1):265-272.

[20] WANG Y,ZHU L J E J O A P. Targeted brain hypothermia induced by an interstitial cooling devicein human neck:theoretical analyses[J]. European Journal of Applied Physiology,2007,101(1):31-40.

10